Wills 临床眼科彩色图谱及精要

COLOR ATLAS & SYNOPSIS OF CLINICAL OPHTHALMOLOGY
))) WILLS EYE INSTITUTE

葡萄膜炎 第 2 版
UVEITIS SECOND EDITION

〔美〕速尼·J·加尔格 主 编

杨培增 主 译

王毓琴 副主译

天津出版传媒集团

天津科技翻译出版有限公司

著作权合同登记号：图字：02-2014-85

图书在版编目(CIP)数据

Wills临床眼科彩色图谱及精要. 葡萄膜炎/(美)加尔格(Garg, S. J.)主编；杨培增等译. —天津：天津科技翻译出版有限公司，2015.2
书名原文：Wills Eye Institute：Uveitis
ISBN 978-7-5433-3469-4

Ⅰ.①W… Ⅱ.①加… ②杨… Ⅲ.①眼科学 ②葡萄膜炎-诊疗 Ⅳ.①R77

中国版本图书馆CIP数据核字(2014)第307333号

授权单位：Lippincott Williams & Wilkins Inc.
出　　版：天津科技翻译出版有限公司
出 版 人：刘 庆
地　　址：天津市南开区白堤路244号
邮政编码：300192
电　　话：(022)87894896
传　　真：(022)87895650
网　　址：www.tsttpc.com
印　　刷：银博印刷技术发展有限公司
发　　行：全国新华书店
版本记录：635×940　32开本　11.5印张　140千字
　　　　　2015年2月第1版　2015年2月第1次印刷
　　　　　定价：88.00元

(如发现印装问题，可与出版社调换)

译者名单

主　译　杨培增

副主译　王毓琴

译　者　杨培增　重庆医科大学附属第一医院眼科

王毓琴　温州医科大学附属眼视光医院

迟　玮　中山大学中山眼科中心

朱雪菲　苏州大学附属第一医院眼科

戴玛莉　温州医科大学附属眼视光医院

李家根　温州医科大学附属眼视光医院

孙腾洋　温州医科大学附属眼视光医院

冯贤财　温州医科大学附属眼视光医院

吴素兰　温州医科大学附属眼视光医院

杜利平　重庆医科大学附属第一医院眼科

漆　剑　重庆医科大学附属第一医院眼科

周庆芸　重庆医科大学附属第一医院眼科

主 编

Sunir J. Garg, MD

Associate Professor of Ophthalmology

MidAtlantic Retina

The Retina Service of Wills Eye Institute

Jefferson Medical College of Thomas Jefferson University

Philadelphia, Pennsylvania

副主编

Bahram Bodaghi, MD, PhD
Robert Nussenblatt, MD, MPH
S. R. Rathinam, MNAMS, PhD
H. Nida Sen, MD, MHSc

———————

丛书主编

Christopher J. Rapuano, MD

Director and Attending Surgeon, Cornea Service

Co-Director, Refractive Surgery Department

Wills Eye Institute

Professor of Ophthalmology

Jefferson Medical College of Thomas Jefferson University

Philadelphia, Pennsylvania

Bhupesh Bagga, DOMS, FRCS
Consultant
Cornea and Anterior Segment Services
L.V. Prasad Eye Institute
Hyderabad, India

Manohar Babu Balasundaram, MS
Uvea Clinic
Aravind Eye Hospital
Coimbatore, India

Andrea D. Birnbaum, MD, PhD
Clinical Assistant Professor
Department of Ophthalmology
Feinberg School of Medicine
Northwestern University
Attending Physician
Jesse Brown VA Medical Center
Chicago, Illinois

Jyotirmay Biswas, MS, FAMS
Director, Department of Uvea and Ocular
    Pathology
Sankara Nethralaya
Chennai, India

Bahram Bodaghi, MD, PhD
Professor of Ophthalmology
University of Pierre and Marie Curie
Hôpital de la Pitié-Salpêtrière
Paris, France

Roy D. Brod, MD
Clinical Associate Professor
Department of Ophthalmology
Pennsylvania State University School of Medicine
Hershey, Pennsylvania
Attending Surgeon
Division of Ophthalmology
Lancaster General Hospital
Lancaster, Pennsylvania

Leon D. Charkoudian, MD
Fellow
Department of Ophthalmology
Emory Eye Center
Associate in Ophthalmology
Emory University Hospital
Atlanta, Georgia

Emmett T. Cunningham, Jr., MD, PhD, MPH
Adjunct Clinical Professor
Department of Ophthalmology
Stanford University School of Medicine
Stanford, California
Director, The Uveitis Service
Department of Ophthalmology
California Pacific Medical Center
San Francisco, California

Matthew A. Cunningham, MD
Resident
Department of Ophthalmology
Cullen Eye Institute
Baylor College of Medicine
Houston, Texas

Sam S. Dahr, MD
Retina Center of Oklahoma
Oklahoma City, Oklahoma

Janet L. Davis, MD
Professor
Department of Ophthalmology
Bascom Palmer Eye Institute
University of Miami Miller School of Medicine
Miami, Florida

Carlos Alexandre de Amorim Garcia, MD, PhD
Chairman
Department of Ophthalmology
Federal University of Rio Grande do Norte
Natal, Brazil

Rishi R. Doshi, MD
Resident Physician
Department of Ophthalmology
California Pacific Medical Center
San Francisco, California

Allison Dublin, MD
Resident
Department of Ophthalmology
George Washington University
Washington, DC

Lisa J. Faia, MD
Clinical Fellow
Vitreoretinal Surgery
Associated Retinal Consultants, P. C.
Royal Oak, Michigan

Harry W. Flynn, Jr., MD
Professor of Ophthalmology
Bascom Palmer Eye Institute
University of Miami Miller School of Medicine
Miami, Florida

Sunir J. Garg, MD
Associate Professor of Ophthalmology
Mid Atlantic Retina
The Retina Service of Wills Eye Institute
Jefferson Medical College of Thomas Jefferson
    University
Philadelphia, Pennsylvania

Debra A. Goldstein, MD, FRCS(C)
Professor of Ophthalmology
Director, Uveitis Service
University of Illinois Eye and Ear Infirmary
Chicago, Illinois

Chloe Gottlieb, MD, FRCSC, Dip ABO
Assistant Professor of Ophthalmology
University of Ottawa Eye Institute
Ottawa, Ontario, Canada

Julie Gueudry, MD
Department of Ophthalmology
Charles Nicolle Hospital
Paris, France

Amod Gupta, MD
Professor
Department of Ophthalmology
Advanced Eye Centre
Post Graduate Institute of Medical Education and
    Research
Chandigarh, India

Vishali Gupta, MD
Associate Professor
Department of Ophthalmology, Advanced Eye
    Centre
Post Graduate Institute of Medical Education and
    Research
Chandigarh, India

William Hodge, MD, PhD
Professor and Chair
Department of Ophthalmology
University of Western Ontario
Ophthalmologist in Chief
Department of Ophthalmology
St Joseph's Health Care Ivey Eye Institute
London, Ontario, Canada

Jason Hsu, MD
The Retina Service of Wills Eye Institute
Clinical Instructor
Thomas Jefferson University
Philadelphia, Pennsylvania

Ann O. Igbre, MD, MPH
Resident, Department of Ophthalmology
Temple University Hospital
Philadelphia, Pennsylvania

Rajeev Jain, MBBS, MS
Clinical Lecturer
Discipline of Ophthalmology and Visual Sciences
University of Adelaide
Adelaide, South Australia
Head of the Vitreoretina Services
Sharp Sight Centre
Delhi, India

Karina Julian, MD
Instructor
Department of Ophthalmology
Universidad Austral
Buenos Aires, Argentina
Assistant
Department of Ophthalmology
Hôpital de la Pitié-Salpêtrière
Paris, France

Moncef Khairallah, MD
Professor of Ophthalmology
Faculty of Medicine
University of Monastir
Chief, Department of Opthalmology
Fattouma Bourguiba University Hospital
Monastir, Tunisia

Jaclyn L. Kovach, MD
Assistant Professor of Clinical Ophthalmology
Bascom Palmer Eye Institute, Naples
University of Miami Miller School of Medicine
Miami, Florida

Nupura Krishnadev, MD, FRCSC
Clinical Fellow
Department of Epidemiology and Clinical
  Research
National Eye Institute
National Institutes of Health
Bethesda, Maryland

Shree Kurup, MD
Assistant Professor
Vitreoretinal Diseases and Surgery
Uveitis and Ocular Immunology
Wake Forest University Eye Center
Winston-Salem, North Carolina

Theresa Larson, MD
Clinical Fellow
Ocular Immunology, Uveitis, and Medical Retina
National Eye Institute
National Institutes of Health
Bethesda, Maryland

Phuc LeHoang, MD, PhD
Professor of Ophthalmology
University of Pierre and Marie Curie
Chairman, Department of Ophthalmology
Hôpital de la Pitié-Salpêtrière
Paris, France

Julie Lew, MD
Clinical Ophthalmologist
Holzer Clinic
Athens, Ohio

Parthopratim Dutta Majumder, MS
Associate Consultant
Department of Uvea and Ocular Pathology
Sankara Nethralaya
Chennai, India

Annal D. Meleth, MD, MS
Medical Retina Fellow
National Institutes of Health
Bethesda, Maryland

Somasheila I. Murthy, MS
Consultant
Cornea and Anterior Segment Service
Ocular Immunology and Uveitis Service
L.V. Prasad Eye Institute, Kallam Anji Reddy Campus
Hyderabad, India

Robert Nussenblatt, MD, MPH
Head, Laboratory of Immunology
National Eye Institute
National Institutes of Health
Bethesda, Maryland

Jason F. Okulicz, MD
Assistant Professor of Medicine
Department of Medicine
Uniformed Services University of the Health
  Sciences
Bethesda, Maryland
Staff Physician
Infectious Disease Service
Brooke Army Medical Center
Fort Sam Houston, Texas

John F. Payne, MD
Fellow in Vitreoretinal Surgery
Department of Ophthalmology
Emory University
Atlanta, Georgia

Uwe Pleyer, MD, FEBO
Professor of Ophthalmology
Department of Ophthalmology
Humboldt University
Charité
Berlin, Germany

S. Lalitha Prajna, MD
Department of Ocular Microbiology
Aravind Eye Hospital
Madurai, India

Patrick Prendergast
Medical Student
Schulich School of Medicine and Dentistry
University of Western Ontario
London, Ontario, Canada

Kim Ramasamy, DNB
Professor of Ophthalmology
Retina and Vitreous Service
Aravind Eye Hospital and Postgraduate Institute of
  Ophthalmology
Chief, Retina and Vitreous Service
Aravind Eye Hospital
Madurai, India

P. Kumar Rao, MD
Associate Professor
Department of Ophthalmology
Washington University in St. Louis
St. Louis, Missouri

S. R. Rathinam, MNAMS, PhD
Professor of Ophthalmology
Head of Uveitis Service
Aravind Eye Hospital and Post Graduate Institute
    of Ophthalmology
Madurai, Tamil Nadu, India

Swapnali Sabhapandit, MS
Clinical Associate
Cornea and Anterior Segment Service
L.V. Prasad Eye Institute, Kallam Anji Reddy
    Campus
Hyderabad, India

Virender S. Sangwan, MS
Head, Cornea and Anterior Segment Service
Ocular Immunology and Uveitis Services
Associate Director
L.V. Prasad Eye Institute, Kallam Anji Reddy
    Campus
Hyderabad, India

Nehali V. Saraiya, MD
Fellow
Department of Ophthalmology
University of Illinois Eye and Ear Infirmary
Chicago, Illinois

Anita Schadlu, MD
Department of Ophthalmology
Scottsdale Healthcare
Scottsdale, Arizona

Stephen G. Schwartz, MD, MBA
Associate Professor of Clinical Ophthalmology
Medical Director
Bascom Palmer Eye Institute at Naples
University of Miami Miller School of Medicine
Miami, Florida

**Dinesh Selva, MBBS (Hons), FRACS,
FRANZCO**
Professor
Discipline of Ophthalmology and Visual Sciences
University of Adelaide
Chairman, Department of Ophthalmology
Royal Adelaide Hospital
Adelaide, South Australia

H. Nida Sen, MD, MHSc
Director, Uveitis and Ocular Immunology
Fellowship Program
National Eye Institute
National Institutes of Health
Bethesda, Maryland

Carol L. Shields, MD
Professor of Ophthalmology
Thomas Jefferson University
Co-Director, Ocular Oncology Service
Wills Eye Institute
Philadelphia, Pennsylvania

Wendy M. Smith, MD
Clinical Fellow
Uveitis and Ocular Immunology
National Eye Institute
National Institutes of Health
Bethesda, Maryland

Sunil K. Srivastava, MD
Staff Physician
Cole Eye Institute
Cleveland Clinic Foundation
Cleveland, Ohio

Johnny Tang, MD
Assistant Professor of Ophthalmology
Department of Ophthalmology and Visual
    Sciences
Case Western Reserve University
University Hospitals Eye Institute
University Hospitals Case Medical Center
Cleveland, Ohio

Céline Terrada, MD, PhD
Fellow
Department of Ophthalmology
Paris-Est Creteil University
Clinic Eye University of Creteil
Creteil, France

Valérie Touitou, MD, PhD
Fellow
Department of in Ophthalmology
University of Pierre and Marie Curie
Hôpital de la Pitié-Salpêtrière
Paris, France

Roxana Ursea, MD
Assistant Professor of Ophthalmology
Director, Cornea and Refractive Surgery Division
Department of Ophthalmology
University of Arizona
Tucson, Arizona

Virginia M. Utz, MD
Chief Resident
University Hospitals Eye Institute
University Hospitals Case Medical Center
Cleveland, Ohio

P. Vijayalakshmi, MS, DO
Professor of Ophthalmology
Chief
Paediatric Ophthalmology and Adult Strabismus
    Department
Aravind Eye Hospital
Madurai, Tamil Nadu, India

Henry Wiley, MD
Division of Epidemiology and Clinical
    Applications
National Eye Institute
National Institutes of Health
Bethesda, Maryland

Robert W. Wong, MD
Retina Research Center, PLLC
Austin, Texas

Keith Wroblewski, MD
Chief, Ophthalmology Service
Walter Reed Army Medical Center
Washington, DC

Steven Yeh, MD
Assistant Professor of Ophthalmology
Uveitis, Vitreoretinal Diseases and Surgery
Emory Eye Center
Emory University School of Medicine
Atlanta, Georgia

Joseph R. Zelefsky, MD
Assistant Professor
Department of Ophthalmology and Visual
    Sciences
Albert Einstein College of Medicine
Director, Glaucoma Service
Department of Ophthalmology
Bronx Lebanon Hospital Center
Bronx, New York

丛书中文版序

美国 Wills 眼科医院，是全美历史最悠久的眼科医院，在全球享有盛誉。医院名医荟萃，注重住院医师规范化培养，在近年全美眼科临床排名不断攀升，2014 年公布的最新排名首次超过 Johns Hopkins 大学的 Wilmer 眼科医院，跃升为全美第二。住院医师规范化培养是提高医疗质量和水平的根本途径，而教材的编写与出版是尤为重要的一环。Wills 眼科医院依靠强大的专家队伍和丰富的临床资源多年来十分重视编辑出版各类眼科教材和专著，著作颇丰，深受全球眼科医师的青睐！

天津科技翻译出版有限公司近年来以引进出版国外经典医学专著见长，其以其敏锐的眼光，看到我国医药卫生改革重视医学人才培养和住院医师规范化培养的需要，精选了 Wills 眼科医院 2013 年推出的眼科系列教材丛书，邀请国内著名学者和知名专家翻译出版了其中的五本，即：《小儿眼科》(主译杨士强等，主审赵堪兴)，《葡萄膜炎》(主译杨培增)，《神经眼科》(主译李晓明，主审魏世辉)，《角膜病》(主译陈蔚，主审史伟云) 和《视网膜》(主译沈丽君，主审徐格致)。该系列图书基于循证医学原则，概念新颖，文字精当，图文并茂，翻译准确，是一套临床指导价值高、易于推广的眼科丛书。该丛书在我国的出版发行对促进我国眼科医师规范化培养和提高眼科住院医师临床水平必将发挥积极作用。

值此丛书发行之际，谨向各位主译和各位参加翻译工作的青年眼科学者表达崇高敬意，衷心感谢大家在繁忙的临床、教学和科研工作之余所付出的辛勤劳动。感谢天津科技翻译出版有限公司和各位责任编辑在处理版权和文字编辑等方面付出的努力！

受时间和水平限制，错误在所难免，欢迎各位读者不吝指正！

中译本序

　　《Wills临床眼科彩色图谱及精要》丛书由享有盛名的Wills眼科医院专家执笔，该丛书包括《角膜病》《神经眼科》《视网膜》《小儿眼科》等，其中《葡萄膜炎》位列其一，这体现了在眼科学领域中，葡萄膜炎的地位举足轻重。以往，国内还没有专门为葡萄膜炎提供简明的诊疗指南，而这本简洁明了的口袋书籍的出版，填补了这项空白。手册涵盖了常见的各类葡萄膜炎，内容重点突出，文字描述形象生动、简明扼要，并配有大量清晰而典型的图片，便于读者理解相关内容，增加阅读兴趣，是一本不可多得的参考书籍。该书适合不同层次的临床医生使用，相信它的出版一定会得到眼科住院医生、进修医生、高年资医生，甚至内科医生的欢迎。

　　在此感谢温州医科大学附属眼视光医院陈浩副院长的大力支持，是他的卓越见识促成了本书的翻译和出版；感谢惠延年教授对本书的指导，也感谢李明翰博士、张逸夔医师在翻译过程中提供的宝贵意见；同时更感谢天津科技翻译出版有限公司的大力支持和指导。

　　由于译者水平有限，难免有翻译不当之处，敬请专家、同仁和读者批评和指正，以修其圆满。

杨培增

　　本套"图谱及精要"之魅力在于说明性图片和总结性文字超强有机的结合。眼科是一门非常视觉化的学科,适用于以临床图片的形式表达。本套丛书包括《角膜病》《神经眼科》《视网膜》《小儿眼科》和《葡萄膜炎》等。尽管每本书的体例稍有不同,但都采用相对一致的格式。

　　出版本套丛书的目的是向所有从事健康保健工作的学生、住院医师和执业医师提供眼科主要领域的最新临床总结。大量质量卓越的图片和简明概括性的文字说明将有助于达到这一目标。

丛书主编 Christopher J. Rapuano, MD

前 言

我们在 Wills 眼科研究所的视网膜部门所做的大部分工作都是围绕着传统的玻璃体视网膜病变,但其中葡萄膜炎相关的病例最容易引发讨论。这种现象的产生有很多原因:葡萄膜炎容易引起人们的兴趣,葡萄膜炎的鉴别诊断常常包含各种不同疾病及葡萄膜炎常见眼外表现,这些全身病变使得我们意识到自己是具有眼科学特长的内科医生。然而,这些使得葡萄膜炎有趣的原因同时也可能让葡萄膜炎病例具有挑战性且令人沮丧。

本书希望为眼科医生、眼科住院医生及视网膜和角膜的研究者提供涵盖眼部炎症性疾病的各个主要方面、便于查用的资源。本书对相关领域的新进展做了简洁明了的回顾,同样适用于需要这些信息的专科医师。

本书前两章对免疫应答和葡萄膜炎的解剖学分类进行了基础的回顾,对这些内容的理解有助于缩小鉴别诊断的范围。之后的章节包含了本领域的常见病,以及不常见但很重要的疾病。这些主题根据其主要解剖位置进一步细分。最后一章是对这些患者治疗的总体回顾。

本书能够使工作繁忙的临床医生快速掌握疾病特征。各章节对特定疾病和相关治疗进行了全面且简明扼要的讨论。同时本书还收录了大量的高质量图片,这些图片均来自本领域的国际专家们。这些图片不仅包含疾病的眼部表现,还包括该病可能出现的全身表现。最后,本书的作者和编者是来自世界各地的眼科专家,为本书提供一个真正的全球视角。

Sunir J. Garg, MD

致 谢

感谢 Chris Rapuano 博士提供了将本书纳入这个精彩的丛书系列的机会，感谢副主编、作者和我们的开发编辑 Grace Caputo，他们都为本书贡献了时间和专业知识。感谢 David Fischer 博士和 Russ Van Gelder 博士使我对眼部炎症性疾病感兴趣，他们曾经是出色的老师，现在是值得信赖的同事。Lloyd Jacobs 博士、Michael Roth 博士和 Terry Bergstrom 博士鼓励我到 Wills 眼科研究所进行视网膜相关的学习，很幸运能留在这样一个好地方工作。我们的摄影师 Julia Monsonego、Tom Walker 和 Elaine Liebenbaum 技艺精湛，为本书提供了大量的图片。最后我要感谢我的患者、住院医生、研究员、同事和老师们，让我有机会与他们共事。

目 录

第1章

免疫反应概述

Sunir J. Garg

基本概念

● 免疫反应是保护机体免于受到伤害的复杂的防御系统。理想状态下免疫反应可以识别病原物质并以最小副作用将其清除。当免疫反应失调时，机体产生自身免疫疾病。

● 由于眼内缺乏淋巴引流，因此眼睛通过以下方式进行自我保护。

■ 第一道防线即物理保护，包括：皮肤、眼睑、睫毛、瞬目反射、泪液和泪液 pH 值等。

■ 在物理防护失败后，可溶性抑制因子如免疫球蛋白 A(IgA)和溶菌酶构成第二道防线，能够有效阻断抗原反应。

■ 前面两种防护均无效时，机体通过固有免疫和获得性免疫杀伤或中和抗原。

■ 如果固有免疫和获得性免疫

反应仍然不能完全奏效，眼球可以通过诱导前房相关性免疫偏离(anterior chamber-associated immune deviation，ACAID)获得免疫耐受。

固有免疫

● 固有免疫是与生俱来的免疫形式。

● 固有免疫的靶标包括常见的感染、外源性毒素和宿主自身损坏的组织。

● 固有免疫反应是有限的，再次暴露于靶标时，固有免疫反应不会加强。

获得性免疫

● 与固有免疫相反，获得性免疫是抗原特异性免疫反应。当新的病原体或病毒入侵，初始免疫系统识别、处理与己不同的抗原物质，进而产生抗原特异性的免疫反应。

● 一旦暴露于新的抗原下，获得性

免疫系统典型的初次免疫应答是缓慢的、通常需要几天时间发动运动的反应。

- 与固有免疫相反，当机体再次暴露于相同抗原时，获得性免疫反应将引起更有效和迅速的免疫反应；抗体（蛋白、糖类、脂质等）通过抗体或特异性 T 细胞受体触发针对该抗体的特异性免疫反应。

免疫反应的组成

- 各种不同的机制共同作用产生免疫反应：白细胞、抗体、T 细胞受体、主要组织相容复合体 (major histocompatibility complex，MHC) 分子、补体、细胞因子、各种酶系统、血管活性胺和脂质介质。
- 超敏反应也发挥一定作用。

白细胞

- 共同的干细胞起源分化为以下细胞：中性粒细胞、单核/巨噬细胞、嗜酸性粒细胞、淋巴细胞（B 细胞和 T 细胞）、肥大细胞、嗜碱性粒细胞、巨核细胞（生成血小板）和红细胞。

吞噬细胞 (图 1-1)

多形核中性粒细胞

- 多形核中性粒细胞：游走于血液中，当被炎症组织募集时，它们黏附于血管壁，并从构成血管壁的细胞之间通过白细胞渗出机制穿出血管。
- 一旦到达炎症部位，多形核中性粒细胞可以吞噬并破坏目标抗原。
- 多形核中性粒细胞存活时间短暂。

单核吞噬细胞

- 单核吞噬细胞是第二群可以吞噬异常物质的细胞。例如血液里的单核细胞和肝脏里的 Kupffer 细胞。这些细胞生存周期比多形核中性粒细胞长。血液来源的单核细胞在进入组织后即变为组织巨噬细胞（组织细胞）。
- 巨噬细胞主要发挥三方面作用：
  - 清道夫作用。
  - 将抗原信息提呈给 T 细胞的抗原提呈作用。
  - 重要的炎症效应器。

嗜酸性粒细胞

- 嗜酸性粒细胞占血液白细胞的 2%~5%。
- 嗜酸性粒细胞见于皮肤渗出（后期反应）、特应性反应、哮喘和寄生虫感染。
- 某些免疫刺激可导致嗜酸性粒细胞脱颗粒，这些颗粒可与胞浆融合。
- 理论上讲，寄生虫的蠕虫等病原体由于体积较大而无法被吞噬，嗜酸性粒细胞包被这些大病原体，将碱性蛋白和阳离子蛋白等颗粒释放于细胞外间隙，从而杀灭寄生虫。

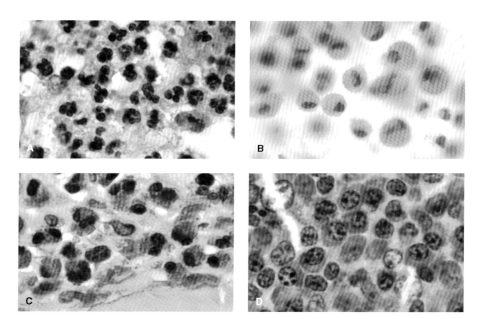

图 1-1　(A)多形核中性粒细胞是最常见的吞噬细胞,能迅速离开血管,吞噬细菌和受损组织,它们有多个核。(B)巨噬细胞在抗原呈递和炎症调节过程中起到清除微生物和被破坏和(或)发育异常细胞的关键作用。当它们进入组织里,被称为组织细胞。这张图片显示的是溶解性青光眼患者的病理结果,胞浆中充满了吞噬晶体物质的巨噬细胞。(C)嗜酸性粒细胞在寄生虫和细菌免疫中发挥重要作用;它们同样在过敏性反应以及哮喘中起作用。嗜酸性粒细胞的特征是红色细胞质颗粒围绕一个大的细胞核。(D)浆细胞是具有抗原特异性的白细胞。它们能迅速产生大量抗体(注意特有的呈"车轮状"外观)。浆细胞功能失调可能会导致某些疾病的发生,如多发性骨髓瘤和华氏巨球蛋白血症。(Courtesy of Ralph Eagle, MD.)

辅助细胞

嗜碱性粒细胞和肥大细胞

● 嗜碱性粒细胞和肥大细胞仅占血液循环白细胞的 0.2%。

● IgE 与其受体结合(该过程由致敏原诱发),诱导这些细胞脱颗粒(释放组胺、肝素、白三烯和致过敏嗜酸性粒细胞趋化因子)。

血小板

当内皮细胞受损时,血小板可黏附于病变部位并释放血清素和凝血酶,激活补体,进而以增加血管通透性吸引白细胞到损伤部位。

淋巴细胞

B 细胞(法氏囊)

- B 细胞抗原特异性主要基于抗体的分子识别。
- 在抗原刺激下,大多数 B 细胞转变为浆细胞(抗体形成细胞),小部分 B 细胞分化为记忆细胞(对抗原有记忆能力)。
- 当再次受到抗原刺激时,记忆 B 细胞迅速分泌特异性抗体产生应答并生成更多的抗体。

抗体(又称免疫球蛋白)

- 抗体是机体针对暴露的抗原产生的一种效应分子,可以与刺激机体产生抗体的抗原以高亲和力结合。
- 抗体具有高度可变的抗原结合部位(抗原结合表位),抗原结合点位于抗体的 Fab 段(抗原结合片段)。
- 抗体分子的另一区域 Fc 段(可结晶片段)激活宿主的免疫反应。
- 免疫球蛋白基本结构由 4 条肽链(两条相同的重链,两条相同的轻链)构成,两条重链和两条轻链之间以及重链和轻链之间均有二硫键相连接。
  - 重链决定了免疫球蛋白的类型和同种异型(例如 IgG 或 IgA)。
  - 每条轻链分别与一条重链形成免疫球蛋白的 Fab 部分抗体。两条重链则交联形成免疫球蛋白的 Fc 部分。
- 诸多机制参与形成丰富的抗体特异性,包括从基因重组到体细胞突变。
  - 抗体成分并不是由基因预先编程,而是分子遗传变异的结果。
- 免疫球蛋白的主要类型简单总结如下:
  - IgG 类。
    - IgG 占血清免疫球蛋白的大多数(70%~75%)。
    - 它们在再次免疫反应中起重要作用,它们的出现提示先前有过抗原暴露史。
    - IgG 能通过胎盘且能自由进出血管外间隙。
    - IgG 能激活补体。
  - IgM 类。
    - IgM 占血清免疫球蛋白的 5%~10%。
    - IgM 在初次免疫反应中发挥重要作用(提示近期或正在感染)。
    - 由于 IgM 体积较大,因此大多数 IgM 存在于血管内。
    - IgM 也可以激活补体。
  - IgA 类。
    - IgA 占血清免疫球蛋白总量的 15%~20%。
    - IgA 二聚体通过主动运输的方式进出黏膜,在多种黏膜组织(包括结膜、呼吸道、肠道和泌尿生殖道)中存在 IgA 二聚体。
  - IgE 类。
    - 血清免疫球蛋白中 IgE 的含量少于 1%。
    - IgE 抗体可以与嗜酸性粒细

胞、嗜碱性粒细胞和肥大细胞结合,释放组胺和其他促炎症介质。在寄生虫感染和哮喘中发挥重要作用。

T 细胞和 T 细胞受体

● T 细胞受体 (T-cell receptors, TCR)是 T 细胞抗原特异性的基础。

● 在胸腺选择性发育过程中,正向和负向选择清除了 95%潜在的 TCR。

● 抗原识别需要抗原呈递细胞(antigen-presenting cell, APC;通常是巨噬细胞或树突细胞)的呈递作用。抗原肽片段与 APC 表面的 MHC 分子结合后被呈递。T 细胞表面上的 CD3 和 CD4 或 CD8 分化抗原也是 TCR 复合体正常发挥作用的必要条件。

● T 细胞识别抗原并产生免疫反应是适应性免疫反应过程的关键。TCR 是 T 细胞抗原特异性的基础。

● 与可以在自然状态下识别抗原的抗体不同,TCR 需要与细胞表面的人类白细胞抗原 (human leukocyte antigen, HLA)蛋白(主要组织相容性复合体)结合后,一起识别 APC 细胞已经提呈的抗原片段。

● TCR 与抗体的一些基本的分子结构相同,但是他们却发挥不同的作用。TCR 的多样化与抗体一样,是由于基因重组导致的。

大颗粒淋巴细胞(非 B 细胞、非 T 细胞)

● 另外一类淋巴细胞占循环系统中淋巴细胞总量的 15%。此类细胞可以杀死被病毒感染的细胞和肿瘤细胞,被称为自然杀伤(natural killer, NK)细胞。

● NK 细胞的活性是非抗体依赖性的。相反的,那些不能呈现"友好" MNC 分子的细胞都会被 NK 细胞杀死,这是一种否定识别。

主要组织相容性复合体

● 在 MHC 的结合槽内有抗原肽片段,可与 TCR 结合。T 细胞表面的 CD4 和 CD8 抗原蛋白与 TCR 结合形成可与 MHC 分子结合的共同受体。

● 与 TCR 和抗体一样,MHC 是免疫球蛋白超家族成员,含有许多相同的基本结构域。人类白细胞抗原体由位于 MHC6 号染色体的基因转录翻译而来。

● 每个人有 6 对 HLA 单倍型(6 对分别来自父母;2 个 HLA-As,2 个 HLA-Bs 等)。

● MHC 单倍型对免疫系统的不同方面都有影响,包括对特殊感染、自身免疫性疾病的易感性、产生抗体的能力和器官移植排斥。

细胞因子和细胞因子受体

● 细胞因子是一个含有超过 200 个的小信号蛋白质的群体,通常是根据其功能命名。他们可以传递细胞之间的信号。主要的细胞因子类型如下:

■ 白细胞介素:主要是控制细胞内的信号传递。

■ 干扰素：在限制病毒感染中发挥作用。

■ 肿瘤坏死因子：在调节肿瘤细胞凋亡，以及巨噬细胞和中性粒细胞活化过程中发挥重要作用。

■ 生长因子：可介导细胞增殖和成熟。

■ 集落刺激因子：可以促进细胞分裂。

■ 趋化因子：影响趋化作用。

血浆来源的酶系统：补体系统

● 补体（又名补体系统）在炎症和免疫中起着非常重要的作用。有 20 多种补体蛋白，占血清蛋白的 10%。

● 补体的活化主要有两个途径：经典途径与旁路途径。

● 补体可以控制炎症、吞噬细胞以及膜攻击复合物。

● 补体执行三个基本功能：

■ 膜攻击复合物执行的细胞裂解。

■ 通过趋化作用和过敏素诱导炎症的作用募集中性粒细胞。

■ 补体 C3b 可通过包被的抗原病原体增强吞噬细胞的吞噬功能，这一过程被称为免疫调理作用。

超敏反应

● 超敏反应即过度的免疫反应。

● 可以将超敏反应记忆为 ACIDS（即 Ⅰ型超敏反应是速发型超敏反应、Ⅱ型超敏反应是细胞毒型超敏反应、Ⅲ型超敏反应是免疫复合物型超敏反应、Ⅳ型超敏反应是迟发型超敏反应、Ⅴ型超敏反应是刺激反应）。

● Ⅰ、Ⅱ、Ⅲ和Ⅴ型超敏反应是抗体介导的反应。

● Ⅳ型超敏反应是唯一由 T 细胞介导的反应。

Ⅰ型超敏反应：速发型超敏反应

● 此类超敏反应是抗原（例如真菌、花粉）暴露后产生 IgE。抗原与肥大细胞和嗜碱性粒细胞表面的 IgE 交叉反应，释放组胺、白三烯和细胞因子。

■ 全身 Ⅰ型超敏反应包括：过敏、枯草热、过敏性哮喘和特应性皮炎。

■ 眼部 Ⅰ型超敏反应包括：季节性过敏性结膜炎、特应性和春季角结膜炎、巨乳头性结膜炎。

Ⅱ型超敏反应：细胞毒型超敏反应

● 此反应是典型的抗体直接作用于细胞膜的超敏反应。它与补体共同作用，导致细胞溶解。

■ 全身 Ⅱ型超敏反应包括：重症肌无力、肺出血-肾炎综合征。

■ 眼部 Ⅱ型超敏反应包括：眼部瘢痕性类天疱疮、疱疹性皮炎、寻常天疱疮。

Ⅲ型超敏反应：免疫复合物型超敏反应

● 此类超敏反应是与抗原抗体复合物沉积有关的疾病。

　■ 全身Ⅲ型超敏反应包括：血清病、红斑狼疮、Stevens-Johnson 综合征、类风湿关节炎、结节性多动脉炎、Behçet 病。

　■ 眼部Ⅲ型超敏反应包括：上述全身性疾病的眼部表现。

Ⅳ型超敏反应：迟发型超敏反应

● Ⅳ型超敏反应是唯一由 T 细胞介导的炎症反应，炎症反应在 12 个小时后出现。

　■ 全身Ⅳ型超敏反应包括：使用结核素的纯蛋白衍生物试验、结节病、Wegener 肉芽肿、交感性眼炎。

　■ 眼部Ⅳ型超敏反应包括：上述全身性疾病的眼部表现。

Ⅴ型超敏反应：刺激反应

● 此反应是抗体直接作用于受体，进而激活受体的超敏反应。例如：Graves 病，抗体刺激促甲状腺激素受体导致甲状腺功能亢进；而重症肌无力中，抗乙酰胆碱抗体可引起乙酰胆碱受体自噬并消耗一定数量的受体，从而导致重症肌无力的发生。

　■ 眼部Ⅴ型超敏反应包括：重症肌无力、Graves 病的眼部表现。

免疫和眼睛

眼内免疫赦免

● 眼睛与颅脑、孕妇的子宫、肾上腺皮质、毛囊、睾丸和卵巢一样是免疫赦免区。

● 免疫赦免的原因包括血眼屏障、最小的淋巴引流、只有极少 MHC 表达。一些细胞表面蛋白也参与抑制眼内的免疫系统。

● 眼睛分泌的几种蛋白也参与免疫耐受：转化生长因子 β(TGF-β)、α-黑素细胞刺激素和血管活性肠肽。

前房相关免疫偏离

● 进入前房的抗原可以诱导出与进入其他部位(例如皮肤)不同的免疫反应过程。

● 如果机体无法清除抗原，前房相关免疫偏离可以耐受它，而不引起炎症反应。

（杨培增　迟玮 译　杜利平 校）

参考文献

Delves P, Martin S, Burton D, et al. *Roitt's Essential Immunology (Essentials)*, 11th ed. Hoboken, NJ: Wiley-Blackwell; 2006.

Nussenblatt RN, Whitcup SM. *Uveitis: Fundamentals and Clinical Practice*, 4th ed. Philadelphia: Mosby Elsevier; 2010.

第 2 章

葡萄膜炎的解剖学分类

Wendy M. Smith, *Lisa J. Faia*,
Sunir J. Garg, *H. Nida Sen*

葡萄膜是眼内富含色素和血管的组织,由虹膜、睫状体和脉络膜组成。可利用这些解剖结构将葡萄膜分成前(虹膜和睫状体)、中间(睫状体和玻璃体基底部)、后(脉络膜)三个部分。葡萄膜组织的炎症或葡萄膜炎,还可以累及视网膜和视网膜血管。

分类

2004 年,在国际葡萄膜炎研究小组(International Uveitis Study Group,IUSG)所制定的标准的基础上,第一届关于标准葡萄膜炎术语(Standardization of Uveitis Nomenclature,SUN)的国际研讨会确定了葡萄膜炎的解剖分类。

在制定这个分类标准之前,不同的葡萄膜炎的分级系统均在使用。将葡萄膜炎分类、炎症分级和观察结果

标准化,有助于不同研究中心临床结果的比较。这些标准的应用有非凡的临床意义,包括更好地定义疾病的临床病程和更有效地评估新的治疗方法的有效性。

SUN 分类包括几个重要的特征。

● 葡萄膜炎的类型主要依据炎症的主要部位划分。

■ 按解剖部位分为前、中间、后和全葡萄膜炎(表 2-1)。

■ 确定主要的炎症部位也有助于缩小鉴别诊断的范围(表 2-2)。显著的前房炎症和玻璃体炎不能被诊断为全葡萄膜炎(应分别归类于前部和中间葡萄膜炎)。

● 解剖学分类不受结构复杂的影响。

■ 例如,仅有黄斑水肿或视盘水肿不足以被定义为"后葡萄膜炎"。由眼前段炎症引起的黄斑水肿则应该归

表 2-1　SUN工作组的葡萄膜炎解剖分类

类型	炎症的主要部位	包括
前葡萄膜炎	前房	虹膜炎、虹膜睫状体炎、前部睫状体炎
中间葡萄膜炎	玻璃体	睫状体平坦部炎、后部睫状体炎、玻璃体炎
后葡萄膜炎	视网膜或脉络膜	局灶性、多灶性或弥漫性脉络膜炎;脉络膜视网膜炎、视网膜脉络膜炎、视网膜炎、视神经视网膜炎
全葡萄膜炎	包括所有的眼部结构,无明显单部位受累	

Adapted from Jabs DA, Nussenblatt RB, Rosenbaum JT. Standardization of Uveitis Nomenclature (SUN) Working Group. Standardization of uveitis nomenclature for reporting clinical data. Results of the First International Workshop. *Am J Ophthalmol.* 2005;140(3):509-516.

表 2-2　葡萄膜炎的主要病因诊断

前葡萄膜炎 [*]

肉芽肿性

结节病

梅毒

结核

单纯疱疹病毒

钩端螺旋体病

布鲁菌病

晶体蛋白过敏性

特发性

非肉芽肿性

人类白细胞抗原-B27 相关（包括强直性脊柱炎、Reiter 综合征、炎症性肠病、银屑病性关节炎）

幼年型类风湿关节炎

Fuch 异色性虹膜睫状体炎

Posner-Schlossman(青光眼睫状体炎综合征)

伪装综合征

葡萄膜炎-青光眼-前房积血综合征

创伤

川崎病

药物性(利福布汀、西多福韦)

中间葡萄膜炎

结节病,梅毒

炎症性肠病

多发性硬化

睫状体平坦部炎

淋巴瘤,Lyme 病

其他（结核、Behçet 病、Vogt-小柳原田综合征、Whipple 病、弓形体病、眼内炎）

(待续)

表 2-2 （续）

后葡萄膜炎

局灶性视网膜炎

    弓形体病

    盘尾丝虫病

    囊尾蚴病

    伪装综合征

多灶性视网膜炎

    梅毒

    单纯疱疹病毒（急性视网膜坏死）

    巨细胞病毒

    结节病

    伪装综合征

    念珠菌病

    进展性外层视网膜坏死

    Eales 病

    弥漫性单侧亚急性视神经视网膜炎

全葡萄膜炎

    交感性眼炎

    Vogt-小柳原田综合征

    Behçet 病

    眼内炎

    结节病

    晶体过敏性葡萄膜炎

    Lyme 病

    伪装综合征

    弓形体病

    梅毒

    结核

脉络膜炎

局灶性脉络膜炎

    结核

    弓蛔虫病

    诺卡尔菌属

    念珠菌病

    伪装综合征

多灶性脉络膜炎

    组织胞浆菌病

    肺囊虫络膜炎

    匍行性脉络膜炎

    鸟枪弹综合征

    淋巴瘤

    急性多灶性鳞状色素上皮病变

    多灶性脉络膜炎/点状内层脉络膜炎

    伪装综合征

    隐球菌

    分枝杆菌

---

*这个分类通常被划分成肉芽肿(羊脂状角膜后沉着物)和非肉芽肿性葡萄膜炎。所有的肉芽肿性葡萄膜炎可以有非肉芽肿性葡萄膜炎的表现,但非肉芽肿性葡萄膜炎没有肉芽肿性葡萄膜炎的表现。

临床精要:结节病、梅毒、结核、Lyme病和淋巴瘤可以有多种表现。

类为前葡萄膜炎。

▪ 当主要病变位于玻璃体和周边视网膜时，出现玻璃体炎伴有周围血管鞘或黄斑水肿则可以归类为中间葡萄膜炎。

● 睫状体平坦部炎是一种独特的特发性疾病类型，以雪球或雪堤样病变为主要特征。通常该病不伴有相关感染或系统性疾病，否则应诊断为中间葡萄膜炎。

SUN 标准目前尚有一些局限：

● 它无法为特殊的葡萄膜炎类型提供诊断标准。

● 它未解决视神经视网膜炎的分类。

● 它的准确性仍需要检验。

SUN 标准还规范了葡萄膜炎的描述，便于临床治疗和研究过程中正确描述疾病。

● 起病。
  ▪ 突发性。
  ▪ 隐匿性。
● 病程长短。
  ▪ 自限性（≤3 个月）。
  ▪ 持久性（>3 个月）。
● 病程。
  ▪ 急性（突然发作，持续时间短）。
  ▪ 慢性（持续性葡萄膜炎，终止治疗后 3 个月复发）。葡萄膜炎反复发作，且在无治疗的状态下每次发作间隔大于 3 个月。
  ▪ 复发性（停止治疗至少 3 个月，葡萄膜炎复发）。

● 分级。
  ▪ 前房细胞和闪辉分级（表 2-3 和表 2-4）。
  ▪ 出现前房积脓时，要单独记录。
  ▪ 玻璃体混浊。
    ▶ SUN 采用了美国国立眼科研究所的分级方法（图 2-1 和表 2-5）。
    ▶ 目前有一种更新的玻璃体混浊分级方法，即通过校正 Bangerter 分散滤光片和彩色照片来评估玻璃体混浊，这是一种非常有前景的技术，目前正在进一步的验证中（Davis 等人）。
  ▪ 关于玻璃体细胞的分级，SUN 工作组并未达成共识。虽然 SUN 工作组并未确定分级标准，但表 2-6 显示

表 2-3 SUN 工作组的前房细胞分级

分级	高倍镜下细胞数*
0	<1
0.5+	1~5
1+	6~15
2+	16~25
3+	26~50
4+	>50

* 照射野：1mm×1mm 狭缝光束

Adapted from Jabs DA, Nussenblatt RB, Rosenbaum JT. Standardization of Uveitis Nomenclature (SUN) Working Group. Standardization of uveitis nomenclaure for reporting clinical date. Results of the First International Workshop. *Am J Ophthalmol.* 2005;140(3):509-516.

表2-4　SUN工作组的前房闪辉分级

分级	描述
0	无
1+	微弱
2+	中等(虹膜和晶体清晰可见)
3+	明显(虹膜和晶体模糊)
4+	严重(前房纤维素渗出或房水凝固)

Adapted from Jabs DA, Nussenblatt RB, Rosenbaum JT. Standardization of Uveitis Nomenclature (SUN) Working Group. Standardization of uveitis nomenclature for reporting clinical data. Results of the First International Workshop. *Am J Ophthalmol.* 2005;140(3):509-516.

表2-5　美国国立眼科研究所玻璃体混浊分级

分级	描述
0	清晰
0.5+	轻微
1+	轻度混浊,中度模糊
2+	显著模糊,但眼底可见
3+	视盘可见,眼底血管看不清
4+	严重混浊,视盘看不清

* 使用间接检眼镜和20D前置镜观察后极部视网膜和视神经乳头。

Adapted from Nussenblatt RB, Palestine AG, Chan CC,Roberge F. Standardization of vitreal inflammatory activity in intermediate and posterior uveitis. *Ophthalmology.* 1985; 92(4):467-471.

了美国国立眼科研究所应用Hruby镜观察玻璃体细胞的分级标准。

- 单侧或双侧。
- 表现(肉芽肿或非肉芽肿性角膜后沉着物)。虽然这在临床治疗中非常有用,但目前还没标准化。

活动性葡萄膜炎的SUN术语

虽然葡萄膜炎治疗的最终目标是完全抑制炎症,但评估短期炎症的变化也同样重要,尤其是对治疗效果的评价。

- 无活动性葡萄膜炎的定义。

表2-6　美国国立眼科研究所关于玻璃体细胞(Hruby镜观察)的分级

分级	视野	描述
0	0~1	清晰
0.5+	2~20	轻微混浊
1+	21~50	分散混浊
2+	51~100	中度混浊
3+	101~250	显著混浊
4+	>251	严重混浊

SUN未认可。

Adapted from Nussenblatt RB, Whitcup SM. *Uveitis: Fundamentals and Clinical Practice.* 4th ed. Location: Elsevier; 2010.

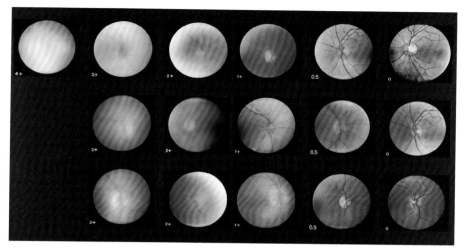

图2-1　玻璃体混浊分级。(From Nussenblatt RB, Palestine AG, Chan CC, et al. Standardization of vitreal inflammatory activity in intermediate and posterior uveitis. *Ophthalmology*. 1985;92(4):467-471.)

■ 无到极少的前房细胞(少于每个高倍视野一个细胞)。

■ 关于无活动性葡萄膜炎的定义尚未达成共识。

● 病情加重。

■ 炎症反应加重两个级别(前房细胞或玻璃体混浊)或严重级别增加到3+至4+。

● 炎症缓解。

■ 炎症反应减轻两个级别(前房细胞或玻璃体混浊)或严重级别降低到0。

● 炎症消退。

■ 停止所有眼部疾病治疗后,3个月或以上无复发。

● 糖皮质激素减量成功的定义。

■ 就成年人而言,长期使用糖皮质激素的剂量每天应不大于10mg。

（迟玮　杨培增 译　杜利平 校）

参考文献

Davis JL, Madow B, Cornett J, et al. Scale for photographic grading of vitreous haze in uveitis. Am J Ophthalmol. 2010;150:637-641.

Jabs DA, Nussenblatt RB, Rosenbaum JT. Standardization of Uveitis Nomenclature (SUN) Working Group. Standardization of uveitis nomenclature for reporting clinical data. Results of the First International Workshop. Am J Ophthalmol. 2005;140(3):509-516.

Nussenblatt RB, Palestine AG, Chan CC, et al. Standardization of vitreal inflammatory activity in intermediate and posterior uveitis. Ophthalmology. 1985;92(4):467-471.

Nussenblatt RB, Whitcup SM. Uveitis: Fundamentals and Clinical Practice, 4th ed. Philadelphia: Elsevier; 2010.

第 3 章

表层巩膜炎、巩膜炎和角膜炎

表层巩膜炎

Theresa Larson，*H. Nida Sen*

表层巩膜炎是一种自限性的、良性的巩膜炎症。

病因学和流行病学

- 表层巩膜炎最常发生于青年至中年女性（20~40 岁）。
- 单眼发病常见（70%）。
- 在大多数情况下，病因不明确，但大多数人认为是免疫机制参与表层巩膜炎的发病，并且有时与全身性疾病有关。

症状

- 眼红、轻微眼痛。
- 异物感。

- 视力无变化或仅有轻度视力下降。

体征

- 巩膜在自然光下呈鲜红色或橙红色（图 3-1）。
- 表层巩膜血管充血，充血可为局限性（70%）、弥漫性，或者较少的呈结节状。
- 用棉签可以推动这些充血的血管，应用 10% 肾上腺素可以使表层充血的血管变白。
- 10% 的患者有周边角膜混浊。

鉴别诊断

- 巩膜炎。
  - 与巩膜炎不同，表层巩膜炎患者眼痛轻微，不常伴有全身性疾病，并且基本上没有并发症。
- 睑裂斑。
- 泡性结膜炎。

- 结膜下出血。
- 结膜肿物。
- 前葡萄膜炎。

诊断

- 尽管多数表层巩膜炎不伴有自身性疾病，但仍需要系统的检查。尤其是复发病例更要考虑全身性疾病。30%的患者可能有潜在的相关性疾病。

治疗

- 表层巩膜炎的病程具有自限性，多数病例仅需人工泪液、局部应用非甾体抗炎药和糖皮质激素治疗。如果表层巩膜炎不能迅速缓解，则需要考虑其他疾病的诊断。

预后

- 表层巩膜炎预后好。
- 虽有复发的可能，但很少出现后遗症。

参考文献

Foster CS, and Sainz de la Maza M. Clinical consideration of episcleritis and scleritis. In *The Sclera*. New York: Springer-Verlag; 1994:107.

Jabs DA, Mudun A, Dunn JP, et al. Episcleritis and scleritis: clinical features and treatment results. *Ophthalmology*. 2000;130:469–476.

Sainz de la Maza M, Jabbur NS, Foster CS. Severity of scleritis and episcleritis. *Ophthalmology*. 1994;101:389–396.

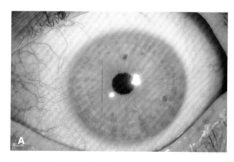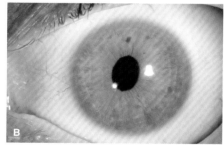

图 3-1 表层巩膜炎。(A)表层巩膜炎患者巩膜呈橙红色。(B)同眼给予 10%肾上腺素后，巩膜血管收缩变白。

巩膜炎

Theresa Larson, *H. Nida Sen* ■

巩膜炎的特征是巩膜和表层巩膜的炎症和水肿。可分为前巩膜炎和后巩膜炎,并进一步详细分为弥漫性、结节性以及坏死性巩膜炎(表3-1)。

前巩膜炎

病因学和流行病学

● 前巩膜炎是最常见的巩膜炎类型, 占所有巩膜炎患者的80%~85%。弥漫性和结节性巩膜炎的发病率相当。

● 巩膜炎最常发生于中年女性(40~60岁)。

表3-1 巩膜炎的临床类型和发病率

前巩膜炎	80%~85%
弥漫性	40%~45%
结节性	40%
坏死性巩膜炎	10%~15%
炎症型	10%
无炎症型(巩膜软化穿孔)	1%~5%
后巩膜炎	1%~5%

Adapted from Nussenblatt RB, Whitcup SM. *Uveitis*: *Fundamentals and Clinical Practice*. 4th ed. Location: Elsevier; 2010.

● 25%~50%的患者有全身性疾病史,最常见的是类风湿关节炎(表3-2)。

● 坏死性巩膜炎是最严重、愈后最差的巩膜炎类型,常严重影响视力。

■ 坏死性巩膜炎分为"炎症型"和"无炎症型"(巩膜软化穿孔)。

症状

● 患者表现为眼红、眼痛。可有令人心烦的眼痛。

● 视力减退较少见。

● 巩膜软化穿孔患者通常无明显疼痛。

体征

● 在自然光下即可见巩膜血管显著充血(图3-2),棉签无法推动充血的血管,即便不用裂隙灯直视也很容易观察到巩膜的表现。

● 在反复发作的病变区,巩膜可变薄呈蓝色。

● 弥漫性巩膜炎的眼球广泛水肿,而局限性或结节性巩膜炎则局部形成红斑(图3-3)。

● 坏死性巩膜炎可见白色的缺血坏死区,周围伴有充血和水肿(图3-4)。

● 局部滴10%肾上腺素无法使巩膜充血的血管变白。

鉴别诊断

● 表层巩膜炎。
● 结膜下出血。

表 3-2　巩膜炎相关的系统性疾病

非感染性	感染性	其他疾病
结缔组织病	眼带状疱疹	痛风
类风湿关节炎	单纯疱疹性角膜炎	酒渣鼻
幼年型类风湿关节炎	棘阿米巴角膜炎	异物反应
Reiter 综合征	梅毒	药物反应(二膦酸盐)
系统性红斑狼疮	Lyme 病	
复发性多软骨炎	巴尔通体病	
多发性肌炎	结核	
炎症性肠病		
强直性脊柱炎		
血管炎		
Wegener 肉芽肿		
结节性多动脉炎		
Churg-Strauss 过敏性血管炎		
Cogan 综合征		
多发性大动脉炎病		
Adamantiades-Behçet 病		
结节病		

- 结膜黏膜相关淋巴组织淋巴瘤。
- Sentinel 血管
- 前葡萄膜炎或全葡萄膜炎。
- 急性闭角型青光眼。
- 角膜炎。
- 眼内炎。
- 颈动脉或静脉窦瘘。

诊断

- 依据病史和全身系统回顾进行相关检查。
  - ■ 类风湿因子、抗环瓜氨酸肽(CCP)、胞浆型抗中性粒细胞胞浆抗体(c-ANCA)、核周型抗中性粒细胞胞浆抗体(p-ANCA)、髓过氧化物酶、抗核抗体(ANA)、抗双链 DNA 抗体可能与潜在的风湿性疾病有关。
  - ■ 通过恰当检查排除感染因素包括：荧光素密螺旋体抗体吸附试验(FTA-Abs)、快速血浆反应素试验(RPR)、性病研究实验室试验(VDRL)、结核菌素纯蛋白衍生物试验(PPD)和(或)QuantiFERON 试验、创伤和异物因素。
- 不典型病例应考虑眼眶 CT 检查。

治疗

- 口服非甾体抗炎药治疗轻微（非坏死性）巩膜炎病例。
- 结节性巩膜炎可以在结节周围注射曲安奈德。弥漫性结膜炎也可选择球周注射曲安奈德。
- 口服泼尼松。
- 免疫抑制治疗，用于反复发作或严重的巩膜炎患者（尤其是坏死性巩膜炎患者）。
- 抗核抗体阳性患者病情可能更严重，因而需要更积极的治疗。
- 坏死性巩膜炎伴全身性疾病者，如类风湿关节炎（图 3-5）或 Wegener 肉芽肿，必须进行积极的全身治疗，因为该病有较高的死亡率。

预后

- 炎症部位、相关的并发症、潜在疾病对治疗的反应都将影响预后。弥漫性前巩膜炎预后较好，而坏死性巩膜炎预后差，易引起视力丧失和相关并发症。

参考文献

Albini TA, Zamir E, Read RW, et al. Evaluation of subconjunctival triamcinolone for nonnecrotizing anterior scleritis. *Ophthalmology.* 2005;112(10): 1814–1820.

Foster CS, Sainz de la Maza M. Clinical consideration of episcleritis and scleritis. In *The Sclera*. New York: Springer-Verlag; 1994:107.

Foster CS, Forstot SL, Wilson LA. Mortality rate in rheumatoid arthritis patients developing necrotizing scleritis or peripheral ulcerative keratitis: effects of immunosuppression. *Ophthalmology.* 1984;91: 1253–1263.

Jabs DA, Mudun A, Dunn JP, et al. Episcleritis and scleritis: clinical features and treatment results. *Ophthalmology.* 2000;130:469–476.

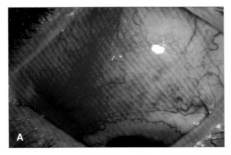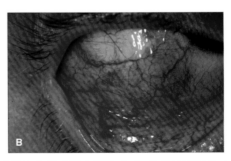

图 3-2　(A)弥漫性前巩膜炎的特征是深层巩膜和表层巩膜血管的炎症，外观呈暗红色/紫红色。(B)弥漫性前巩膜炎颞下方巩膜变薄。该图显示巩膜充血和邻近巩膜变薄显露其下脉络膜的颜色呈蓝色。

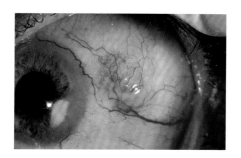

图 3-3　结节性巩膜炎和周边溃疡性角膜炎。不可移动的结节周围巩膜充血。由于之前周边溃疡性角膜炎发作,导致局部及周边角膜混浊。

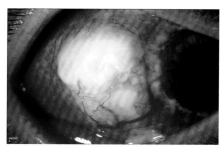

图 3-4　Wegener 肉芽肿患者伴坏死性巩膜炎,巩膜活检后缝合过一次。图示白色的无血管巩膜补丁与周围巩膜炎。

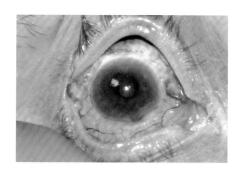

图 3-5　老年女性,因类风湿关节炎未经有效治疗导致无痛性巩膜变薄,其下可见蓝色脉络膜组织(为无炎症的坏死性巩膜炎或巩膜软化穿孔)。(Courtesy of Sunir J. Garg,MD.)

后巩膜炎

后巩膜炎是炎症性疾病，病变发生于 Tillaux 螺旋/视网膜锯齿缘后，并累及眼球后部。

病因学和流行病学

● 后巩膜炎患者多见于女性。本病在巩膜炎中发病率最低。由于后巩膜炎的发病部位隐匿，眼前段无明显症状，因此常被漏诊。

症状

● 患者主要的症状是"钝性、深部"疼痛、视力下降和眼红。

体征

● 与前巩膜炎不同，后巩膜炎常影响患者视力。

● 疼痛。

● 眼压升高、相关的前巩膜炎、视盘水肿、脉络膜皱褶、浆液性视网膜脱离和(或)视网膜下肿块或损害(图3-6)。

● B 超扫描 T 型征(图3-7)。

鉴别诊断

● 脉络膜肿瘤。

● 葡萄膜渗漏综合征。

● 孔源性视网膜脱离。

● Vogt-小柳原田综合征。

● 中心性浆液性脉络膜视网膜病变。

● 视神经炎。

● 伪装综合征(淋巴瘤、转移性癌、脉络膜黑色素瘤)。

诊断

● 根据病史和全身系统回顾，进而选择合适的检查，明确可能潜在的系统性疾病。

■ 排除可治疗的感染性疾病，如梅毒和结核病(RPR、VDRL、FTA-Abs、PPD、QuantiFERON)。

● B 超：对诊断后巩膜炎至关重要。弥漫性或结节性巩膜炎的巩膜壁厚度均>2mm。由于 Tenon 囊和视神经水肿，超声检查时探及无回声区，典型表现为 T 型征。

● 眼底荧光血管造影可以排除其他疾病，如眼底 Vogt-小柳原田综合征和结节病。

治疗

● 大多数患者可以口服非甾体抗炎药进行治疗；严重的慢性疾病，需要采用糖皮质激素和(或)免疫抑制剂进行积极的全身治疗。

预后

● 后巩膜炎的预后取决于治疗是否及时和疾病的严重程度。年龄超过50岁、有相关的全身性疾病及需要更大剂量药物治疗的患者，视力丧失的风险更大。

参考文献

Benson WE. Posterior scleritis (review). *Surv Ophthalmol.* 1988;32(5):297–316.

Foster CS, Sainz de la Maza M. Clinical consideration of episcleritis and scleritis. In *The Sclera.* New York: Springer-Verlag; 1994:107.

Foster CS, Forstot SL, Wilson LA. Mortality rate in rheumatoid arthritis patients developing necrotizing scleritis or peripheral ulcerative keratitis: effects of immunosuppression. *Ophthalmology.* 1984;91:1253–1263.

Jabs DA, Mudun A, Dunn JP, et al. Episcleritis and scleritis: clinical features and treatment results. *Ophthalmology.* 2000;130:469–476.

McCluskey PJ, Watson PG, Lightman S, et al. Posterior scleritis: clinical features, systemic associations, and outcome in a large series of patients. *Ophthalmology.* 1999;106:2380–2386.

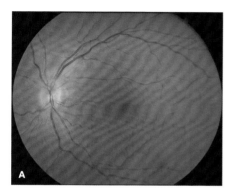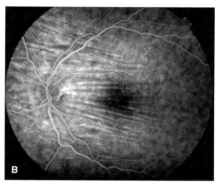

图 3-6　后巩膜炎患者。(A)有水平脉络膜皱褶，与球后巩膜团块(该患者为炎症)一致。(B)眼底荧光血管造影显示脉络膜条纹。(Courtesy of William Benson，MD.)

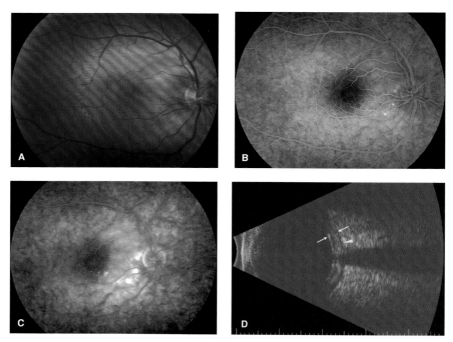

图 3-7　后巩膜炎导致正常脉络膜循环的破坏,限制经涡静脉的液体流出巩膜,导致视网膜色素上皮细胞功能障碍。(A)这可能会导致严重的视网膜脱离。眼底荧光血管造影可以确切地显示点状脉络膜渗漏(B)与后期染料积存(C)。(D)B 超检查显示巩膜和脉络膜增厚 (箭头)。球后 Tenon 囊水肿并连着视神经, 形成 T 型征。(Courtesy of William Benson, MD, and Eliza Hoskins, MD.)

泡性角结膜炎

S .R .Rathinam

泡性角结膜炎是一种非典型的、多种抗原诱导的角结膜迟发型超敏反应（Ⅳ型）。

病因及流行病学

- 泡性角结膜炎多发生于 20 岁以下的青少年。
- 多见于个人卫生差、经济不发达的地区。
- 往往与慢性睑板腺炎和睑板腺囊肿有关。
- 少数患者有肺和肺外结核、葡萄球菌感染、蠕虫感染和局部败血症。

症状

- 流泪、畏光、视力降低和眼睑痉挛。

体征

- 泡性角结膜炎是局部炎症性疾病，以突出的半透明的结节或小泡、溃疡及病灶周围充血为特征（图 3-8 和图 3-9）。
- 一般情况下，结膜水泡是短暂的、无症状的。
- 较大的水泡可导致脓疱性结膜炎。
- 如果角膜水泡从角膜缘长入角膜中央，被称为束状角膜炎，可导致严重的视力丧失。

鉴别诊断

- 睑裂斑。
- 表层巩膜炎。
- 异物肉芽肿。
- 巩膜脓肿。

诊断

- 检查睑缘是否有睑缘炎、睑板腺炎和睑板腺囊肿。
- 在一些国家，如印度，需考虑：
  - 全身检查是否有肺/肺外结核。
  - 筛查淋巴结并活检。
  - 肺部影像学研究，以排除肺结核。
  - 粪便检查寻找蠕虫。

治疗

- 主要治疗是保持眼睑局部卫生，清除眼睑金黄色葡萄球菌感染；包括热敷后挤压睑缘、用婴儿洗发水清洗、外用红霉素眼膏。
- 如果发现其他全身性病因，治疗基础疾病是必不可少的。
  - 如果是寄生虫感染引起的，服用阿苯达唑 400mg/d。
  - 如患结核，联合用药抗结核治疗：利福平 10mg/(kg·d)，异烟肼 5mg/(kg·d)，治疗 6~9 个月；乙胺丁醇 15mg/(kg·d) 和吡嗪酰胺 25~30mg/(kg·d)，服用 2 个月。

- 1%醋酸泼尼松或0.1%地塞米松每两小时服用1次,共1周,然后逐渐减量。

- 严重的或需要长期使用糖皮质激素的患者,局部2%环孢素A点眼有效。

预后

- 泡性结膜炎愈合后不留瘢痕,预后良好。

- 泡性角膜炎可能会导致角膜基质瘢痕,从而影响视力(图3-10)。

- 复发的病例多见于结核患者(图3-11)。

参考文献

Doan S, Gabison E, Gatinel D, et al. Topical cyclosporine A in severe steroid-dependent childhood phlyctenular keratoconjunctivitis. *Am J Ophthalmol*. 2006;141: 62–66.

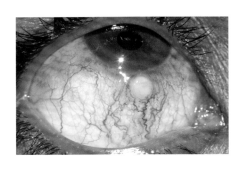

图 3-8　这是一名典型的中度至重度泡性角膜炎患者,水泡突出并呈半透明结节,其顶端出现溃疡、周围环形充血。

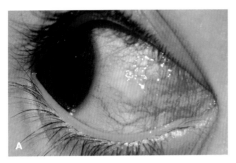

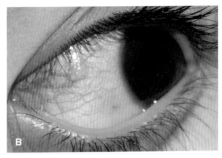

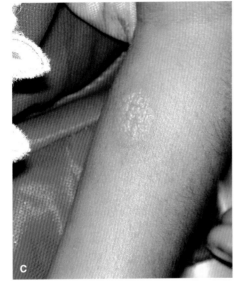

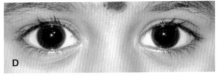

图 3-9　该儿童患双侧泡性角膜炎，右眼 (A) 和左眼 (B) 各有一个小的、隆起的、周边充血的小泡。(C) 该患儿无眼睑疾病，进行了系统性疾病筛查，患儿 Mantoux 反应（结核菌素试验）呈阳性。(D) 全身抗结核治疗和局部应用糖皮质激素后，症状缓解。

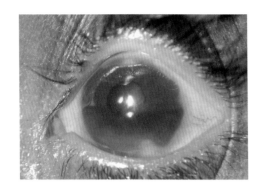

图 3–10　愈合的角膜缘小泡,残留角膜瘢痕。

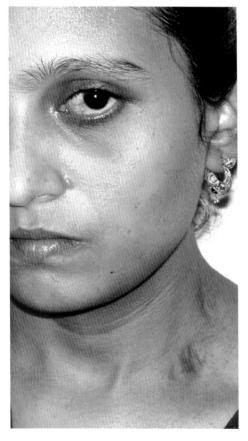

图 3–11　女性患者左眼有一个活跃的小水泡,颈静脉窦结核,左侧锁骨上遗留了瘢痕。抗结核伴局部糖皮质激素滴眼后,眼部疾病痊愈。

疱疹性角膜葡萄膜炎

Patrick Prendergast，*William Hodge*

由于水痘-带状疱疹病毒或单纯疱疹病毒感染而引起的角膜和葡萄膜的炎症，是前葡萄膜炎的常见原因。

单纯疱疹病毒性角膜葡萄膜炎

病因学和流行病学

- 几乎所有人都感染过 I 型和 II 单纯疱疹病毒。初次感染通常无症状。但病毒可以潜伏在三叉神经节，并可以随时在三叉神经任何一支被重新激活，包括三叉神经眼支。

- 潜伏的病毒激活后发生感染是单纯疱疹病毒性角膜葡萄膜炎和感染性葡萄膜炎最常见的原因。该病在任何年龄均有发生，男女发病率无差异。

- 单纯疱疹病毒是发达国家角膜盲的首要原因，在美国，每年有 20 000 例新增的患者，并且每年有 28 000 人复发。每 1 万名新生儿中即有 1 名新生儿患单纯疱疹性角膜炎。

- 病毒激活危险因素包括：原发性或继发性免疫抑制，以及较少见的疾病或压力、月经、局部损伤和紫外线照射。

- 眼内的炎症可以由病毒感染本身引起，或由病毒感染引起的炎症反应引起。

症状

- 患者可表现为眼红、痒、灼热感、流泪和(或)分泌物增多。

- 常见畏光、中度至重度疼痛、视物模糊。

- 眼睑或眼睑周围水泡。

体征

- 单纯疱疹病毒性角膜感染的典型表现是上皮树枝状角膜炎，在荧光素染色下更明显(图 3-12)。

- 常见结膜充血、角膜知觉下降、角膜瘢痕、视力下降。

- 角膜水肿、增厚(盘状角膜炎)，前房细胞伴纤维素性渗出，中等大小的肉芽肿性角膜后沉着物黏附于角膜内皮细胞;小梁网炎症可引起粘连和眼压增高(图3-13 和图 3-14)。

鉴别诊断

- 需要与细菌性结膜炎、病毒性结膜炎、真菌性结膜炎、过敏性结膜炎、急性闭角型青光眼、虹膜炎或巩膜炎、角膜擦伤、角膜复发糜烂或中毒性结膜炎相鉴别。

诊断

- 裂隙灯检查发现典型的树枝状与末端水泡，溃疡基底荧光素染色，病灶周边嗜伊红染色阳性。

- 用聚合酶链反应可以进行单纯疱疹病毒的DNA检验。聚合酶链反应检测角膜拭子单纯疱疹病毒的 DNA，或从房水样本中检测抗体滴度，可以用来评估疾病风险。

治疗

- 单纯疱疹角膜上皮炎通常无需治疗。局部应用抗病毒药物，如 1%三氟胸腺嘧啶滴眼液每日 4 次，或 0.15%更昔洛韦滴眼液每日 5 次，可缩短发作的持续时间。

- 患者患有单纯疱疹角膜基质炎或葡萄膜炎(无上皮病变)，可应用睫状肌麻痹剂进行治疗，0.25%东莨菪碱或 1%环戊通滴眼液每日 3 次。1%醋酸泼尼松龙滴眼液每日 4 次，并逐渐减量，有严重葡萄膜炎患者应考虑全身应用糖皮质激素类药物。1%三氟胸腺嘧啶滴眼和局部使用糖皮质激素，每日 4 次，可用于预防性治疗。口服阿昔洛韦可以减少复发的风险。

- 用不含防腐剂的人工泪液眼药水和眼膏可预防角膜上皮营养不良。

- 眼睑缝合术可以促进愈合，防止眼表破坏。

- 治疗性角膜接触镜和组织黏合剂可以用于促进上皮愈合，防止角膜溶解。

预后

- 抗病毒治疗或糖皮质激素联合用药对大多数水痘-带状疱疹和单纯疱疹病毒感染有效。是否出现并发症取决于眼部疾病的严重程度和患者本身的情况。

- 单纯疱疹病毒感染潜在的并发症包括角膜新生血管和瘢痕、并发性白内障、神经营养性溃疡、合并细菌或真菌感染、继发性青光眼、带状疱疹发病后神经痛、视神经炎或脉络膜视网膜炎引起的视力下降。

- 部分患者需要行角膜移植手术。

参考文献

Wilhelmus KR, Gee L, Hauck WW, et al. Herpetic Eye Disease Study. A controlled trial of topical corticosteroids for herpes simplex stromal keratitis. *Ophthalmology.* 1994;101(12):1883–1895.

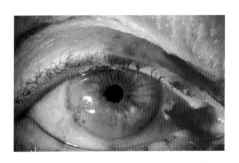

图 3-12 树枝状角膜炎是单纯疱疹角膜上皮炎的特征性表现。树枝状角膜炎的角膜上皮中有活动的病毒复制。因此，局部抗病毒是该阶段经典的治疗方案，切勿使用糖皮质激素。

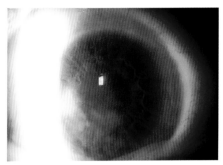

图 3-13 盘状角膜基质炎是由于慢性单纯疱疹病毒感染引起免疫反应介导的炎症。在美国，盘状角膜炎是最常见的感染性角膜炎致盲原因。局部糖皮质激素是主流的治疗方法。抗病毒药物治疗主要是用来防止活动性病毒扩散，而非治疗盘状角膜炎。

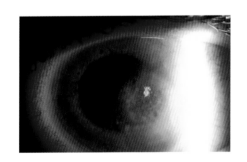

图 3-14 单纯疱疹病毒感染引起的盘状角膜炎和前葡萄膜炎。盘状角膜瘢痕常伴有轻微的前段葡萄膜炎，可见小的角膜后沉着物。

水痘-带状疱疹病毒

病因学和流行病学

- 眼带状疱疹是由潜伏的水痘-带状疱疹病毒（varicella zoster virus，VZV）活化复制引起的。VZV 也可以导致水痘和皮肤带状疱疹。
- 超过 90% 的成年人曾有 VZV 感染。
- 年龄增加、免疫力抑制是 VZV 活化复制的重要危险因素。
- 40%~60% 的眼带状疱疹患者出现虹膜睫状体炎。
- 复发的危险性为 10%~20%。

症状

- 本病发病前可出现类似流感的症状，如不适、恶心、轻度发热、疼痛加重、皮肤感觉过敏和刺痛。
- 在出现前驱症状数小时或数天后，出现弥漫性红斑或斑丘疹。逐渐发展成囊泡和脓疱，3~5 天后破裂形成痂皮。
- 葡萄膜炎通常发生在发病后 1~2 周。患者可有异物感、眼痛、视力下降、和（或）畏光。

体征

- 视力下降、眼压升高和瞳孔缩小。
- Hutchinson 征是一种单侧的沿三叉神经鼻睫神经分布的水泡样皮疹。
- 可出现前房细胞和房水闪辉、角膜前基质层颗粒状渗出、假性树枝状角膜溃疡、角膜炎、睫状充血和角膜水

肿（图 3-15 和图 3-16）。
- 局灶性虹膜基质萎缩是带状疱疹病毒性角膜葡萄膜炎的一种特异性标志。
- 晚期可出现黏液斑块性角膜病变。
- 患者还可能出现眼睑皮疹和水泡、结膜炎、视网膜坏死和视神经受累。
- 与单纯疱疹性角膜炎相比，裂隙灯检查可能发现角膜树枝状病灶略有突出、范围更大且分枝较少；分枝末端水泡较少，病灶中央可见少量嗜伊红染色，周边荧光素染色。

鉴别诊断

- 细菌、病毒、真菌或过敏性结膜炎、急性闭角型青光眼、虹膜炎或巩膜炎、角膜擦伤、角膜复发糜烂或中毒性结膜炎。

诊断

- 主要根据临床症状诊断带状疱疹性角膜葡萄膜炎，常规的化验不能确诊此病，病毒 PCR 结果可以辅助诊断。

治疗

- 全身抗病毒药物治疗：免疫力正常的带状疱疹性角膜葡萄膜炎患者（>50 岁），治疗如下：
  - 阿昔洛韦 800mg，口服，每日 5 次，服用 10~14 天；
  - 或伐昔洛韦 1g，口服，每日 3 次，服用 7~10 天；
  - 或泛昔洛韦 500mg，口服，8 小时 1 次，服用 7~10 天。
  - 如果患者病情反复发作，需要

长期治疗。

- 初发病例在发病第一周常规应用抗病毒药物治疗。

- 局部糖皮质激素点眼治疗：1%醋酸泼尼松，每日 4 次，逐渐停药，同时服用抗病毒药物治疗。大量证据表明应用抗病毒药物和局部应用激素联合治疗可以提高患者的生活质量，但并不适合所有患者。

- 散瞳剂如 0.25%东莨菪碱，每日 3 次。

- 眼压升高时可应用减少房水生成的药物，包括 0.5%噻吗洛尔，每日 2 次；0.2%溴莫尼定，每日 3 次；2%多佐胺，每日 3 次。

预后

- 大多数 VZV 感染的患者抗病毒

和(或)糖皮质激素治疗有效。

- 并发症取决于患者眼部疾病的严重程度和患者个体差异性。VZV 感染的潜在并发症包括干眼症、角膜新生血管和瘢痕、并发性白内障、神经营养性溃疡、合并细菌或真菌感染、继发性青光眼、带状疱疹发病后神经痛、视神经炎或脉络膜视网膜炎等引起的视力下降。

- 免疫功能正常的患者接种疱疹病毒疫苗可能有预防作用，可以减少带状疱疹的发病率。

参考文献

Cobo LM, Foulks GN, Liesegang T, et al. Oral acyclovir in the treatment of acute herpes zoster ophthalmicus. *Ophthalmology.* 1986;93(6):763–770.

Gnann JW, Whitley RJ. Herpes zoster. *N Engl J Med.* 2002;347(5):340–346.

Tseng HF, Smith N, Harpaz R, et al. Herpes zoster vaccine in older adults and the risk of subsequent herpes zoster disease. *JAMA.* 2011 12;305(2):160–166.

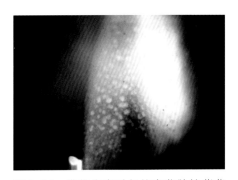

图 3–15　带状疱疹引起的肉芽肿性葡萄膜炎。带状疱疹和单纯疱疹病毒均可引起肉芽肿性葡萄膜炎。也可以诱发非肉芽肿性葡萄膜炎和棘突状角膜后沉着物，称为星状角膜后沉着物（未显示）。HSV 或 HZV 病毒只诱发葡萄膜炎，无角膜炎症状的病例虽然罕见，但有时也可能发生。

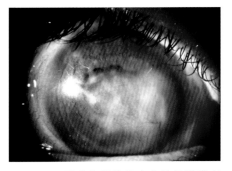

图 3–16　严重的眼带状疱疹性角膜病变出现脂质和纤维化。这些眼带状疱疹病变的后期并发症多发生于多次复发的病例和病变迁延不愈的患者。

蚕蚀性角膜溃疡

Joseph R. Zelefsky, Emmett T. Cunningham, Jr. ■

蚕蚀性角膜溃疡是一种罕见的、渐进性的、炎症性角膜病变,其特点是剧烈疼痛、结膜和表层巩膜充血以及周边角膜溃疡,无相邻巩膜病变。

病因学和流行病学

● 蚕蚀性角膜溃疡最常见于发展中国家,特别是在西非和印度。
● 男性发病率高于女性。
● 可发生于青年人和老年人。在很大程度上,发病年龄因地区而异。可以单眼也可以双眼发病。
● 危险因素包括角膜外伤或手术史、既往角膜感染、伴发肠钩虫感染。
● HLA-DR17 阳性患者患蚕蚀性角膜溃疡的风险增加,细胞免疫和体液免疫均参与了蚕蚀性角膜溃疡的发病。

症状

● 剧烈疼痛。
● 畏光。
● 流泪。
● 视力下降。

体征

● 结膜和表层巩膜充血,无巩膜充血。
● 溃疡可能有以下三个特定的模式(图 3-17):
    ■ 部分周边型:大部分是角膜周边溃疡,典型表现为深层血管从角膜缘延伸到溃疡病灶,并且其前缘突出、混浊(图 3-18)。
    ■ 完全周边型:周边广泛的溃疡病灶仅留下角膜中央孤岛。
    ■ 全角膜溃疡型:整个角膜所有的基质完全丧失,仅残余纤维血管膜覆盖在后弹力层上。
● 高达 50% 的患者双眼受累。
● 15% 的病例发生角膜穿孔,完全周边型溃疡最易发生穿孔。

鉴别诊断

● 周边溃疡性角膜病变(继发于类风湿关节炎、Wegener 肉芽肿病、多动脉炎、系统性红斑狼疮和复发性多软骨炎)。
● 眼酒渣鼻病。
● 感染性角膜炎。
● Terrien 边缘性角膜变性。

诊断

● 系统的病史采集和实验室检查排除潜在的类风湿性疾病(如类风湿因子、ANCA、ANA、HSV)和钩虫感染有助于诊断。蚕蚀性角膜溃疡没有特异性的实验室诊断方法。
● 以往认为蚕蚀性角膜病变与丙型

肝炎有关，但近期的研究没有证实这种关联。

治疗

- 积极的免疫抑制治疗是蚕蚀性角膜溃疡的主流治疗方案。

- 初期，患者可局部应用糖皮质激素、乙酰半胱氨酸或环孢素治疗。

- 大多数患者需要全身治疗，包括糖皮质激素和一种或多种非激素类免疫抑制剂。

- 对于顽固的病例，需手术治疗，如角膜缘结膜切除术在一定程度上有效；对于角膜穿孔病例，角膜或巩膜移植、修补术是必要的（图 3-19）。

预后

- 预后取决于发病初期是否得到快速、积极的治疗。

- 最近的一项大规模临床研究报道，小于 15% 的患者视力可以保持在 20/40 或以上。

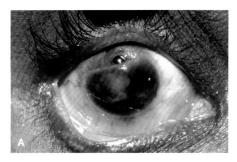
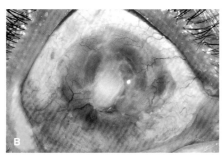
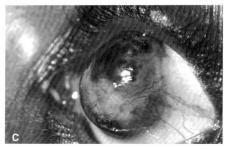
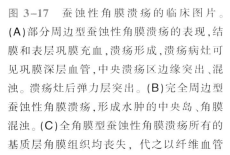

图 3-17　蚕蚀性角膜溃疡的临床图片。(A)部分周边型蚕蚀性角膜溃疡的表现，结膜和表层巩膜充血，溃疡形成，溃疡病灶可见巩膜深层血管，中央溃疡区边缘突出、混浊。溃疡灶后弹力层突出。(B)完全周边型蚕蚀性角膜溃疡，形成水肿的中央岛、角膜混浊。(C)全角膜型蚕蚀性角膜溃疡所有的基质层角膜组织均丧失，代之以纤维血管膜覆盖于完整的后弹力层上。(Reproduced with permission from Srinivasan M, Zegans ME, Zelefsky JR, et al. Clinical characteristics of Wooren's ulcer in South India. *Br J Ophthalmol.* 2007;91:570–575, with permission from BMJ Publishing Group Ltd.)

参考文献

Chow C, Foster CS. Mooren's ulcer. *Int Ophthalmol Clin.* 1996;36:1–13.

Srinivasan M, Zegans ME, Zelefsky JR, et al. Clinical characteristics of Mooren's ulcer in South India. *Br J Ophthalmol.* 2007;91:570–575.

Tandon R, Chawla B, Verma K, et al. Outcome of treat- ment of Mooren ulcer with topical cyclosporine a 2%. *Cornea.* 2008;27(8):859–861.

Watson PG. Management of Mooren's ulcer. *Eye.* 1997; 11:349–356.

Zegans ME, Srinivasan M, McHugh T, et al. Mooren ulcer in South India: serology and clinical risk factors. *Am J Ophthalmol.* 1999;128(2):205–210.

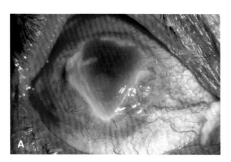
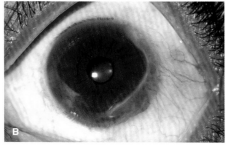

图 3–18　(A)活动性、蚕蚀性角膜溃疡,呈现广泛的周边角膜溃疡、溃疡床血管化、溃疡边缘突出。(B)另一名非活动性、蚕蚀性角膜溃疡患者,显示残余角膜变薄、溃疡床持续性血管化、溃疡的前缘混浊。

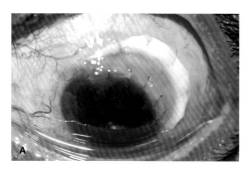
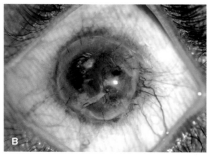

图 3.19　(A)移植物修补术用于治疗蚕蚀性角膜患者周边溃疡穿孔。(B)移植术用于治疗全角膜型蚕蚀性角膜溃疡患者中央性穿孔。

周边溃疡性角膜炎

Roxana Ursea ▓

　　周边溃疡性角膜炎（peripheral ulcerative keratitis，PUK）是一种具有潜在严重破坏性的炎症性眼部疾病。通常与系统性胶原血管疾病有关，也可以由感染因素引起。

病理生理学

　　● 角膜的周边部具有独特的解剖和生理特点，使其易患自身免疫和炎症性疾病。

　　■ 角膜缘和角膜周边部与血管丰富的结膜相邻，并从结膜毛细血管获得它们需要的部分营养。结膜含有丰富的免疫活性细胞，包括巨噬细胞、淋巴细胞和浆细胞，这些细胞很容易进入角膜周边部。

　　■ 角膜周边部本身也有较多的朗格汉斯细胞，参与抗原呈递和分泌炎性介质。从而引起炎性细胞和炎症介质聚集，并释放蛋白酶和胶原酶，导致周边角膜基质降解、坏死和溃疡。

　　■ 角膜溶解酶释放异常；基质金属蛋白酶 2（一个参与细胞外基质降解的酶家族成员）过度表达。

　　■ 结膜淋巴引流开始于角膜缘。

　　■ 角膜缘血管终止于角膜周边部，将影响大分子物质的扩散，从而使得免疫复合物易于在此沉积，其中包括 IgM 和补体 C1，这有助于进一步促进免疫活性和炎症反应。

病因学

　　● 全身性疾病（非感染性）：胶原血管疾病占非感染性 PUK 的 50%。

　　■ 类风湿关节炎是最常见的与周边角膜病变相关的疾病。

　　■ 其他常见的与 PUK 相关的疾病包括：Wegener 肉芽肿、复发性多软骨炎、结节性多动脉炎、血管炎、Churg-Strauss 综合征和系统性红斑狼疮。

　　■ 较少见于 Crohn 病和颞动脉炎。

　　● 继发于感染：可引起 PUK 的微生物包括金黄色葡萄球菌、链球菌属（最常见的病原体）、假单胞菌属、棘阿米巴、奈瑟菌属、革兰阴性杆菌、结核、梅毒和人类免疫缺陷病毒（human immunodeficiency virus，HIV）。

　　■ 蚕蚀性角膜溃疡是 PUK 的一个亚型，是特发性的，疾病不影响巩膜组织，与全身性疾病无关。诊断蚕蚀性角膜溃疡需要排除胶原血管疾病或感染的原因。

症状

　　● 眼红、眼痛（是典型表现）。

　　● 流泪、畏光以及视力降低（由于角膜混浊或散光引起）。

体征

- PUK 典型的病变是角膜缘 2mm 以内月牙形的角膜溃疡。
- 溃疡表面常有上皮缺损、基质变薄。
- 基质浸润，角膜进行性变薄（也称为"角膜溶解"）（图 3-20）。
- 后弹力层突出，少数病例可导致穿孔。
- 1/3 的患者伴发巩膜炎。

诊断

- 全面的病史采集和检查是诊断最重要的部分。
- 应考虑溃疡刮片培养。
- 评价潜在的全身性疾病，包括血清抗体检验。
- 确诊偶尔需行角膜活检。

鉴别诊断

- 导致周边角膜变薄或瘢痕形成的疾病包括 Terrien 边缘角膜溃疡、角膜变性、透明边缘角膜变性、泡性角结膜炎、沙眼角膜血管翳、边缘性角膜炎、酒渣鼻病性角膜炎和春季角结膜炎。
- 导致周边角膜病变的局部损害性因素包括角膜暴露、倒睫、干燥性角结膜炎和睑板腺功能障碍。

治疗

- 治疗的目的在于阻止角膜溃疡进一步恶化，保护眼球的完整性，促进上皮缺损的愈合，以及解决潜在的问题。
- 如果 PUK 是继发于感染原因，患者需要进行适当的抗感染药物治疗。
- 如果 PUK 与全身性疾病有关，患者应进行全身免疫抑制剂治疗。
- 细胞毒性药物的选择取决于相关的原发疾病类型。
  - 如果视力急剧减退，需短期大剂量静脉滴注甲泼尼龙冲击治疗。
  - 如果患者有类风湿关节炎，需全身应用糖皮质激素加免疫抑制剂，如甲氨蝶呤。
  - Wegenar 肉芽肿和结节性多动脉炎，应全身应用糖皮质类激素和其他免疫抑制剂，如吗替麦考酚酯。另外，还可根据潜在胶原血管疾病，适当使用硫唑嘌呤、环孢素 A 和苯丁酸氮芥等。
  - 由于免疫抑制剂如环磷酰胺副作用大，只有当糖皮质激素治疗无效、药物耐受、疾病进展迅速时才考虑应用。
- 如果没有相关的全身性疾病，可采用局部药物或手术治疗。滴眼剂包括：
  - 胶原酶合成抑制剂（即 1%甲羟孕酮滴眼液）。
  - 胶原酶竞争性抑制剂（即 20% N-乙酰半胱氨酸滴眼液和口服四环素）。
  - 人工泪液可促进上皮愈合。
- 手术治疗主要用于有角膜穿孔危

险的患者,以保护眼球的完整性。

■ 结膜切除术可以清除结膜产生的蛋白酶和胶原酶,同时阻止免疫细胞和炎症介质进入周边角膜。

■ 溃疡坏死组织清除术,联合氰基丙烯酸酯类黏合剂可能促进修复。

■ 组织黏合剂可以用来防止由于清除急性炎症反应细胞引起的角膜基质丧失、变薄,已成功应用于有角膜穿孔危险的病例。

■ 持续佩戴软性绷带角膜接触镜可能有助于防止穿孔。

■ 板层或穿透性角膜移植术通常远期效果不佳。80%的穿透性角膜移植患者术后 6 个月移植失败,主要是由于角膜复发溶解引起的。

■ 近期的报道称上穹隆部带蒂结膜瓣遮盖,联合全身免疫抑制剂治疗成功治愈一些 PUK 患者。

● 常规治疗无效的 PUK 患者可以尝试应用肿瘤坏死因子-α 抑制剂,如英夫利昔单抗或阿达木单抗或利妥昔单抗,这是一种抗 CD20 抗体。

预后

● 在系统性疾病中发现 PUK 具有极为重要的意义,因为 PUK 可以作为

潜在致命性全身性血管炎的标记。疾病进展迅速,可在数天内出现视力丧失。最严重的眼部并发症是角膜穿孔(角膜溶解),可能会导致突然和永久性的视力丧失。

● 切勿局部应用糖皮质激素,糖皮质激素可能导致病情进一步加重,因为其抑制胶原蛋白的合成并加速角膜溶解。

● 单独治疗眼部 PUK 甚少成功。细胞毒类药物不仅可以改善系统性疾病,而且被证实可以提高类风湿关节炎患者角膜移植物的存活率。

(迟玮　杨培增 译　吴素兰 校)

参考文献

Galor A, Thorne JE. Scleritis and peripheral ulcerative keratitis. *Rheum Dis Clin N Am.* 2007;33:835–854.

Ladas JG, Mondino BJ. Systemic disorders associated with peripheral corneal ulceration. *Curr Opin Ophthalmol.* 2000;11:468–471.

Messmer EM, Foster CS. Vasculitic peripheral ulcerative keratitis. *Surv Ophthalmol.* 1999;43(5):379–396.

Sainz de la Maza M, Foster CS, Jabbur NS, et al. Ocular characteristics and disease associations in scleritis-associated peripheral keratopathy. *Arch Ophthalmol.* 2002;120(1):15–19.

Tauber J, Sainz de la Maza M, Hoang-Xuan T, et al. An analysis of therapeutic decision making regarding immunosuppressive chemotherapy for peripheral ulcerative keratitis. *Cornea.* 1990;9(1):66–73.

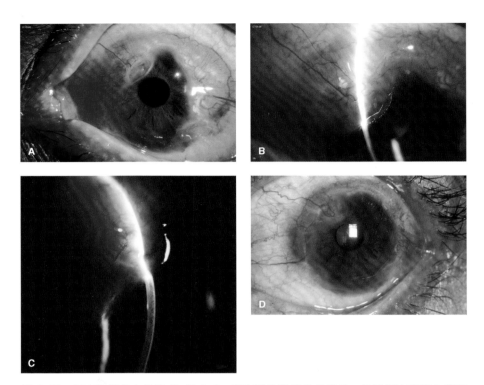

图 3–20 (A)39 岁的女性患者,患 Crohn 病和周边溃疡性角膜炎。角膜周边环形血管翳伴结膜血管充血和活动性 PUK 的"大泡样"病灶。(B,C)活动性炎症静止后,残余的角膜变薄区。(D)同一患者 PUK 反复多次发作后 360°角膜血管翳。

第 4 章

前葡萄膜炎

HLA-B27 相关葡萄膜炎

Julie Gueudry，Bahram Bodaghi

前葡萄膜炎占全部葡萄膜炎总数的 75%，人类白细胞抗原(human leucocyte antigen，HLA)-B27 相关的葡萄膜炎是其中最常见的一种。它常常和全身性疾病相关，例如强直性脊柱炎、炎症性肠病、反应性关节炎、银屑病性关节炎以及未分化脊柱关节病等。这些疾病也被称为血清阴性脊柱关节病("血清阴性"是指类风湿因子阴性)。

病因学和流行病学

- 与遗传、地理和环境因素相关。
- 在西方人群中，HLA-B27 的阳性率为 5%~8%，而在有色人种中 HLA-B27 的阳性率较低。
- 人群中急性前葡萄膜炎的终生累积发病率为 0.2%，但在 HLA-B27 阳性人群中的发病率为 1%。
- 根据研究人群不同，HLA-B27 单倍体型患者占急性前葡萄膜炎患者总数的 40%~70%。
- 半数以上的 HLA-B27 相关急性前葡萄膜炎患者伴有全身性疾病。
- 过去认为 HLA-B27 相关的葡萄膜炎在男性中更常见，但近期的研究对此提出了疑问。
- 年轻人中更常见。
- HLA-B27 阳性患者发生葡萄膜炎或脊柱关节病的风险为 25%。
- 脊柱关节病患者中，葡萄膜炎的发生率高达 32.7%。

症状

- 突发的眼红、眼痛、畏光及视物模糊。
- 相关的全身不适主诉，包括下背

部疼痛、关节炎、银屑病、口腔溃疡、慢性腹泻及尿道炎。

体征

- 患者常有急性和(或)反复发作的葡萄膜炎，通常持续数日至数周。但是在25%的患者中表现为慢性。
- 双眼同时发作少见。
- 可见细小的角膜后沉着物(keratic precipitates，KP)及内皮色素尘，本病通常表现为非肉芽肿性前葡萄膜炎。
- 可能发生严重的伴有纤维素性渗出的前房反应，根据疾病严重程度可能发生前房积脓(图4-1和图4-2)。
- 可见纤维素性渗出膜覆盖瞳孔。
- 常见虹膜后粘连。
- 尽管在慢性未治疗的患者中可能会出现玻璃体炎症、血管炎、视盘炎及黄斑水肿等，但尚不认为会累及眼后节。

血清阴性脊柱关节病

(图4-3至图4-7)

- 强直性脊柱炎是一种慢性关节炎，主要累及脊柱及骶髂关节。
  - 主要症状是下背部疼痛和僵硬。
  - 90%的患者HLA-B27阳性。
  - 葡萄膜炎可为本病的第一个表现，甚至可能早于关节疼痛的发生。

  - 非甾体抗炎药及物理治疗是主要的治疗方式。甲氨蝶呤及抗肿瘤坏死因子制剂也用于治疗本病。
- 反应性关节炎综合征（Reiter综合征）。
  - 经典的三联征为乳头状结膜炎、尿道炎以及多关节炎(即所谓"不能看,不能排尿,不能爬树")。但是某些症状可能非常轻微甚至缺如。
  - 前葡萄膜炎并不常见（10%患者发生）。
  - 大多数患者为年轻成人男性。
  - HLA-B27阳性率为60%。
  - 可能与细菌(例如衣原体、沙门菌、耶尔森菌、志贺菌等)感染有关，且容易导致易感人群发病，但目前尚存争议。
  - 脓溢性皮肤角化病（鳞状皮肤）、漩涡状龟头炎（龟头附近的皮疹）、口疮性口炎、足底筋膜炎、虹膜炎为附加的诊断标准，但虹膜炎并不常见。
- 炎症性肠病（inflammatory bowel disease，IBD）。
  - 溃疡性结肠炎和Crohn病是主要的疾病类型。
  - 溃疡性结肠炎患者发生葡萄膜炎的概率比Crohn病患者高5倍。
  - 发生葡萄膜炎的炎症性肠病患者中有60% HLA-B27阳性，并且可能发生骶髂关节炎。
  - 患者可能有结节性红斑及坏

疱性脓皮病。

  ■ 主要需与 Behçet 病和 Whipple 病相鉴别。

  ● 银屑病性关节炎。

  ■ 1/5 的银屑病性关节炎患者会发生骶髂关节炎。

  ■ 表现为皮肤、关节及指甲受累。

  ▶ 典型皮损为边界清晰的、高出皮面的红斑。

  ▶ 患者可能有中轴关节炎(累及脊柱)或末梢关节炎(累及指、趾),严重病例可能呈腊肠样指(趾)。

  ▶ 指甲病变包括指甲凹陷、嵴、脱色。

  ■ 葡萄膜炎的发生率为 25%。

  ■ 本型葡萄膜炎的特征包括:双侧、慢性、临床症状较严重。

  ■ 后节受累(包括黄斑囊样水肿、视网膜血管炎、视盘炎)并不少见。

  ● 未分化脊柱关节病。

  ■ HLA-B27 阳性率为 25%,葡萄膜炎的发生率相对较低。

鉴别诊断

  ● 特发性前葡萄膜炎。

  ● 结节病。

  ● 其他非肉芽肿性葡萄膜炎。

  ■ Behçet 病相关的葡萄膜炎。

  ■ 感染性葡萄膜炎(疱疹病毒性葡萄膜炎、梅毒性葡萄膜炎、Lyme 病、Whipple 病或感染性眼内炎)。

  ■ 药物所致的葡萄膜炎:利福布

汀、二膦酸盐类药物、前列腺素衍生物、西多福韦。

  ■ 肾小管间质性肾炎葡萄膜炎综合征(tubulointerstitial nephritis and uveitis, TINU)。

  ■ 晶状体相关性葡萄膜炎。

  ■ 伪装综合征(视网膜母细胞瘤及转移性肿瘤)。

诊断

  ● HLA-B27 分型。

  ● 红细胞沉降率、C-反应蛋白。

  ● 其他有助于鉴别诊断的辅助检查包括:血清血管紧张素转化酶、胸片、Lyme 病螺旋体滴度测定、VDRL/RPR/FTA-Abs、结核菌素皮肤试验。

  ● 其他可以选择的辅助检查:

  ■ 骶髂关节、腰椎 MRI。

  ■ 衣原体、志贺菌属、耶尔森菌等革兰阴性菌拭子检查。

  ● 专家会诊:风湿免疫科、消化科、皮肤科和感染科协助诊治。

治疗

  ● 扩瞳剂及睫状肌麻痹剂可以缓解疼痛,解除虹膜后粘连。

  ● 局部应用糖皮质激素是最主要的治疗措施,最初的 48 小时内给药频率可达到每小时 1 次,此后缓慢减量。

  ● 对于严重的葡萄膜炎, 可予地塞米松结膜下注射,每天 1 次,连续 3 天。也可选择曲安奈德 Tenon 囊下注射。

- 若糖皮质激素局部点眼/球周注射效果不佳，可选择糖皮质激素和(或)免疫抑制剂全身治疗。
- 全身应用非甾体抗炎药有助于减少复发及减少糖皮质激素的用量。
- 对于耐药和(或)视力已经受到威胁的病例，应用抗 TNF-α 制剂可能有效。
- 预防性应用柳氮磺胺吡啶治疗尚存争议。

预后

- 大多数患者对治疗反应良好。
- 葡萄膜炎常复发，且可能转为慢性。慢性炎症的存在是影响预后的重要因素。
- 主要并发症为虹膜后粘连、带状角膜变性、后囊下白内障、高眼压、低眼压、黄斑囊样水肿及视网膜前膜。

参考文献

Braun J, Baraliakos X, Listing J, et al. Decreased incidence of anterior uveitis in patients with ankylosing spondylitis treated with the anti-tumor necrosis factor agents infliximab and etanercept. *Arthritis Rheum.* 2005; 52(8):2447–2451.

Chang JH, McCluskey PJ, Wakefield D. Acute anterior uveitis and HLA-B27. *Surv Ophthalmol.* 2005;50:364–388.

Durrani K, Foster CS. Psoriatic uveitis: a distinct clinical entity? *Am J Ophthalmol.* 2005;139:106–111.

Loh AR, Acharya NR. Incidence rates and risk factors for ocular complications and vision loss in HLA-B27-associated uveitis. *Am J Ophthalmol.* 2010;150: 534–542.

Zamecki KJ, Jabs DA. HLA typing in uveitis: use and misuse. *Am J Ophthalmol.* 2010;149(2):189–193.

Zeboulon N, Dougados M, Gossec L. Prevalence and characteristics of uveitis in the spondyloarthropathies: a systematic literature review. *Ann Rheum Dis.* 2008;67: 955–959.

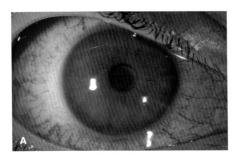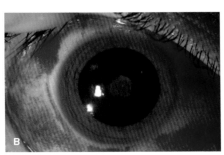

图 4-1　(A)裂隙灯检查显示反应性关节炎伴发急性前葡萄膜炎，可见前房纤维素性渗出及 360°虹膜后粘连。(B)局部应用大剂量糖皮质激素滴眼液、睫状肌麻痹剂点眼，每天 1 次，连续 3 天地塞米松结膜下注射治疗后，症状减轻。

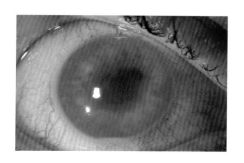

图 4-2　裂隙灯检查显示 HLA-B27（+）强直性脊柱炎伴发急性前葡萄膜炎，前房纤维素性渗出，前房积脓。

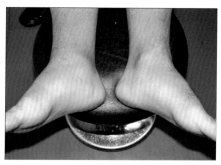

图 4-3　强直性脊柱炎患者的右踝关节炎。

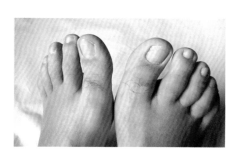

图 4-4　血清阴性脊柱关节病患者右足呈"腊肠样趾"。（Courtesy of P. Quartier.）

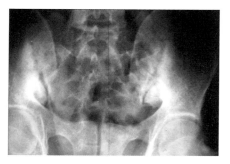

图 4-5　骨盆 X 线片显示骶髂关节面边缘不规则及硬化。（Courtesy of P. Quartier.）

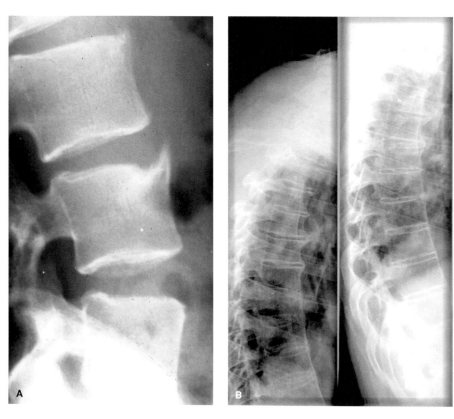

图 4-6　(A)腰椎侧位片显示韧带骨赘形成。(Courtesy of P. Quartier.)(B)该患者有多个相邻椎体韧带骨赘形成,呈"竹节样脊柱"。(Courtesy of V. Vuillemin.)

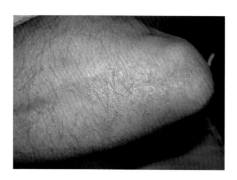

图 4-7　HLA-B27 相关葡萄膜炎及银屑病性关节炎患者,其肘关节处存在皮损。

Posner-Schlossman 综合征

Bahram Bodaghi ■

Posner-Schlossman 综合征(Posner-Schlossman syndrome，PSS) 又称为复发性青光眼–睫状体炎综合征，多发于中青年，是一种较少见的葡萄膜炎类型。最初本病被认为与免疫相关，但近期研究显示其可能与病毒感染相关。

流行病学

- 多于中青年发病，但也可见于老年人。
- 男性显著多于女性。
- 本病较罕见，但任何伴高眼压的单侧葡萄膜炎均需考虑本病的可能。

病因学

- 自从 1948 年首次描述本病以来，已经提出了很多关于本病发病机制的可能假说。尽管缺乏证据，但是普遍认为房角发育异常、过敏因素、原发性血管异常、交感神经系统缺陷、炎症介质等均与该病有关。
- 近期基于特异性眼内抗体和分子生物学研究的结果，提示巨细胞病毒感染与 PSS 的发病有关。

症状

- 眼压急剧升高导致轻度角膜水肿，患者会出现轻度的视物模糊。
- 常为单眼发病，且易于同侧眼反复发作。
- 可有轻微的眼痛及眼部不适。

体征

- 视力轻度下降。
- 结膜充血。
- 不同大小的白色角膜后沉着物，主要分布于中央角膜(图 4-8)。
- 轻微的前房闪辉，一般无前房细胞。
- 无虹膜后粘连。
- 眼压显著增高，通常为 40~60 mmHg。
- 尽管可能存在虹膜前粘连，但房角开放。
- 一般无虹膜异色。
- 无玻璃体炎症，不累及眼后段。
- 两次发作之间，检查结果常无异常(但可能存在青光眼性视神经萎缩)。

鉴别诊断

- 巨细胞病毒性前葡萄膜炎。
- 疱疹病毒性前葡萄膜炎。
- 非典型的 Fuch 综合征。
- 结节病。
- 结核。
- 多发性硬化。

诊断

- 可行前房穿刺，取房水标本进行PCR，检测病毒特异性抗体证实是否存在巨细胞病毒感染。
- 视野检查和(或)视网膜神经纤维层厚度分析可用于观察患者是否存在青光眼视野损害，以鉴别严重或复发型病例。
- 根据临床提示，排除其他单侧发病的葡萄膜炎和继发性青光眼的辅助检查。

治疗

- 发作时需降眼压，以保护视神经。
- 在提出 PSS 可能为病毒感染性疾病之前，很多学者提出短期局部应用糖皮质激素治疗有效。
- 对于巨细胞病毒相关 PSS，可行局部或全身抗病毒治疗。
- 抗病毒治疗的疗程取决于临床表现及视野改变的严重程度。对于临床

可疑的严重病例，可考虑 2~3 个月的给药方案。
- 不需要使用睫状肌麻痹剂。
- 一般不推荐滤过手术，但对于给予最大剂量药物治疗后仍进展的病例，滤过手术可能有效。

预后

- 一般来说，随着年龄的增长，该病复发次数会减少，故视力预后一般较好。
- 但若缺乏有效降眼压药物或抗青光眼手术治疗，25%的患者会因为慢性高眼压而引起永久的视力损失。

参考文献

Bloch-Michel E, Dussaix E, Cerqueti P, et al. Possible role of cytomegalovirus in the etiology of Posner-Schlossman syndrome. *Int Ophthalmol.* 1987;11:95–96.
Chee SP, Bacsal K, Jap A, et al. Clinical features of cytomegalovirus anterior uveitis in immunocompetent patients. *Am J Ophthalmol.* 2008;145(5):834–840.
Posner A, Schlossman A. Treatment of glaucoma associated with iridocyclitis. *JAMA.* 1949; 139:82–86.
Teoh SB, Thean L, Koay E. Cytomegalovirus in aetiology of Posner-Schlossman syndrome: evidence from quantitative polymerase chain reaction. *Eye (Lond).* 2005; 19(12):1338–1340.

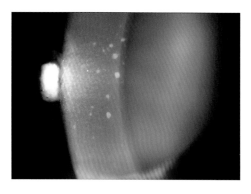

图 4-8 巨细胞病毒引起的 PSS 综合征，显示典型白色角膜后沉着物，集中分布于中央角膜。

Fuchs葡萄膜炎综合征（Fuchs异色性虹膜睫状体炎）

Bahram Bodaghi，Phuc Hehoang

1906 年，Ernst Fuchs 通过对 38 例患者的临床观察，首次描述了 Fuchs 葡萄膜炎综合征（Fuchs' uveitis syndrome，FUS），遂以其名字命名该病。本病通常被认为是良性疾病。FUS 的诊断颇具挑战性，因而容易导致糖皮质激素的误用，并进一步导致并发症的发生。近期的研究强调了病毒感染在本病发病机制中所起的作用，扩展了病毒性前葡萄膜炎的种类。

流行病学

- 在所有类型的葡萄膜炎中，本病所占比例为 1.2%~5%。
- 男女发病率相似，虽然在棕色虹膜人群中本病难以识别，但其发病无种族差异。
- 多发于年轻人群。

病因学及发病机制

- 关于本病的发病机制有不同的假说。
- 目前关于该病 HLA 相关性研究和其他遗传因素研究结果尚存争议。

- 基于 FUS 与先天性 Horner 综合征患者临床表现的一些共同特征，认为 FUS 可能与交感神经系统先天性的缺失有关，但仍缺乏确定的证据。
- 基于一些不同的免疫学研究结果，认为 FUS 可能与某些激发因素引起的免疫失调有关。
- 目前更倾向于感染学说，因为在 33%~56% 的 FUS 患者中可以观察到脉络膜视网膜瘢痕，而这种瘢痕最初被认为与弓形虫感染相关。
- 近期有更有力的证据表明，FUS 与风疹病毒感染相关。

症状

- 患者症状通常比较轻微，常常在眼部体检时发现。
- 最主要的主诉是眼前黑影飘动。
- 视力下降主要在疾病后期出现，主要是因为逐渐加重的并发性白内障所致。
- 患者可出现虹膜异色(图 4-9)。

体征

- FUS 是一种累及玻璃体的慢性、前部肉芽肿性葡萄膜炎。
- 多为单眼发作（90%的病例为单眼发作），潜伏期较长。
- 对双眼进行认真的裂隙灯检查非常重要。最重要的是本病不发生睫状充血和虹膜后粘连，因此可作为排除标准。

● 绝大多数患者的角膜后沉着物为典型的、较小的白色星形,常弥漫分布于角膜后(图 4-10),且不会发生融合。而对于大多数其他类型的葡萄膜炎,角膜后沉着物常分布于下方角膜。另一种会引起弥漫性角膜后沉着物的疾病是疱疹病毒性虹膜睫状体炎。

● 虹膜异色是最主要的征象,但在虹膜呈棕色的人群中可能不会发生。散瞳前,在日光(或自然光)下进行观察可以协助诊断。

● 不发生虹膜节段性萎缩。

● 可能发生虹膜结节,虹膜结节可能位于瞳孔缘(Koeppe 结节),也可能位于虹膜表面(Busacca 结节)。

● 由于虹膜萎缩,虹膜血管会更明显,且比正常血管更细。

● 20%~30%的患者会出现周边虹膜粘连和房角血管异常。

● 轻微的外伤即可引起前房积血,也可能发生自发性的前房积血(Amsler 征)。

● 轻微的前房闪辉和前房细胞。

● 最初可能为后囊下浑浊,但可能进展为过熟期白内障,需要手术治疗。

● 2/3 的患者继发青光眼,主要原因是眼部糖皮质激素的滥用。

● 大量细胞和碎片的玻璃体炎症是本病特征之一(图 4-11)。

● 眼底检查通常正常,眼底荧光血管造影可能有视盘高荧光。有晶体眼不会发生黄斑水肿。周边可观察到小的、点状的脉络膜视网膜瘢痕。

鉴别诊断

● 病毒性前葡萄膜炎。

● 中间葡萄膜炎。

● 原发性眼内淋巴瘤。

诊断

● 主要依据临床表现。但是包括 PCR 等实验室检查可以帮助排除其他原因引起的前葡萄膜炎。

● 前房穿刺可引起轻微的前房积血(Amsler 征)。

● 对于可疑青光眼的患者应行视野检查。

治疗

● 避免全身或局部应用糖皮质激素或免疫抑制剂。

● 非甾体抗炎药的疗效尚存争议。

● 白内障手术可改善视力预后,但是患者可能发生前房积血。操作时需特别小心,避免损伤虹膜和房角。

● 近 60%的患者需要局部或全身应用降眼压药物。

● 对药物抵抗的高眼压患者可考虑滤过手术。

● 一般不需要玻璃体切除手术清除玻璃体碎片和聚集。

预后

若无继发青光眼，FUS 预后好。

参考文献

Birnbaum AD, Tessler HH, Schultz KL, et al. Epidemiologic relationship between Fuchs heterochromic iridocyclitis and the United States rubella vaccination program. *Am J Ophthalmol.* 2007;144(3):424–428.

Fuchs E. Über Komplicationen der Heterochromic. *Z. Augenheilkd.* 1906;15:191–212.

Liesegang TJ. Clinical features and prognosis in Fuchs' uveitis syndrome. *Arch Ophthalmol.* 1982;100:1622–1626.

Liesegang TJ. Fuchs uveitis syndrome. In: Pepose JS, Holland GN, Wilhelmus KR. *Ocular Infection and Immunity.* St. Louis: Mosby; 1996:495–506.

Quentin CD, Reiber H. Fuchs heterochromic cyclitis: rubella virus antibodies and genome in aqueous humor. *Am J Ophthalmol.* 2004;138(1):46–54.

Van Gelder RN. Idiopathic no more: clues to the pathogenesis of Fuchs heterochromic iridocyclitis and glaucomatocyclitic crisis. *Am J Ophthalmol.* 2008;145:769–771.

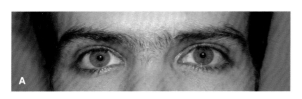 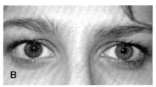

图 4–9　(A)年轻男性 FUS 患者的虹膜异色(右眼)。(B)年轻女性 FUS 患者的虹膜异色(左眼)。

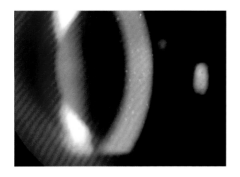 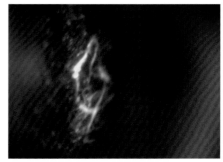

图 4–10　典型的白色星形角膜后沉着物，弥漫分布于角膜后。

图 4–11　FUS 患者偶尔会出现玻璃体细胞或碎片。

青少年特发性关节炎相关葡萄膜炎（青少年类风湿关节炎/慢性关节炎）

Karina Julian, Bahram Bodaghi ■

青少年特发性关节炎（juvenile idiopathic arthritis，JIA）是引起儿童葡萄膜炎和关节炎的主要原因。本病是双侧非肉芽肿性慢性前葡萄膜炎。常无明显症状，因此可能被延误诊断，当确诊时一些危及视力的并发症往往已经发生。因此，JIA患儿应该进行定期的眼科检查，以便及时发现眼部炎症并及时开始积极治疗。

病因学和流行病学

- JIA是指不明原因的、发生于16岁以下儿童并且持续至少6周的关节炎。目前已发现有七种亚型。其中少关节炎是最易发生葡萄膜炎的类型。少关节炎是指在发病最初6个月内累及1~4个关节，其中有少数人会发生葡萄膜炎。关节炎活动的严重程度与葡萄膜炎的严重程度并不相关。

- 年轻的（<4岁）抗核抗体阳性的女性少关节炎患者发生慢性、无症状的、非肉芽肿性前葡萄膜炎的风险最高，葡萄膜炎是JIA仅有的重要关节外症状（表4-1和表4-2）。

- 目前JIA及JIA相关葡萄膜炎的发病机制尚不明确。种族差异、家族史以及与某些特定的HLA基因的相关性，提示JIA及JIA相关葡萄膜炎发生的遗传倾向。

- 葡萄膜炎通常在关节炎发生之后的4年内出现。偶尔关节炎和葡萄膜炎会同时发生，甚至有时葡萄膜炎会先于关节炎出现。

- 其他JIA亚型包括多关节炎型（RF阴性），累及5个以上关节。10%的此型患儿可能罹患葡萄膜炎。全身

表4-1　JIA患儿发生葡萄膜炎的危险因素

少关节炎型JIA
年轻女孩
ANA(+)
发病年龄小

表4-2　JIA患儿葡萄膜炎筛查时间表

	发病年龄 <7岁	发病年龄 >7岁
ANA(+) 　（无论多关节炎 　型或少关节炎型）	每3个月	每6个月
ANA(−) 全身性疾病或附 着点炎相关关节 炎	每6个月 每年	每6个月 每年

型关节炎(一个或多个关节红肿,伴皮疹、淋巴结肿大、肝脾大)极少发生葡萄膜炎。

症状

- 在危及视力的并发症出现前,患者常无明显自觉症状。

体征

- 不同程度的非肉芽肿性前葡萄膜炎(也可为肉芽肿性葡萄膜炎,但非常少见),眼部临床表现安静(即无睫状充血)。
- 常有前房细胞反应。
- 角膜后沉着物通常不明显,但可能存在内皮色素尘。
- 大多数患者有明显闪辉,会加重虹膜后粘连和其他并发症的发生(图4-12)。
- 不发生后段炎症,但前段玻璃体内可能有从前房溢出的细胞。
- 80%的患者在疾病进程中的某一时刻可能出现黄斑病变。光学相干断层扫描(optical coherence tomography,OCT)提示 JIA 患者有四种不同的黄斑病变(图4-13)。
  - 黄斑增厚。
  - 黄斑水肿(弥漫性或囊样)。
  - 黄斑脱离。
  - 黄斑萎缩。
- 在病程长的患者中,白内障可能在诊断的时候即存在,也可能在病程

进展中出现。
- 也可能出现钙化性带状角膜病变,提示存在慢性炎症(图4-14)。
- 眼压可能偏低(由于睫状体功能受损)、正常或升高(由于炎症介质或慢性炎症导致的前段解剖结构改变)。
- 85%的患者为双侧受累,但单眼发病1年后,双眼发病的可能性低。
- 可能存在弱视。

鉴别诊断

- 特发性前葡萄膜炎。
- HLA-B27 相关前葡萄膜炎。
- 结节病。

诊断

- 为了确定诊断,患者需具有以下特征:
  - 典型的临床表现。
  - 非特异性,低滴度 ANA 阳性。
  - HLA-B27(−)。
- 少关节炎患者常为 RF 阴性,多关节炎患者常为 RF 阳性(但他们很少发生葡萄膜炎)。
- 为评估炎症程度、疾病进展及治疗效果,可考虑行以下辅助检查:
  - 激光房水闪辉测量仪比临床评估闪辉更可靠,可以评估房水的蛋白含量。测量值偏高与并发症的发生相关,例如虹膜后粘连、白内障、黄斑水肿。
  - 诊断时即应行 OCT 黄斑扫描,此后每隔一段时间应复查。

▶ 一旦出现黄斑病变征象,即应加强抗炎及免疫抑制治疗。

治疗 (图 4-15 至图 4-16)

● 药物治疗。

■ 可局部应用糖皮质激素滴眼液,目的是使用最低剂量的滴眼液保持眼部炎症安静。如果激素滴眼液的用量高于一天 4 次,可考虑全身用药。

■ 甲氨蝶呤是一种改变病情抗风湿药(disease-modifying anti-rheumatic drug, DMARD),是非常有效的二线用药。不论关节炎的情况如何,葡萄膜炎患者均可考虑应用此种药物。可以口服或皮下注射。副作用包括胃肠道不适、肝损害和骨髓抑制。

■ 全身应用糖皮质激素是一种非常重要的治疗措施,但主要用于短期控制疾病,且由于其对骨骼生长和发育方面的副作用,并非理想的长期用药。

■ 对于低眼压性黄斑病变、慢性黄斑囊样水肿,可以考虑行糖皮质激素球旁注射。但需注意的是,激素致患儿发生白内障的概率增高。

■ 生物制剂或抗 TNF-α 治疗。

▶ 依那西普(Etanercept):虽然控制关节炎非常有效,但对控制葡萄膜炎效果较差,甚至有正在进行依那西普治疗的 JIA 患儿新发葡萄膜炎的报道。应避免用此类药物治疗 JIA 相关葡萄膜炎。

▶ 英夫利昔单抗(Infliximab):通常能很好地控制葡萄膜炎。但是其副作用令人担忧,明确的副作用包括患肿瘤的概率增加。该药仅用于住院患者,且需要静脉给药。

▶ 阿达木单抗(Adalimumab):是一种人工合成的抗 TNF-α 的单克隆抗体,给药途径为皮下注射。目前认为其控制眼内炎症效果好,副作用轻且易接受。

▶ 尽管抗 TNF-α 类药物对葡萄膜炎疗效好,但尚缺乏长期随访数据。用药时需检测患者的全身副作用。

■ 全身应用环孢素、吗替麦考酚酯、硫唑嘌呤均可起到一定疗效。

● 手术治疗。

■ 白内障较重时可行手术治疗。但围术期应用药控制炎症,理想的手术时间为炎症控制至少 3 个月后。如果术前炎症控制不理想,则是否推迟手术时间,应权衡发生弱视的风险以及术后炎症加重、难以控制的风险。是否植入人工晶状体尚存争议,在幼儿或未经长期免疫抑制剂治疗的患者中应避免植入人工晶状体。

■ 青光眼:控制青光眼的难度很大。小梁切除术及青光眼房水引流装置的长期疗效常常令人失望。治疗继发性青光眼的最佳措施依然是控制原发病,以避免发生难治性青光眼。

■ 带状角膜变性是一种常见的并发症,EDTA 治疗有效。

■ 对于黄斑囊样水肿的治疗主要还是控制原发病。可短期局部应用非甾体抗炎药和糖皮质激素。

预后

● JIA 相关葡萄膜炎的严重程度不等，可为自限性，也可能导致双眼失明（表4-3）。

● 即使免疫抑制疗法有所改善，但视力损失仍会发生，15% 的患者视力低于20/200，10% 的患者法定盲。

● JIA 的早期诊断，即尽早对患者进行裂隙灯检查以及儿童视力筛查是降低 JIA 相关葡萄膜炎致残的最佳措施。

表4-3　预测JIA相关葡萄膜炎严重程度的危险因素

发病时的严重程度

发生关节炎与葡萄膜炎之间的间隔时间

女性

有晶体眼，前房闪辉持续存在（即使不存在前房细胞）

参考文献

Davis JL, Dacanay LM, Holland GN, et al. Laser flare photometry and complications of chronic uveitis in children. *Am J Ophthalmol.* 2003;135:763–771.

Ducos de Lahitte G, Terrada C, Tran TH, et al. Maculopathy in uveitis of juvenile idiopathic arthritis: An optical coherence tomography study. *Br J Ophthalmol.* 2008;92:64–69.

Foeldvari I, Nielsen S, Kummerle-Deschner J, et al. Tumor necrosis factor-alpha blocker in treatment of juvenile idiopathic arthritis-associated uveitis refractory to second-line agents: Results of a multinational survey. *J Rheumatol.* 2007;34:1146–1150.

Julian K, Terrada C, Quartier P, et al. Uveitis related to juvenile idiopathic arthritis: Familial cases and possible genetic implication in the pathogenesis. *Ocul Immunol Inflamm.* 2010;18:172–177.

Kump LI, Castaneda RA, Androudi SN, et al. Visual outcomes in children with juvenile idiopathic arthritis-associated uveitis. *Ophthalmology.* 2006;113:1874–1877.

Lam LA, Lowder CY, Baerveldt G, et al. Surgical management of cataracts in children with juvenile rheumatoid arthritis-associated uveitis. *Am J Ophthalmol.* 2003;135:772–778.

Petty RE, Southwood TR, Manners P, et al. International league of associations for rheumatology classification of juvenile idiopathic arthritis: Second revision, Edmonton, 2001. *J Rheumatol.* 2004;31:390–392.

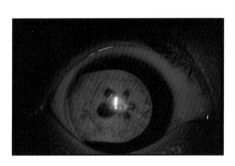

图4-12　一名严重的前葡萄膜炎患者，可见虹膜后粘连及后囊下白内障。

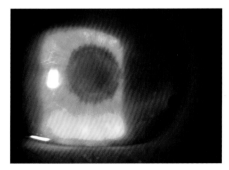

图4-14　患儿有带状角膜变性及更广泛的虹膜后粘连。

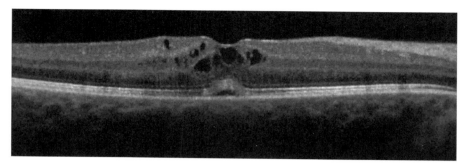

图 4-13　一名严重的慢性 JIA 相关葡萄膜炎患者,OCT 示黄斑下视网膜脱离及黄斑囊样水肿。

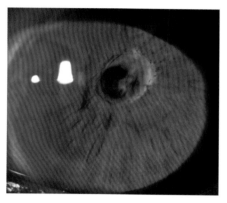

图 4-15　该患者经长期免疫抑制剂治疗,炎症控制良好。虽然人工晶状体表面有较大角膜后沉着物,但患者视力为 20/25。

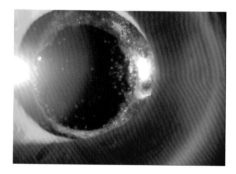

图 4-16　该患儿在行白内障手术时仍有活动性炎症。有早期角膜带状变性。可在人工晶状体上看到广泛的虹膜后粘连以及角膜后沉着物的痕迹。

肾小管间质性肾炎葡萄膜炎综合征

Sunir J. Garg ▉

肾小管间质性肾炎葡萄膜炎综合征(tubulointerstitial nephritis and uveitis syndrome，TINU)是一种急性、特发性、双眼前葡萄膜炎,伴有发热、疲劳、虚弱无力,易于儿童期发病。

病因学和流行病学

- TINU 占所有葡萄膜炎患者中的2%。但在 20 岁以下急性双眼前葡萄膜炎患者中,1/3 为 TINU。
- 在日本,TINU 是儿童葡萄膜炎的第二大原因(最常见原因为结节病)。
- 男性稍多于女性。
- 一般来说,葡萄膜炎发生在肾脏症状出现 1 年前。

症状

- 患者常表现为突发的双眼视物模糊、眼痛、眼红、畏光。
- 患者常有肾功能不全的症状,包括疲劳、发热、虚弱无力、食欲缺乏、体重下降。
- 肾炎患者可能有中背部/腹部疼痛。

体征

- 典型的双侧急性前葡萄膜炎。
- 大多数患者前房细胞+到++。
- 视力一般较好,大多数患者的视力达 20/40 或以上,很少低于 20/100。
- 少数患者就诊时有视盘水肿、黄斑囊样水肿、白内障、虹膜后粘连。
- 老年患者就诊时多出现严重的肾功能损害。

鉴别诊断

- 系统性红斑狼疮:患者常有视网膜血管炎或巩膜炎。
- 药物性肾炎:常伴皮疹、发热和肾衰竭。
- 结节病:常累及后节,炎症可能为肉芽肿性,常发生于老年人群。
- 类风湿关节炎:可能引起肾功能不全,但不引起巩膜炎和干眼。
- Wegener 肉芽肿:引起巩膜炎、角膜炎、眼眶炎症,伴有鼻窦和肺部受累。
- Sjögren 综合征:引起肾小管肾炎,也可引起干眼,但不会导致葡萄膜炎。
- Behçet 病:表现为闭塞性血管炎。

诊断

- 血尿素氮 (blood urea nitrogen，BUN)和血肌酐水平、CBC(血细胞计数)、ESR(红细胞沉降率)和CRP常升高,但并非特异性表现。

- 尿常规检查是否有蛋白尿、血尿、脓尿。应检验 β_2 微球蛋白水平。近60%的 TINU 患者以上指标会升高。
- 肾活检可以确诊。
- HLA-DRB1*01、HLA-DQA1*01 和 HLA-DBQ1*01 与 TINU 有较强相关性(但此种检查并非必须)。

治疗

- 大多数肾功能良好的葡萄膜炎患者对局部糖皮质激素反应较好,一般治疗不需要持续一年以上。有更明显的眼部和(或)肾脏症状者可能从口服激素治疗获益,甚至有些患者需要全身应用免疫抑制剂,如吗替麦考酚酯或其他激素节制药物。
- 通常肾功能失代偿可自行好转。极少数肾衰竭严重者需要透析治疗。

预后

- 大多数患者(70%)可以维持 20/25 的视力,并能保持正常的肾功能。
- 少于 10%的患者视力低于 20/40 和(或)伴有显著的肾功能损害。

（王毓琴　孙腾洋 译　漆剑 校）

参考文献

Goda C, Kotake S, Ichiishi A, et al. Clinical features in tubulointerstitial nephritis and uveitis (TINU) syndrome. *Am J Ophthalmol.* 2005;140:637–641.

Levinson RD, Park MS, Rikkers SM, et al. Strong associations between specific HLA-DQ and HLA-DR alleles and the tubulointerstitial nephritis and uveitis syndrome. *Invest Ophthalmol Vis Sci.* 2003;44:653–657.

Mackensen F, Billing H. Tubulointerstitial nephritis and uveitis syndrome. *Curr Opin Ophthalmol.* 2009;20(6):525–531.

Mackensen F, Smith JR, Rosenbaum JT. Enhanced recognition, treatment, and prognosis of tubulointerstitial nephritis and uveitis syndrome. *Ophthalmology.* 2007;114:995–999.

Mandeville JT, Levinson RD, Holland GN. The tubulointerstitial nephritis and uveitis syndrome. *Surv Ophthalmol.* 2001;46:195–208.

第 5 章

白内障-晶状体诱发的葡萄膜炎

晶状体抗原性/晶状体过敏性/晶状体溶解性葡萄膜炎

Somasheila I. Murthy, Swapnali Sabhapandit ■

晶状体抗原性/晶状体过敏性葡萄膜炎是晶状体囊袋破裂,晶状体蛋白释放出来诱发免疫反应的后果。临床上很难诊断晶状体过敏症,尤其是在人工晶状体眼,因为常规检查很难鉴别晶状体过敏症与感染性眼内炎。晶状体抗原性葡萄膜炎通常是单眼发病。炎症主要集中在眼前节,表现为围绕晶状体物质的带状肉芽肿性炎症。通常,晶状体溶解性葡萄膜炎是指过熟期白内障的晶状体蛋白经

完整的囊袋渗漏出来诱发的非肉芽肿性炎症。这些疾病都可以认为是同一种疾病的不同表现,统称为晶状体诱发的葡萄膜炎。

病因学和流行病学

- 多发生于白内障手术或外伤后,偶尔发生于过熟期白内障伴囊膜渗漏。
- 免疫系统针对以前隐藏的晶状体蛋白发生的炎症。

症状

- 眼痛、眼红、畏光和视力减退。

体征 (图 5-1 至图 5-5)

- 睫状充血。
- 角膜水肿。
- 羊脂状角膜后沉着物。
- 前房内可见房水闪辉、大量细胞及晶状体物质和(或)前房积脓。

- 周边虹膜前粘连或后粘连。
- 瞳孔前膜。
- 不规则晶状体囊膜、晶状体混浊、严重的玻璃体炎症。
- 小梁网炎症、晶状体碎片堵塞房角或虹膜粘连导致青光眼。
- 睫状体炎性假膜、睫状体休克或脉络膜渗漏导致的低眼压。
- 眼球痨(眼球萎缩)。

鉴别诊断

- 晶状体溶解性青光眼。
- 交感性眼炎(双眼疾病)。
- 低毒性眼内炎(例如痤疮丙酸杆菌)。
- 细菌性/真菌性眼内炎。

诊断

- 高度的临床疑诊非常重要。

- 前房冲洗液的组织病理检查有助于区分晶状体诱发的炎症和感染性眼内炎。
- 组织病理学研究可显示带状肉芽肿性炎症。

治疗

- 已明确移除激发抗原有效。
- 分别用糖皮质激素和降眼压药物控制炎症和青光眼对降低远期致盲率非常重要。

预后

- 及时、积极治疗预后良好。
- 如果晶状体未被及时移除,诸如青光眼、低眼压、黄斑水肿或黄斑瘢痕等并发症发病率显著升高。

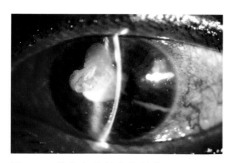

图 5-1 外伤相关性的晶状体抗原性葡萄膜炎在裂隙灯下的表现。可见肉芽肿性角膜后沉着物,晶状体前囊破裂,晶状体皮质进入前房。

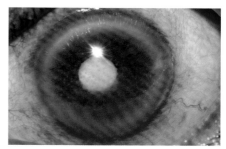

图 5-2 45 岁女性患者主诉眼痛、眼红,视力下降一个月。眼球钝挫伤后短期内出现这些症状。对侧眼正常。裂隙灯下图像显示中度前房炎症,晶状体膨胀,虹膜后粘连。(Courtesy of S. R. Rathinam, MD.)

参考文献

Kalogeropoulos CD, Malamou-Mitsi VD, Asproudis I, et al. The contribution of aqueous humor cytology in the differential diagnosis of anterior uvea inflammations. *Ocul Immunol Inflamm.* 2004;12(3):215–225.

Thach AB, Marak GE Jr, McLean IW, et al. Phacoanaphylactic endophthalmitis: a clinicopathologic review. *Int Ophthalmol.* 1991;15(4):271–279.

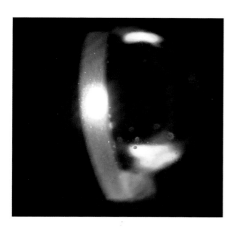

图 5-3　患者接受白内障联合人工晶状体植入术。但是，大量晶状体物质残留在眼内。这名患者继发了前葡萄膜炎，出现肉芽肿性角膜后沉着物。（Courtesy of S. R. Rathinam，MD.）

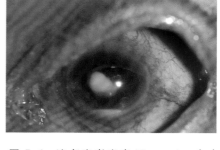

图 5-4　这名患者患有 Morgagnian 白内障，液化的晶状体皮质经完整的囊膜渗漏到前房，核在囊袋内下沉。由于此过程时间长，该患者表现为慢性炎症，而不是急性炎症。（Courtesy of S. R. Rathinam，MD.）

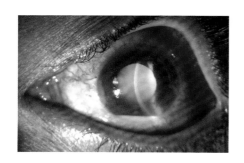

图 5-5　过熟期白内障患者，结膜混合充血、角膜水肿（由于眼压升高和弥漫性角膜后沉着物），1mm 前房积脓和白色白内障。（Courtesy of J. Biswas，MD.）

白内障手术相关性葡萄膜炎

Anita Schadlu ▇

继发于白内障或其他内眼手术的葡萄膜炎是由于白内障术后残留的晶状体皮质、外伤性的晶状体囊膜破裂、植入的晶状体异位而摩擦虹膜/睫状体所致。

病因学和流行病学

晶状体诱发的葡萄膜炎可能由以下因素引起：

- 白内障手术后前房或玻璃体腔内残留的晶状体物质。
- 植入的人工晶状体异位。
- 一片式人工晶状体放入睫状沟内（图 5-6）。

症状

- 视力下降。
- 眼痛、畏光、眼红、飞蚊症。

体征

- 眼压升高，通常由晶状体蛋白阻塞小梁网所致。
- 结膜充血。
- 角膜后沉着物（分为非肉芽肿性角膜后沉着物或羊脂状外观的肉芽肿性角膜后沉着物）。
- 前房细胞和闪辉（葡萄膜炎可能是急性或慢性，病情可能从轻度到重度）。
- 严重的人工晶状体诱导性葡萄膜炎会出现前房积血，称为葡萄膜炎-青光眼-前房积血（uveitis-glaucoma-hyphema，UGH）综合征（图 5-7 和图 5-8）。
- 虹膜后粘连。
- 虹膜摩擦导致色素虹膜缺失而使虹膜呈透视状（图 5-9）。
- 细胞沉积在人工晶状体表面（图 5-10）。
- 人工晶状体异位。
- 白内障术后晶状体物质残留。
- 晶状体囊膜破裂。
- 玻璃体炎。
- 黄斑囊样水肿。

鉴别诊断

- 感染性眼内炎。
  - 亚急性或慢性。
  - 痤疮丙酸杆菌是革兰阳性厌氧菌，白内障手术后被隔离在晶状体囊袋内，引起慢性、低毒性炎症，在囊袋内形成"白色斑"。
- 单纯疱疹病毒和水痘-带状疱疹性葡萄膜炎造成虹膜透照缺损。
- 结节病。
- Fuchs 异色性虹膜睫状体炎。
- 感染性疾病，例如弓形体病、梅毒、结节病、结核和 Lyme 病。

诊断

- 不同原因导致的晶状体性葡萄膜炎可以根据患者的病史、临床检查和辅助检查予以鉴别。
- 房角镜可以发现残留在房角的晶状体物质和移位的前房人工晶状体。
- 对于高度怀疑人工晶状体诱导的葡萄膜炎或 UGH 综合征,可以通过高分辨率 B 超［超声生物显微镜(UBM)］和(或)前段 OCT 检测晶状体襻的位置作出诊断。
- 后段 B 超可以检测到玻璃体炎症、视网膜脱离、脉络膜脱离和残留的晶状体物质。
- 玻璃体或房水穿刺取样对感染性眼内炎的疑似病例非常有帮助。
  - 晶状体溶解性青光眼的前房内可以看到大量"富脂"性巨噬细胞。
- 实验室检查可以用于排除其他非感染性葡萄膜炎。

治疗

- 少量残留的晶状体皮质导致的轻度炎症,可以采用局部滴眼液、眼周注射或口服糖皮质激素加强治疗控制炎症反应。
- 因残留的核性物质或大量皮质导致的葡萄膜炎,需要及时行玻璃体切除术移除残留的晶状体物质。
- 对持续性炎症和(或)眼压升高的病例,应及时移除残留的晶状体物质。

- 外伤导致晶状体囊膜破裂时,需要行白内障摘除手术。若术后炎症持续存在,需延迟行人工晶状体植入。
- 如果怀疑为感染性眼内炎,需进行玻璃体腔内穿刺取样和玻璃体腔内注药术。痤疮丙酸杆菌感染需进行囊膜切除联合囊袋内冲洗,甚至移除晶状体-囊袋复合体。
- 人工晶状体的复位或移除可以用于治疗 UGH 综合征。位于睫状沟内的一片式人工晶状体需要移除。

预后

早诊断、早治疗,视力预后较好。若持续存在炎症和(或)眼压升高,导致角膜内皮细胞丢失、黄斑囊样水肿、青光眼和视网膜脱离,视力将永久性丧失。

(杨培增 朱雪菲 译 漆剑 校)

参考文献

Borne MJ, Tasman W, Regillo C, et al. Outcomes of vitrectomy for retained lens fragments. *Ophthalmology.* 1996;103(6):971–976.

Chang DF, Masket S, Miller KM, et al. ASCRS Cataract Clinical Committee. Complications of sulcus placement of single-piece acrylic intraocular lenses: recommendations for backup IOL implantation following posterior capsule rupture. *J Cataract Refract Surg.* 2009; 35(8):1445–1458.

Ho LY, Doft BH, Wang L, et al. Clinical predictors and outcomes of pars plana vitrectomy for retained lens material after cataract extraction. *Am J Ophthalmol.* 2009;147(4):587–594.

Rumelt S, Rehany U. The influence of surgery and intraocular lens implantation timing on visual outcome in traumatic cataract. *Graefes Arch Clin Exp Ophthalmol.* 2010;248(9):1293–1297. Epub 2010 Jun 29.

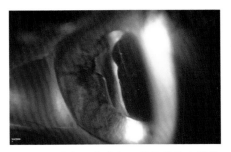

图 5-6　因为一片式人工晶状体放入睫状沟内摩擦虹膜导致葡萄膜炎-青光眼-前房积血综合征。移除一片式晶状体，植入三片式晶状体后此症状消失。(Courtesy of Sunir J. Garg，MD.)

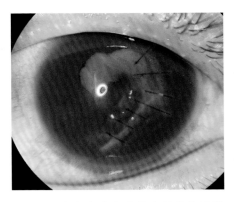

图 5-7　患者角膜穿孔伴有晶状体囊膜破裂，继发前葡萄膜炎。需要及时清除晶状体物质。(Courtesy of William Benson，MD.)

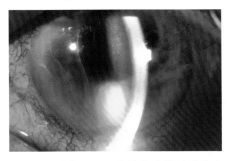

图 5-8　前房型人工晶状体移位导致前房积血、眼前段炎症。(Courtesy of Russell Van Gelder，MD，PhD.)

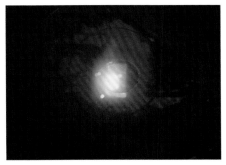

图 5-9　人工晶状体位于睫状沟内导致虹膜透照缺损现象。(Courtesy of Marc Spirn，MD.)

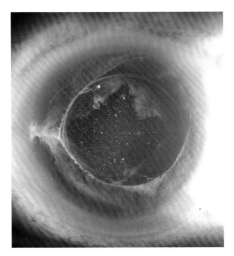

图 5-10　术后慢性炎症导致细胞沉积在人工晶状体表面。沉积物可能是白色或色素性，大小不一(如图所见)。图中瞳孔扩张处由于玻璃体嵌顿，该嵌顿在瞳孔未扩大时更明显。

第6章

中间葡萄膜炎

Andrea D. Birnbaum, Debra A. Goldstein

中间葡萄膜炎（intermediate ueitis，IU）是指主要发生在玻璃体和周边视网膜的眼内炎症。

病因学和流行病学

- 中间葡萄膜炎多发生于儿童和年轻人。
- 中间葡萄膜炎占成人葡萄膜炎的15%，在三级转诊中心其比例更高，占儿童葡萄膜炎的28%。
- 发病率无性别差异。
- 据报道，中间葡萄膜炎与HLA相关，尤其是与HLA-DR15、HLA-DR17和HLA-A28相关。

症状

- 视物模糊、飞蚊症。
- 与前部炎症相比，眼痛、畏光在中间葡萄膜炎少见。当出现这些症状时，多见于幼儿。

体征

美国葡萄膜炎协会定义中间葡萄膜炎为主要发生在玻璃体腔的眼内炎症。相关体征包括如下：

- 雪球和雪堤征(图6-1和图6-2)。
- 黄斑囊样水肿(图6-3A~C)。
- 外周血管鞘(图6-3D)。
  - 由于周边视网膜缺血，患者可能发展为周边视网膜和(或)眼前段新生血管和玻璃体腔出血。
- 75%的患者双眼发病。
- 炎症细胞进入前房。
- 少许角膜后沉着物。
- 慢性患者可能发生带状角膜变性。
- 白内障。
- 眼压升高/青光眼。

鉴别诊断

- 用单词"SIMPLE"有助于记忆。

- 结节病（Sarcoidosis）。
- 炎症性肠病（Inflammatory bowel disease）。
- 多发性硬化（Multiple Sclorosis）。
- 睫状体平坦部炎（Pars Planitis）是中间葡萄膜炎的一种类型，多见于儿童和年轻人，属特发性炎症，通常没有眼外体征。需排除其他病因后才能诊断为该疾病。该病约占中间葡萄膜炎病例的 50%。
- 淋巴瘤（Lymphoma）（原发性眼内淋巴瘤；图 6-4 和图 6-5）。
- 其他（Etc）：青少年特发性关节炎、感染［梅毒、Lyme 病、结核、Whipple 病、弓形体病、人 T 细胞淋巴瘤病毒Ⅰ型（HTLV-1）、丙型肝炎、杆菌状巴通体感染（猫抓病）］。

诊断

- 血清学检查。
  - ACE 和溶菌酶检测排除结节病。
  - 荧光素密螺旋体抗体吸附试验（FTA-Abs 或 MHA-TP）。
  - QuantiFERON-TB Gold 试验排除结核病。
  - 暴露于蜱流行区患者行伯氏疏螺旋体滴度检测以排除 Lyme 病。
  - 单眼发病患者的弓形体病滴度。
- 皮肤检查：结核素纯蛋白衍生物试验以排除结核。
- 影像学检查。
  - 胸片或胸部 CT 排除结节病和结核。
  - 脑部 MRI 排除多发性硬化和眼内淋巴瘤。
- 眼底荧光血管造影评价黄斑囊样水肿、周边血管渗漏和无灌注区。
- 光学相干断层扫描评价黄斑囊样水肿、视网膜前膜和黄斑萎缩灶。
- 如果存在严重的带状角膜变性或白内障，需行 B 超检查。
- 周边视网膜缺血导致眼前段产生新生血管时，应该考虑用房角镜检查房角。

治疗

- 及时治疗感染和恶性肿瘤。
- 睫状体平坦部炎症的患者病情较轻、不伴有黄斑囊样水肿且视力好时，应严格随访。这是几种仅需观察的慢性葡萄膜炎中的一种。
- 伴有黄斑囊样水肿、视力下降和（或）周边视网膜缺血诱发新生血管的患者需要治疗。
  - 严重的双眼中间葡萄膜炎患者，首选短期全身应用糖皮质激素治疗。
  - 眼周注射糖皮质激素，例如曲安奈德对治疗中间葡萄膜炎非常有效，尤其是睫状体平坦部炎症。患者短期内（1~2 个月）可能需要多次注射。使用前必须注意以下事项：

　　▶ 排除感染性疾病。

　　▶ 局部使用糖皮质激素(4 次/天)至少 2 周，以检测患者是否有明显的眼压升高。

　　■ 不论年龄大小，每次复查时必须检测患者眼压。

　　■ 眼内使用糖皮质激素。与眼周注射糖皮质激素一样，必须监测患者的眼压和白内障。三种常用的眼内糖皮质激素药物是：

　　▶ 用于玻璃体腔内注射的曲安奈德。

　　▶ Ozurdex （眼力健公司，Irvine，CA）。

　　▶ Retisert（博士伦，Rochester，NY）。

　　● 全身使用激素节制类免疫抑制剂：例如甲氨蝶呤、吗替麦考酚酯和硫唑嘌呤，用于治疗双侧中间葡萄膜炎患者，或者局部糖皮质激素治疗无效/不合适的患者。

　　● 对紧邻活动性雪堤的周边视网膜进行激光治疗 （如果不能实施激光治疗，可改用冷凝治疗）已取得了很大疗效。激光治疗对周边视网膜或眼前段出现新生血管的患者非常重要。

　　● 一些学者建议对严重的睫状体平坦部炎症采用经平坦部玻璃体切除进行治疗，不过该手术疗效尚有争议。

预后

　　● 视力下降通常继发于黄斑囊样水肿。

　　● 患者并发白内障，可能导致儿童弱视。

　　● 炎症和长期服用糖皮质激素会导致青光眼发生。少数病例可发生新生血管性青光眼。

　　● 预后取决于疾病的严重度。伴有活动性雪堤征的患者通常会继发严重的黄斑囊样水肿，视力预后更差。

　　● 炎症严重，尤其是雪堤周围伴有新生血管的患者可能发生孔源性视网膜脱离。

（朱雪菲　杨培增 译　杜利平 校）

参考文献

Henderly DE, Haymond RS, Rao NA, et al. The significance of the pars plana exudate in pars planitis. Am J Ophthalmol. 1987;103(5):669–671.

McCannel CA, Holland GN, Helm CJ, et al. Causes of uveitis in the general practice of ophthalmology. UCLA Community-Based Uveitis Study Group. Am J Ophthalmol. 1996;121(1):35–46.

Oruc S, Duffy BF, Mohanakumar T, et al. The association of HLA class II with pars planitis. Am J Ophthalmol. 2001;131(5):657–659.

Park SE, Mieler WF, Pulido JS. Peripheral scatter photocoagulation for neovascularization associated with pars planitis. Arch Ophthal. 1995;113:1277–1280.

Potter MJ, Myckatyn SO, Maberley AL, et al. Vitrectomy for pars planitis complicated by vitreous hemorrhage: visual outcome and long-term follow-up. Am J Ophthalmol. 1978;86:762–774.

Rodriguez A, Calonge M, Pedroza-Seres M, et al. Referral patterns of uveitis in a tertiary eye care center. Arch Ophthalmol. 1996;114:593–599.

Smith JA, Mackensen F, Sen HN, et al. Epidemiology and course of disease in childhood uveitis. Ophthalmology. 2009;116(8):1544–1551.

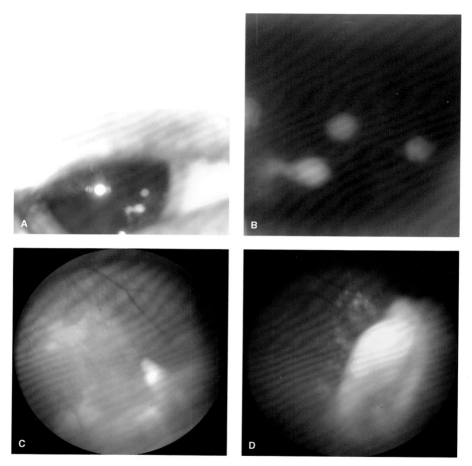

图 6-1　睫状体平坦部的雪球和雪堤征。(A)裂隙灯下检查可见眼前段玻璃体内致密的雪球。麻醉状态下使用 RetCam 眼底照相可更清楚地观察到大量雪球(B)和稠厚的、活动性睫状体平坦部雪堤征(C,D)。

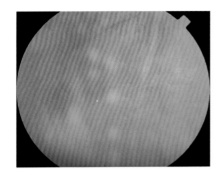

图 6-2　中间葡萄膜炎患者特征性下方中等雪球征。

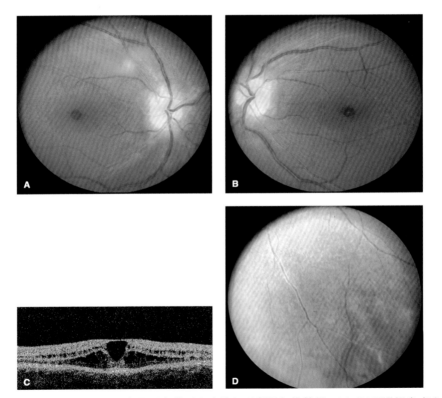

图 6-3　中间葡萄膜炎患者的眼底彩照和光学相干断层扫描结果。(A,B)双眼视盘充血及黄斑囊样水肿。右眼雪球能使得眼底照片上颞上方血管弓轮廓模糊。(C)右眼黄斑部光学相干断层扫描提示大范围黄斑囊样病变。(D)左眼周边视网膜眼底彩照显示中间葡萄膜炎特征性的静脉周围炎。

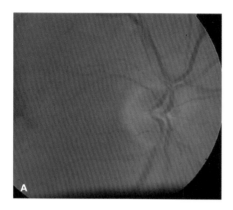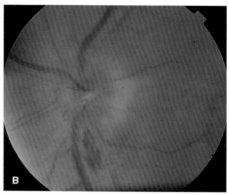

图 6-4　中间葡萄膜炎尤其是老年患者应考虑中枢神经系统的淋巴瘤。淋巴瘤患者的视盘照相。(A)右眼不是特别显著;(B)左眼视盘高度水肿,下方伴出血。

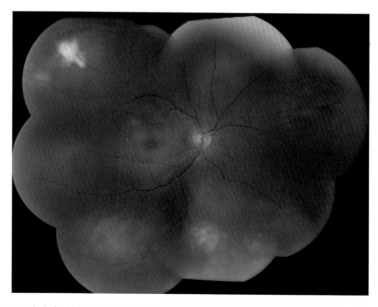

图 6-5　64 岁老年男性患者,首诊为睫状体平坦部炎,活检证实为眼内淋巴瘤。虽然患者有轻度玻璃混浊,下方雪球征、颞侧视网膜下浸润,但是结合患者的年龄,应该高度怀疑淋巴瘤。(Courtesy Sunir J. Garg, MD.)

第 7 章

后葡萄膜炎和胶原血管疾病

结节病相关的葡萄膜炎

H. Nida Sen, *Robert Nussenblatt*

结节病是一种多系统的肉芽肿性疾病,通常累及肺、皮肤、淋巴结、眼、中枢神经系统、网状内皮系统、心脏和骨骼。

病因学和流行病学

● 结节病主要发生于非裔美国人和北欧血统的高加索人。

● 不同地区及不同族裔人群间发病率及患病率各异。

  ■ 在美国,非裔美国人的患病率是(35~82)/10 万,而高加索人的患病率是(8~11)/10 万。

  ■ 在斯堪的纳维亚,患病率是64/10 万。

● 最常受累的器官是肺 (90%~95%),其次为皮肤(15%~20%)、淋巴结(15%~40%)、眼(12%~20%)。

● 系统性结节病通常发生于青壮年,眼结节病发病年龄则表现为双峰式。

● 系统性结节病伴发眼部症状可高达 50%,但是大多数研究认为伴发眼部症状的比例为 25%。

  ■ 在累及眼部的结节症患者中,女性多于男性,非裔美国人多于高加索人。

  ■ 典型患者表现为双侧(98%)肉芽肿性前葡萄膜炎。这是 10%~20%结节病患者所表现的体征。

  ■ 最常见的眼内病变是前葡萄膜炎(约占 2/3 患者)。

  ■ 最常见的外眼受累部位是泪腺。

● 尽管病因尚不清楚,但结节病被认为是免疫介导的一类疾病。此外,遗传易感性(家族聚集性、HLA-B8、

HLA-DRB1)和环境因素(过敏源和感染源)可能也参与其中。

症状

- 视物模糊、飞蚊症。
- 眼红、畏光、眼部不适。
- 呼吸道的症状（气短）和全身症状(发热、疲劳、夜间盗汗、体重减轻)。

体征 (图 7-1 至图 7-7)

- 2006 年,第一届眼结节病国际研讨大会修订了眼结节病的诊断标准,包括以下 7 种眼部体征考虑为眼结节病(表 7-1)。
  - 羊脂状(肉芽肿性)角膜后沉着物、前房细胞和闪辉、虹膜或房角结节(肉芽肿)。Busacca 结节位于虹膜基质层,Koeppe 结节位于瞳孔缘。
    - ▶ 角膜后沉着物也可能是非肉芽肿性。
  - 小梁网结节和(或)帐篷状周边前粘连。
  - 玻璃体细胞、玻璃体混浊,"串珠样"雪球征和雪堤征。
  - 活动期或萎缩期均可见多灶性、奶油色周边脉络膜视网膜病变(Dalen-Fuchs 结节)。
  - 视网膜血管炎、静脉周围鞘(蜡滴征,也称为蜡烛斑)和(或)视网膜大动脉瘤。
  - 视盘或脉络膜肉芽肿。
  - 双眼发病。
- 其他眼部表现包括:
  - 泪腺肿大。
  - 结膜下肉芽肿。
  - 视神经炎。
  - Heerfordt 综合征(葡萄膜腮腺热):前葡萄膜炎、腮腺肿大、面神经麻痹和发热。
- 视网膜新生血管,有时呈珊瑚状。

鉴别诊断

- 主要的全身症状包括:
  - 呼吸功能障碍。
  - 皮肤斑丘疹,包括结节性红斑和冻疮样狼疮。

表 7-1 眼结节病国际研讨会确定的诊断标准,东京,2006

确诊眼结节病	活检明确支持诊断,伴有葡萄膜炎
假定眼结节病	未做活检;双侧肺门淋巴结肿大伴葡萄膜炎
疑似眼结节病	未做活检;胸片正常;3 项眼部体征和 2 项实验室检查阳性
怀疑眼结节病	活检阴性;4 项眼部体征和 2 项实验室检查阳性

(From Herbort CP, Rao NA, Mochizuki M. International criteria for the diagnosis of ocular sarcoidosis: result of first International Workshop on Ocular Sarcoidosis (IWOS). *Ocul Immunol Inflamm.* 2009;17:160–169.)

- 颅神经麻痹。
  - 共济失调和认知功能障碍。
  - 心肌病和心律失常。
- Vogt-小柳原田 (Vogt-Koyanagi-Harada，VKH)综合征。
- 交感性眼炎。
- 多灶性脉络膜炎。
- 原发性眼内淋巴瘤(视网膜淋巴瘤)。
- 结核。
- 梅毒。
- Lyme 病。
- Blau 综合征和特发性青少年关节炎。

诊断

- 确诊需要行组织病理检查以证实非干酪性肉芽肿。肉芽肿表现为上皮细胞成旋涡状围绕着郎格汉斯型多核巨细胞。
- 系统性评估和影像学研究:胸片和(或)高分辨率胸部 CT 镓扫描识别肺门淋巴结(不推荐作为常规检查);肺功能测试(扩散容量降低);支气管肺泡灌洗(CD4/CD8 比值升高);受累组织活检;若怀疑神经结节病可以行头颅 MRI。
- 实验室检查:75%的患者血管紧张素转换酶升高,溶菌酶水平异常、高钙血症、高钙尿症、贫血、红细胞沉降率 (ESR)/C-反应蛋白(CRP)升高、碱性磷酸酶升高。
- 眼底荧光血管造影可以显示视网膜血管渗漏、脉络膜肉芽肿早期低荧光及晚期染料着染、视网膜色素上皮窗样缺损和黄斑囊样水肿。
- 以上都不是特异性或诊断性标准。临床诊断需要影像学和实验室检查的支持.组织活检有助于明确诊断。

治疗

- 糖皮质激素是眼结节病和系统性结节病的主要治疗药物.一些严重病例可能需要联合静脉内使用糖皮质激素。
- 糖皮质激素通常对结节病治疗有效,但是慢性葡萄膜炎需要免疫抑制剂治疗。甲氨蝶呤、环孢素、吗替麦考酚酯、英夫利昔单抗都曾证实对眼结节病有效。
- 局部点眼、眼周注射和眼内植入糖皮质激素等局部治疗都可以作为选择性治疗。

预后

- 早期治疗预后较好。
- 非裔美国人多倾向为急性、严重性病变;高加索人多表现为慢性、无症状病变。
- 慢性后极部或全葡萄膜炎、青光眼、黄斑囊样水肿、老年患者、未及时就诊于结节病/葡萄膜炎专科、未及时使用糖皮质激素的患者,视力预后不佳。
- 眼部并发症包括青光眼、白内障、黄斑囊样水肿、视盘水肿、闭塞性血管病变、视网膜或视盘新生血管、玻璃体积血和视网膜脱离。

参考文献

Baughman RP, Teirstein AS, Judson MA, et al. Case Control Etiologic Study of Sarcoidosis (ACCESS) research group. Clinical characteristics of patients in a case control study of sarcoidosis. *Am J Respir Crit Care Med.* 2001;164(10 Pt 1):1885–1889.

Dana MR, Merayo-Lloves J, Schaumberg DA, et al. Prognosticators for visual outcome in sarcoid uveitis. *Ophthalmology.* 1996;103(11):1846–1853.

Herbort CP, Rao NA, Mochizuki M. International criteria for the diagnosis of ocular sarcoidosis: results of the first International Workshop on Ocular Sarcoidosis (IWOS). *Ocul Immunol Inflamm.* 2009;17(3): 160–169.

Lobo A, Barton K, Minassian D, et al. Visual loss in sarcoid-related uveitis. *Clin Experiment Ophthalmol.* 2003;31(4):310–316.

Nussenblatt RB and Whitcup SM. *Uveitis: Fundamentals and Clinical Practice.* Philadelphia: Mosby; 2010: 278–288.

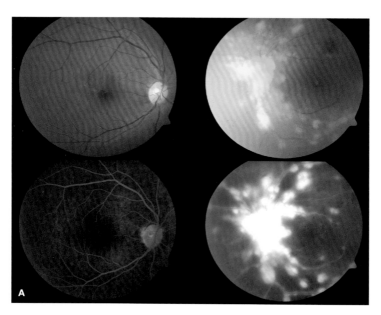

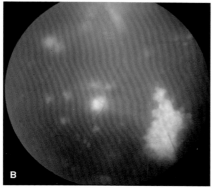

图 7-1 (A)严重结节病患者眼部表现为肉芽肿性后葡萄膜炎，血管周围大量渗出。图示左右眼不对称性受累。左眼眼底荧光血管造影(右下图)显示晚期血管渗漏和染色。(B)下图可见血管周围渗出,也称之为"蜡滴征"或"蜡烛斑"。

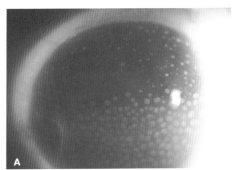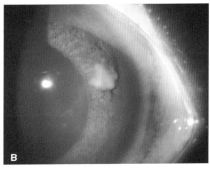

图 7-2　(A)结节病患者角膜后可见大量肉芽肿性(羊脂状)角膜后沉着物。(B)虹膜基质层可见 Busacca 结节,是肉芽肿性葡萄膜炎的典型表现,例如结节病。

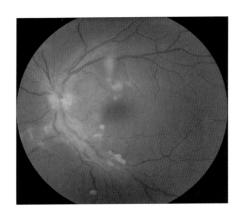

图 7-3　沿血管弓的 "蜡滴征"。(Courtesy of Sunir Garg,MD.)

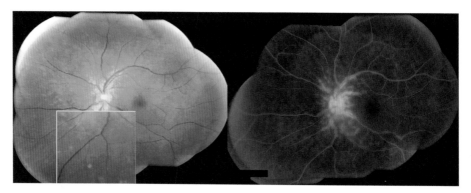

图 7-4 结节病患者并发中间葡萄膜炎，可见雪球样改变，下方可见视网膜血管鞘（放大图），荧光造影显示视网膜血管炎伴渗漏。图片提示造影显示的视网膜血管渗漏比眼底检查的更广泛。

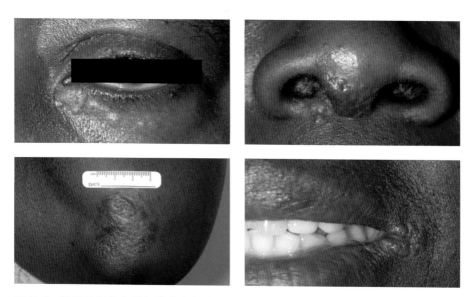

图 7-5 图示患肝脏和眼部结节病的非裔美国患者可见多发性皮肤小结。眶周皮肤、鼻子、手肘和口周皮肤均受累。

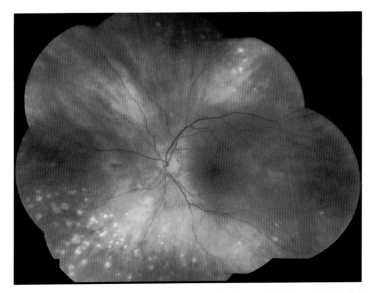

图 7-6 65 岁眼结节病白人患者,表现为典型的脉络膜视网膜病变。这些病变被认为是萎缩性 Dalen-Fuchs 结节。

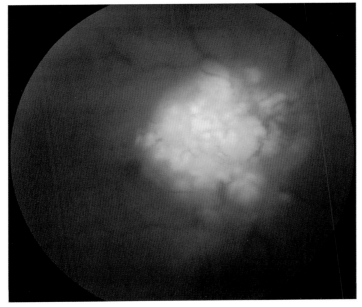

图 7-7 42 岁非裔美国结节病患者,眼底表现为右眼视神经肉芽肿。

交感性眼炎

Rishi R. Doshi，S. R. Rathinam，Emmett T. Cunningham，Jr. ■

交感性眼炎是指一眼穿通伤或内眼手术后的双侧肉芽肿性全葡萄膜炎。受伤眼称为诱发眼，未受伤眼称为交感眼。

病因学和流行病学

- 交感性眼炎发病率约为 0.03/10 万；玻璃体视网膜手术后发病率（1/1152）高于其他手术，手术超过外伤成为最常见的诱发因素。
- 交感性眼炎是本来被隔离的葡萄膜、视网膜或脉络膜黑色素细胞中的抗原激发的自身免疫反应。
- 以往，男性和儿童由于外伤概率高，更易于发生交感性眼炎；现在由于手术比例增加，老年患者中男女性别比例相当。
- 眼内炎后交感性眼炎的发病率为 1%~11%。
- 80% 的病例发生在手术/外伤 3 个月以内，90% 的病例发生在 1 年以内；但据报道，交感性眼炎可以发生于外伤后 1 周至 66 年内。
- HLA-DR4 和 HLA-A11 阳性人群患病率增加。

症状

- 患者常表现为流泪、畏光、视物模糊（调节丧失），可能进展到双眼视力严重丧失、眼痛、飞蚊症和闪光感。

体征（图 7-8 至图 7-12）

- 双眼炎症体征。
  - 前葡萄膜炎（55%）；肉芽肿性角膜后沉着物、虹膜增厚和粘连；眼压降低或升高（由于睫状体休克或房角关闭）、玻璃体炎症（47%）；视盘水肿（20%）；渗出性视网膜脱离（12%）；脉络膜炎（8%）；黄斑水肿（5%）。
  - Dalen-Fuchs 结节表现为赤道部黄白色视网膜色素上皮病变，主要由上皮样细胞和组织细胞组成（30%~70%）。
  - 晚期病变包括晚霞状眼底、视神经萎缩、脉络膜新生血管和眼球软化。
  - 全身表现包括脑脊液细胞增多、听力障碍、脱发、白发和白癜风（这些表现是 VKH 综合征的典型表现）。

鉴别诊断

- VKH（没有穿通伤或内眼手术史）。
- 结核。
- 结节病。
- 梅毒。
- 眼内淋巴瘤。

诊断

- 眼底荧光血管造影表现为多发性点状高荧光伴晚期渗漏，脉络膜病变表现为早期低荧光暗区，晚期染色，晚期视盘荧光染色。
- 光学相干断层扫描显示为多灶性浆液性视网膜脱离。
- B超显示为脉络膜增厚和浆液性视网膜脱离。
- 特征性组织病理学表现为弥漫性非坏死性肉芽肿性全葡萄膜炎，伴脉络膜增厚和脉络膜毛细血管层早期减少。

治疗

- 一线治疗方案是大剂量口服糖皮质激素 1~2mg/(kg·d)，并缓慢减量。
- 局部使用糖皮质激素和睫状肌麻痹剂/散瞳剂有助于减轻急性症状。
- 由于大部分患者需要长期治疗，因此通常需要应用免疫抑制剂作为激素节制药物。
- 选择性地眼内植入氟氢松(Retisert)有助于治疗。
- 两周内摘除诱发眼可能减少交感性眼炎的发生；一旦发生交感性眼炎，仅在失明且眼痛时才考虑摘除眼球。

预后

- 交感性眼炎严重危害视力。仅有一半患者接受治疗后视力 ≥20/40，25%的患者视力低于 20/200。
- 并发症包括白内障和青光眼。
- 外伤、活动性不可控制的眼内炎症和渗出性视网膜脱离都预示着预后不佳。
- 脉络膜视网膜瘢痕、慢性黄斑水肿和脉络膜新生血管导致长期视力低下。

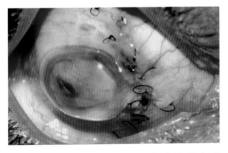

图 7-8　眼球破裂患者继发交感性眼炎后出现眼球软化。

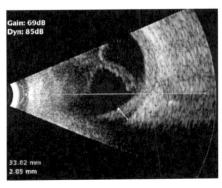

图 7-9　交感性眼炎患者，B超显示慢性视网膜脱离和脉络膜增厚。

参考文献

Castiblanco CP, Adelman RA. Sympathetic ophthalmia. *Graefes Arch Clin Exp Ophthalmol.* 2009;247:289–302.
Galor A, Davis JL, Flynn HW, et al. Sympathetic ophthalmia: Incidence of ocular complications and vision loss in the sympathizing eye. *Am J Ophthalmol.* 2009; 148:704–710.

Kilmartin DJ, Dick AD, Forrester JV. Prospective surveillance of sympathetic ophthalmia in the United Kingdom and Republic of Ireland. *Br J Ophthalmol.* 2000;84:259–263.
Rathinam SR, Rao NA. Sympathetic ophthalmia following postoperative bacterial endophthalmitis: a clinicopathologic study. *Am J Ophthalmol.* 2006;141(3): 498–507.

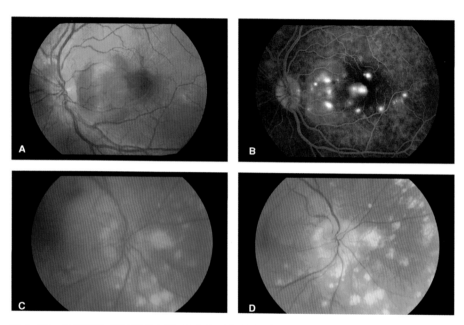

图 7–10   经睫状体部玻璃体切除手术的两名患者,数周后发生交感性眼炎,眼底后极部可见特征性改变。术后 2 个月患者出现浆液性黄斑脱离,经视网膜色素上皮的多灶性点状渗漏。(A)眼底彩照。(B)中期眼底荧光血管造影。(C)玻璃体切除术后 6 个月眼底彩照显示中度玻璃体炎症和活动性脉络膜视网膜浸润病灶。(D)同一名患者玻璃体切除术后 18 个月的眼底彩照。该患者经大剂量糖皮质激素和免疫抑制剂联合治疗后眼内炎症已控制。尽管没有经组织病理学证实,临床上称这些病变为 Dalen-Fuchs 结节。(Reproduced from Doshi RR, Arevalo JF, Flynn HW Jr, et al. Evaluating exaggerated, prolonged, or delayed postoperative intraocular inflammation. *Am J Ophthalmol.* 2010, with permission of Elsevier.)

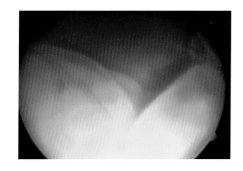

图 7-11 交感性眼炎患者的大泡性浆液性视网膜脱离。

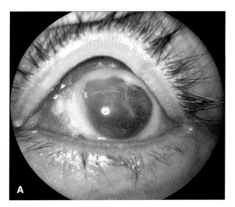

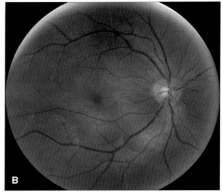

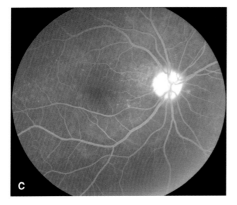

图 7-12 (A)钝挫伤导致眼球破裂。(B)数月后,患者主诉健康眼畏光、视物模糊,检查发现视盘充血,视网膜下积液造成轻度黄斑皱褶以及深层的黄色斑块样脉络膜病变等特征性交感性眼炎改变。(C)眼底荧光血管造影显示视盘高荧光、脉络膜炎性区域内点状渗漏和染色。(Courtesy Allen Chiang, MD, and Andre Witkin, MD.)

Vogt-小柳原田综合征

Nupura Krishnadev,
Robert Nussenblatt,
H. Nida Sen

Vogt-小柳原田(Vogt-Koyanagi-Harada,VKH)综合征或葡萄膜脑膜炎是一种双侧肉芽肿性全葡萄膜炎,伴有皮肤、脑膜和听觉功能障碍。

病因学和流行病学

- 疾病多发生于日本和拉丁美洲。也可见于非裔美国人和美洲原住民。
- 20~40岁发病最多。
- 女性略多。
- VKH具有遗传易感性,与HLA-DR4、HLA-DRw53和HLA-DRB1*0405密切相关。
- 多发于春秋季节。
- 与交感性眼炎不同的是,VKH患者没有穿通伤或内眼手术史。

症状

- 视物模糊、飞蚊症。
- 头痛、头晕、颈项强直。
- 听力障碍和耳鸣。
- 皮肤改变:白癜风(皮肤脱色素改变)、白发(头发变白)和晚期脱发(图7-13)。

体征

- 美国葡萄膜炎协会和国际葡萄膜炎协会已经建立了诊断标准。美国葡萄膜炎协会诊断完全型VKH的标准见表7-2。

鉴别诊断

- 交感性眼炎(患者有眼球穿通伤病史)。
- 大泡性中心性浆液性脉络膜视网膜病变(患者没有炎症表现)。
- 后巩膜炎(B超显示眼球巩膜壁增厚)。
- 结节病。
- 梅毒。
- Lyme病。
- 眼淋巴瘤。
- 葡萄膜转移癌。

诊断 (图7-14至图7-18)

- 眼底荧光血管造影:造影早期,视网膜色素上皮层可见多个点状高荧光,晚期染料积存。常见视盘晚期染色。
- B超:显示非特异性脉络膜增厚和浆液性视网膜脱离,有助于和后巩膜炎及肿瘤疾病鉴别。
- 腰椎穿刺:大部分患者有淋巴细胞增多(通常这项检查不是必须的)。
- 实验室检查有助于排除其他疾病,例如肉样瘤和梅毒。

表7-2 VKH诊断标准

1. 无眼球穿通伤病史
2. 无提示其他眼病的依据
3. 双眼受累
   a. 早期
      i. 弥漫性脉络膜炎症表现
         ①局灶性视网膜下液,或
         ②大泡性浆液性视网膜脱离
      ii. 如眼底表现不明确,应具有下列改变:
         ①眼底荧光血管造影显示病灶区脉络膜充盈延迟,多个病灶区域点状荧光素渗漏,视网膜下荧光素积存,视盘染色
         ②超声显示弥漫性脉络膜增厚,没有后巩膜炎表现
   b. 晚期
      i. 病史提示原有3a中的表现,或有下面ii和iii的改变,或有iii中多项改变:
      ii. 眼部脱色素
         ①晚霞状眼底
         ②Sugiura征
      iii. 其他眼部体征
         ①钱币状脉络膜视网膜脱色素性瘢痕,或
         ②RPE聚集成团块,或
         ③复发性或慢性前葡萄膜炎
4. 神经系统/听觉系统改变
   a. 假性脑膜炎,或
   b. 耳鸣,或
   c. 脑脊液淋巴细胞增多
5. 皮肤症状
   a. 脱发,或
   b. 白发,或
   c. 白癜风

完全型VKH应具有满足诊断标准的1~5
不完全型VKH应具有诊断标准的1~3和4或5的表现
拟VKH应具有诊断标准的1~3(独立眼部疾病)

Adapted from Read RW, Holland GN, Rao NA et al. Revised Diagnostic Criteria for Vogt-Koyanagi-Harada disease: report of an International Committee on Nomenclature. *Am J Ophthalmol*. 2001;131:647-652.

治疗

- 患者需要及时、积极的全身治疗。糖皮质激素是治疗的一线药物，可用醋酸泼尼松 100mg/d，并缓慢减量。
- 大部分患者需要使用免疫抑制剂长达 1 年。
- 如果大剂量醋酸泼尼松使用超过 2~3 个月，可考虑使用激素节制药物，例如环孢素、他克莫司、硫唑嘌呤和吗替麦考酚酯。

预后

- 经及时和积极治疗，预后通常较好。
- 可能并发白内障、青光眼、视网膜下纤维化和脉络膜新生血管膜。

参考文献

Rao NA, Gupta A, Dustin L, et al. Frequency of distinguishing clinical features in Vogt-Koyanagi-Harada disease. *Ophthalmology.* 2010;117(3):591–599, 599.e1. Epub 2009 Dec 24.

Read RW, Holland GN, Rao NA, et al. Revised diagnostic criteria for Vogt-Koyanagi-Harada disease: Report of an International Committee on Nomenclature. *Am J Ophthalmol.* 2001;131:647–652.

Yamaguchi Y, Otani T, Kishi S. Tomographic features of serous retinal detachment with multilobular dye pooling in acute Vogt-Koyanagi-Harada disease. *Am J Ophthalmol.* 2007;144(2):260–265. Epub 2007 May 29.

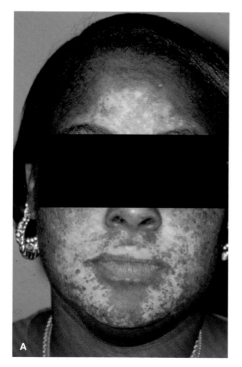
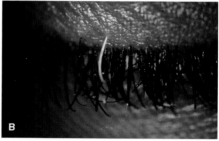

图 7–13　(A)白癜风。非裔美国 VKH 患者面部皮肤广泛脱色素。(B)白发。非裔美国 VKH 患者发现一根白睫毛(白发)。

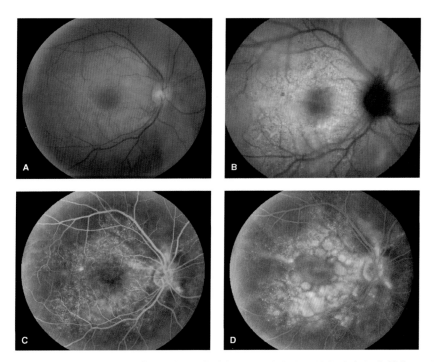

图 7-14　早期 VKH 表现为浆液性视网膜脱离。(A)非裔美国男性患者视物模糊 5 天，眼底彩照显示右眼黄斑多灶性小片状浆液性视网膜脱离。(B)眼底荧光血管造影显示视网膜色素上皮变化。(C)眼底荧光血管造影在动-静脉早期显示典型性多区域点状渗漏。(D)眼底荧光血管造影晚期显示染料积存在浆液性视网膜脱离区域。

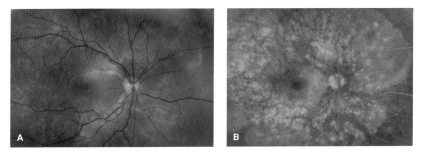

图 7-15　(A)43 岁女性患者，来自美国中部，眼底表现为多灶性浆液性视网膜脱离和脉络膜炎导致的深层黄色病变。(B)眼底荧光血管造影显示多点渗漏，染料积存在浆液性视网膜脱离区域。视盘染色。(Courtesy Sunir Garg，MD，and MidAtlantic Retina，the Retina Service of Wills Eye Institute.)

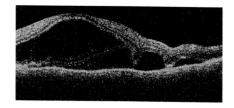

图 7-16 光学相干断层扫描显示视网膜下多格状浆液性视网膜脱离，结果提示 VKH。(Courtesy MidAtlantic Retina, The Retina Service of Wills Eye Institute.)

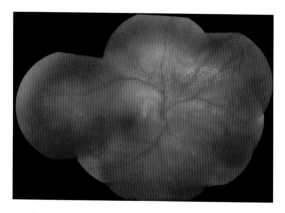

图 7-17 VKH 晚期表现为晚霞状眼底。这名美国原住民患者脉络膜黑色素细胞受损导致眼底成橘红色,这种晚霞状眼底可能于发病后 2~6 个月出现。图中同时可见视网膜色素上皮病变。

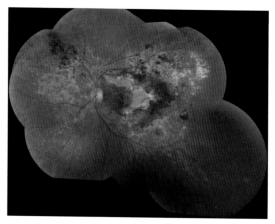

图 7-18 VKH 晚期视网膜下纤维化。图示一名葡萄膜炎控制较差的进展期 VKH 患者的眼底表现,可见视网膜下广泛纤维化和色素改变。

类风湿关节炎的眼部并发症

Bhupesh Bagga,
Virender S. Sangwan

类风湿关节炎是一种慢性、炎症性、自身免疫性疾病，主要影响外周关节。患者也有关节外的全身和眼部表现。

病因学和流行病学

- 类风湿关节炎在世界各地均有分布，患病率为 0.3%~1.5%。
- 女性患病率高于男性，女男比例约为 3:1。
- 该疾病可以发生于任何年龄段，发病率随年龄增加而增加。
- 活化的 T 细胞和抗原-抗体复合体造成微血管炎症，影响关节滑膜组织和关节外组织。免疫复合体沉积和补体活化在全身和眼部病理生理中发挥了关键作用。

症状

- 眼部异物感、畏光。类风湿关节炎患者通常由于表层巩膜炎有红眼和干眼的表现。
- 伴有巩膜炎患者有深部、难受的眼周疼痛，疼痛可放射到额头和颞侧。

体征

- 眼部体征（图 7-19 至图 7-23）。
  - 干燥性角膜结膜炎（干眼）：泪膜破裂时间缩短和角膜上皮着色。Schirmer 试验证实泪液分泌减少。
  - 无菌性角膜浸润、角膜水肿、混浊、血管化和（或）角膜缘凹陷变薄。
  - 边缘性溃疡性角膜炎是一种侵袭性的角膜缘血管炎。
  - 表层巩膜炎以巩膜表层血管扩张为特征性改变。
  - 巩膜炎表现为巩膜表层和深层血管丛扩张，导致巩膜呈蓝紫色。与表层巩膜炎不同，巩膜炎扩张血管丧失其正常放射状走形。
  - 弥漫性前巩膜炎是最常见的类型，预后较其他巩膜炎好，如结节性巩膜炎、坏死性前巩膜炎、非炎症性坏死性巩膜炎（穿孔性巩膜软化）和后巩膜炎。
- 全身体征。
  - 患者开始有疲劳、晨僵和肌痛表现。典型表现是出现多关节炎，主要累及手、脚和颈椎关节。
  - 患者也可能出现贫血、心包炎、胸膜炎、肾小球肾炎、神经病变和皮肤血管炎症（图 7-24）。

鉴别诊断

- Sjögren 综合征。
- Reiter 综合征。
- 肠病性关节炎，包括 Crohn 病和反应性关节炎。

- 银屑病性关节炎。
- 系统性红斑狼疮。
- 结节病。
- Wegener 肉芽肿。
- 皮肌炎。
- 结节性多动脉炎。

诊断

- 特异性标记：类风湿因子（RF）、抗核抗体（ANA）、抗中性粒细胞胞浆抗体（ANCA）、抗-SS-A、抗-SS-B 抗体和环瓜氨酸肽抗体。
- 非特异性标记：血常规、胸片、红细胞沉降率、C-反应蛋白、肝功能检测、肾功能检测。

治疗

- 全身性疾病：主要使用三种药物：非甾体抗炎药、改变病情抗风湿药和糖皮质激素。

- 眼部疾病。
  - 干眼：可使用人工泪液、润滑眼膏、局部使用糖皮质激素或 2% 环孢素 A 滴眼液。临时性泪小点栓塞和（或）采用烧灼或永久性睑缘缝合术以造成永久性泪小点阻塞都能有效保持足够的眼部湿润。
  - 角膜炎：局部使用和口服糖皮质激素、局部使用 2% 环孢素 A 滴眼液都是治疗类风湿关节炎相关性角膜炎的有效方法，尤其是非溃疡性角膜炎和浸润性周边溃疡性角膜炎。更严重的病例需要全身使用免疫抑制剂。
  - 巩膜炎：轻度病例，可单独使用非甾体抗炎药或者联合服用低剂量糖皮质激素。中度至重度病例，包括坏死性巩膜炎和周边溃疡性角膜炎，需要系统性治疗。如果泼尼松<10mg/d，疾病不能缓解，需使用激素节制药物。

抗代谢药物（甲氨蝶呤、硫唑嘌呤和吗替麦考酚酯）、钙调神经磷酸酶抑

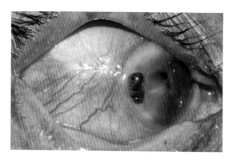

图 7-19 弥漫性巩膜炎表现为特征性深层巩膜血管扭曲、扩张，周边角膜溶解和虹膜脱出。（Courtesy of S. R. Rathinam.）

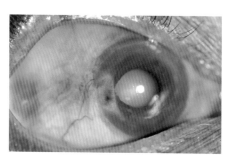

图 7-20 一名以前未确诊的类风湿关节炎活动期的患者，表现为边缘性溃疡性角膜炎。（Courtesy of S. R. Rathinam.）

制剂 (环孢素、他克莫司) 和生物制剂 (英夫利昔单抗、阿达木单抗和利妥昔单抗) 应用于临床都获得了不同程度的成功。

依那西普治疗全身性类风湿关节炎有很好的疗效，但对眼部并发症的疗效不如其他生物制剂。

■ 病变部位注射曲安西龙 (氟羟泼尼松龙) 可用于治疗结节性巩膜炎，一些文献报道眼周注射糖皮质激素可以有效治疗前巩膜炎。

预后

早期治疗，疾病有时可以获得长期缓解。定期监测免疫抑制剂的血药浓度可避免疾病急剧恶化。

参考文献

Albini TA, Zamir E, Read RW, et al. Evaluation of subconjunctival triamcinolone for nonnecrotizing anterior scleritis. *Ophthalmology.* 2005;112(10):1814–1820.

Chauhan S, Kamal A, Thompson RN, et al. Rituximab for treatment of scleritis associated with rheumatoid arthritis. *Br J Ophthalmol.* 2009;93(7):984–985.

Gangaputra S, Newcomb CW, Liesegang TL, et al. Systemic Immunosuppressive Therapy for Eye Diseases Cohort Study. Methotrexate for ocular inflammatory diseases. *Ophthalmology.* 2009;116(11):2188–2198.

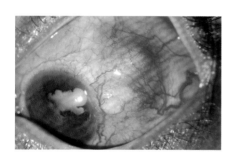

图 7-21　结节性巩膜炎患者可见一些巨大的、充血性结节和弥漫性巩膜炎。存在虹膜后粘连和白内障。(Courtesy of S. R. Rathinam.)

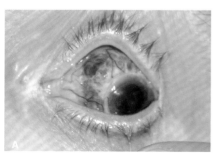
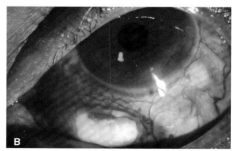

图 7-22　**(A)** 巩膜明显变薄，脉络膜脱出。典型性穿通性巩膜软化症无充血表现。(Courtesy of Sunir J. Garg.) **(B)** 巩膜壁变薄，前段巩膜溶解。与坏死性巩膜炎相比，穿通性巩膜软化症较少有"红眼"和不适感。(Courtesy of S. R. Rathinam.)

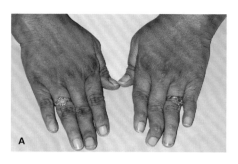

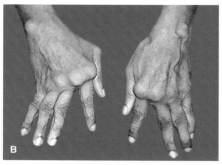

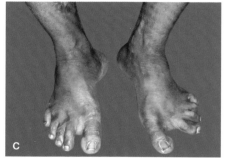

图 7-23　(A,B)类风湿关节炎是一种多关节受累的关节炎，多累及手和足部的小关节。滑膜炎症导致关节破坏。类风湿关节炎患者多表现为手指关节变形。及时、积极的治疗可明显降低其危害。(C)足部也可见相似的关节损伤。(Courtesy of S. R. Rathinam.)

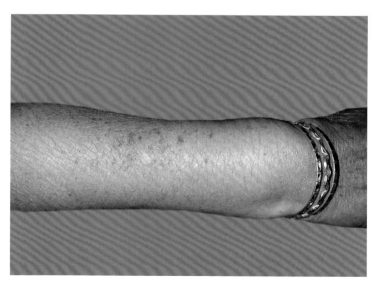

图 7-24　一些类风湿关节患者表现为皮肤血管炎。(Courtesy of S. R. Rathinam.)

Behçet 病

H. Nida Sen

Behçet 病或 Adamantiades 白塞病是一类原因不明,以眼内炎症、口腔和生殖器溃疡以及皮肤损伤为特点的慢性、复发性、多器官炎症性疾病。

病因学和流行病学

● 多发生于地中海盆地、日本和沿古代"丝绸之路"区域,也可见于美洲原住民。

■ 在美国,Behçet 病患病率是 8.6/10 万,而地中海周边国家患病率高达 25~400/10 万。

● 70%病患者发生眼部症状,多双眼受累(>70%)。后葡萄膜炎/全葡萄膜炎最常见。

■ 10%~35%患者以眼部病变为主要症状,表现为复发性、急剧恶化的眼内炎症。

● 发病多见于年轻人(平均发病年龄为 25~35 岁),儿童也可发病。

● 男性多于女性。

● Behçet 病是一种多因素影响的疾病:遗传因素、环境因素、感染性病原体和免疫机制都可能参与其发病。

● 患者被认为有遗传易感性,研究已证实该疾病与 HLA-B51 相关。

症状

● 眼红、视物模糊、飞蚊症。

● 口腔溃疡、生殖器溃疡、皮肤损害。

体征

● Behçet 病国际协会和日本 Behçet 病研究协会建立了诊断标准(表 7-3)。

● 全身表现:98%的患者发生口腔溃疡,90%的患者发生皮肤损害,77%~85%的患者发生生殖器溃疡。

● 眼部常表现为急性前葡萄膜炎伴前房积脓。还可见玻璃体炎、坏死性视网膜炎、视网膜血管炎、视网膜出血、视网膜水肿、玻璃体积血、毛细血管闭塞、视网膜新生血管等病变。

■ 少见的眼部症状包括:表层巩膜炎、丝状角膜炎、结膜炎和继发于神经 Behçet 病的眼外肌麻痹。

■ 间歇期间,眼部检查可能无特殊表现。

鉴别诊断

● HLA-B27 相关前葡萄膜炎伴前房积脓。

● 假性前房积脓。

● 病毒性视网膜炎(尤其是巨细胞病毒、单纯疱疹病毒、带状疱疹病毒)。

● 弓形体病。

● 眼淋巴瘤。

- 狼疮性视网膜血管炎。
- 结节性多动脉炎。
- 结节病。
- Wegener 肉芽肿相关性血管炎。

诊断（图 7-25 至图 7-33）

- 眼底荧光血管造影显示视网膜炎区域早期充盈受阻，晚期荧光素染色，视网膜血管中期和晚期血管壁染色、染料渗漏，毛细血管闭塞。
- 吲哚菁绿（indocyanine green，ICG）血管造影显示高荧光和低荧光间杂。
- HLA-B51 阳性支持诊断，但不是诊断性结果。
- 皮肤反应检测阳性和红细胞沉降率（ESR）、C-反应蛋白（CRP）以及白细胞计数（WBC）升高均有助于诊断。
- 组织病理学表现为淋巴细胞和单核细胞闭塞性血管炎。

治疗

- 糖皮质激素作为一线药物，及时、积极全身使用非常重要。开始，一些患者需要静脉使用糖皮质激素控制急性炎症。
- 大部分患者需要使用免疫抑制剂，包括环孢素、硫唑嘌呤、吗替麦考酚酯、烷化剂（例如环磷酰胺）、英夫利昔单抗、α-干扰素等，甚至联合使用这些药物。
- 治疗的主要目的是减少炎症发作的频率和程度。

预后

- 视力预后取决于眼后段是否受累、治疗的时间以及炎症控制的程度。
  - 发病年龄越早，视力预后越差。眼后段病变、持续性活动性炎症、虹膜后粘连、眼压升高和低眼压都提示预后不佳。
- 及时、有效的治疗将结构破坏性并发症和视力损伤降到最低。
- 60%~90%的患者会出现并发症，包括并发性白内障、继发性青光眼、虹膜后粘连、黄斑水肿、视网膜前膜、视网膜新生血管、玻璃体积血、视网膜和（或）视神经萎缩、视网膜分支静脉阻塞、视网膜分支动脉阻塞和视网膜脱离。
- 发病 5 年内 20%~30% 的患者视力明显下降（<20/200）。

参考文献

International Study Group for Behçet's Disease, Criteria for diagnosis of Behçet's disease, *Lancet* 335 (1990): 1078–1080.

Kaçmaz RO, Kempen JH, Newcomb C, et al. Systemic Immunosuppressive Therapy for Eye Diseases Cohort Study Group. Ocular inflammation in Behçet disease: incidence of ocular complications and of loss of visual acuity. *Am J Ophthalmol.* 2008;146(6):828–836.

Nussenblatt RB, Whitcup SM. *Uveitis: Fundamentals and Clinical Practice.* 4th ed. Philadelphia: Mosby Elsevier; 2010.

Tugal-Tutkun I, Onal S, Altan-Yaycioglu R, et al. Uveitis in Behçet disease: an analysis of 880 patients. *Am J Ophthalmol.* 2004;138(3):373–380.

Verity DH, Wallace GR, Vaughan RW, et al. Behçet's disease: from Hippocrates to the third millennium. *Br J Ophthalmol.* 2003;87:1175–1183.

表 7-3　Behçet病的诊断标准

Behçet 病国际研究协会标准	日本 Behçet 病研究协会修订的标准
· 复发性口腔溃疡 　（≥3 次/年） 和 · 符合以下标准中的 2 项 　· 复发性生殖器溃疡 　· 眼部病变（葡萄膜炎） 　· 皮肤病变（结节性红斑、假性毛囊炎、 　　丘疹脓疱、痤疮样病变） 　· 皮肤过敏反应性试验阳性（皮肤针刺 　　试验）	**主要标准** 　· 复发性口腔阿弗他溃疡 　· 生殖器溃疡 　· 眼部病变 　· 皮肤病变（结节性红斑、皮肤过敏性血 　　栓性静脉炎） **次要标准** 　· 关节炎 　· 消化道病变（肠道溃疡） 　· 附睾炎/睾丸血管炎 　· 血管病变（闭塞性血管炎、动脉瘤） 　· 中枢神经系统病变（神经精神症状、 　　脑实质病变、血管栓塞、血管炎、脑 　　膜炎/脑炎） **完全型**：符合 4 项主要诊断标准 **不完全型**：3 项或 2 项主要标准+2 项次要 　　标准或典型性眼部病变+1 项主要（或 2 　　项次要）标准 **疑似型**：2 项主要标准（除外眼部病变） **可能病例**：1 项主要标准

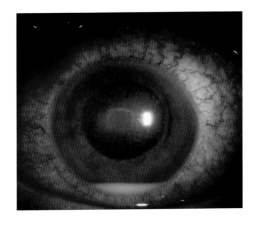

图 7-25　图片示急性前葡萄膜炎伴前房积脓。

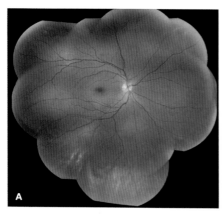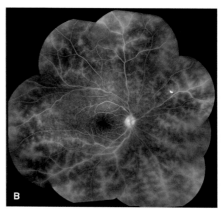

图 7-26　(A)25 岁意大利 Behçet 病女性患者早期眼后段病变。(B)眼底荧光血管造影显示晚期弥漫性视网膜血管壁染色和渗漏。

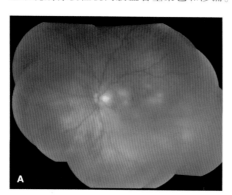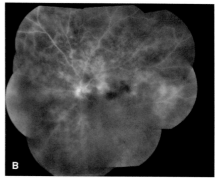

图 7-27　视网膜血管炎和黄斑部视网膜炎,炎症区域早期血管充盈受阻,晚期弥漫性渗漏。

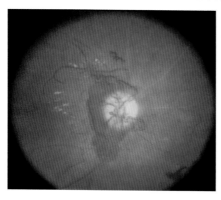

图 7-28　严重的视网膜血管炎和缺血导致视盘新生血管。可见广泛的血管闭塞/无灌注的范围。

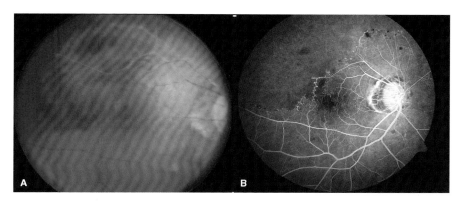

图 7-29 进展期视网膜血管炎,伴血管硬化、毛细血管严重闭塞、广泛性视网膜缺血、视网膜出血。

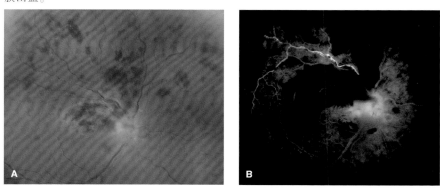

图 7-30 41 岁女性患者颞上方血管弓动脉炎导致视力严重受损。伴有口腔溃疡和生殖器溃疡。治疗后活动性血管炎缓解,但遗留永久性视野缺损。(Courtesy of Robert Sergott, MD, and Sunir Garg, MD.)

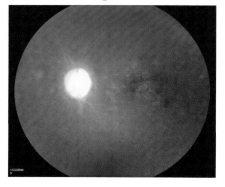

图 7-31 39 岁韩国完全型 Behçet 病男性患者,左眼终末期,弥漫性视网膜、血管及视神经萎缩。

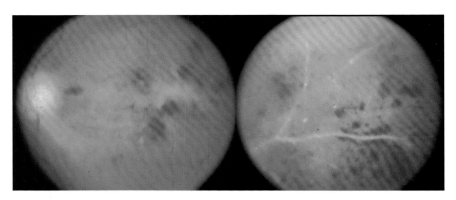

图 7-32　严重的闭塞性视网膜血管炎伴视网膜出血。

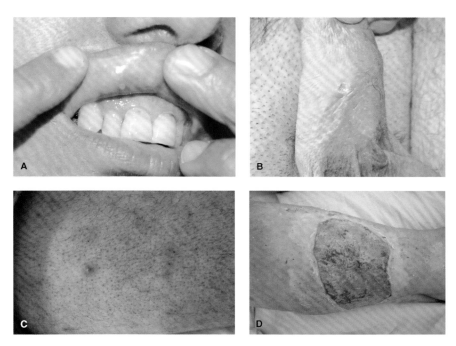

图 7-33　Behçet 病患者口腔溃疡 (A) 和生殖器溃疡 (B)。(C) 脓疱型痤疮样皮肤损害。(D) 继发性静脉淤滞性溃疡。(Courtesy of Nilgun Senturk, MD, Turkey.)

系统性红斑狼疮

Robert W. Wong, S. R. Rathinam,
Emmett T. Cunningham, Jr.

系统性红斑狼疮（systemic lupus erythematosus, SLE）或狼疮是一种慢性、系统性、自身免疫性疾病，病理性自身免疫性复合体和自身抗体产生并沉淀于组织中，各器官均可受累。

病因学和流行病学

- 多发生于非洲或亚洲人种。
- 多见于 20~50 岁人群。
- 女男比例为 9:1。
- 系统性红斑狼疮与主要组织相容性复合体基因 HLA-A1、-B8、-DR3、-DQ 和补体复合体 C1q、C2、C4 相关。
- 药物诱导性系统性红斑狼疮与药物如普鲁卡因胺、肼屈嗪、奎尼丁相关。

症状

- 眼部症状。
  - 干眼。
  - 视力下降。

体征

- 全身体征。
  - 狼疮可以影响全身各重要器官，因此患者往往无特异性主诉。
  - 美国风湿病协会（American College of Rheumatology, ACR）建立了统一的诊断标准，同时或相继满足以下 4 项或更多条件即可诊断系统性红斑狼疮，具体如下：
    - ▶ 颧部红斑(图 7–34)。
    - ▶ 盘状红斑。
    - ▶ 皮肤光过敏。
    - ▶ 口腔溃疡(无痛性)。
    - ▶ 关节炎(胸膜炎或心包炎)。
    - ▶ 浆膜炎（胸膜炎或心包炎）。
    - ▶ 肾脏疾病［肾炎；蛋白尿和(或)细胞管型］。
    - ▶ 神经系统病变(癫痫或精神症状)。
    - ▶ 血液系统病变(溶血性贫血、白细胞减少、淋巴细胞减少、血小板减少)。
    - ▶ 免疫系统病变(抗-DNA、抗-Sm、梅毒血清学假阳性、抗磷脂抗体)。
    - ▶ 抗核抗体阳性(ANA)。
  - 眼部病变并不包含在 ACR 诊断标准中，但可能有如下病变：
    - ▶ 干燥性角膜结膜炎。
    - ▶ 前巩膜炎(图 7–35)。
    - ▶ 虹膜炎。
    - ▶ 视网膜血管炎(图 7–36)。
    - ▶ 视网膜出血。
    - ▶ 视网膜静脉阻塞性疾病。
    - ▶ 棉绒斑。
    - ▶ 血管阻塞性视网膜病变。
    - ▶ 浆液性视网膜脱离。
    - ▶ 脉络膜渗漏。
    - ▶ 后巩膜炎(图 7–37)。

▸ 视神经病变。

▸ 眼眶炎症/炎性假瘤。

■ 抗磷脂抗体综合征也可能并发系统性红斑狼疮,导致全身和视网膜血栓形成。

鉴别诊断

- 视网膜血管炎。
  - 高血压性视网膜病变。
  - 轻度或即将发生的静脉阻塞。
  - Behçet 病。
  - Wegener 肉芽肿。
  - 结节病。
  - 梅毒。
  - Lyme 病。
  - HIV 视网膜病变。
  - 巨细胞病毒性视网膜炎。
  - 结核。
- 脉络膜病变。
  - 中心性浆液性脉络膜视网膜病变。
  - Vogt-小柳原田综合征。
  - 交感性眼炎。
  - 脉络膜肿瘤或转移癌。

诊断

- 眼底荧光血管造影:视网膜炎可见血管壁染色或渗漏。缺血性病变可见毛细血管无灌注。视神经炎可见视盘渗漏。脉络膜病变或后巩膜炎病变,晚期可见点状渗漏。
- 实验室检查。
  - ANA 抗体检测。

■ 抗-dsDNA 和抗-Sm 抗体检测。

■ 排除其他疾病的检测,例如结核、结节病和梅毒。

治疗

- 干燥性角膜结膜炎采用人工泪液、泪小点栓塞或局部点环孢素滴眼液治疗。
- 非甾体抗炎药治疗表层巩膜炎。
- 全身使用糖皮质激素作为治疗巩膜、视网膜、脉络膜、神经系统或眼眶疾病的一线药物。
- 眼周注射糖皮质激素可以作为辅助治疗。
- 治疗超过 3 个月,可考虑使用非抗代谢药物和生物制剂。如羟氯喹,最大剂量为 6.5mg/(kg·d)。

预后

- 眼部病变及时治疗则预后较好。
- 发生黄斑梗死或缺血性视神经病变则视力预后不佳。
- 系统性红斑狼疮患者 15 年生存率达到80%。心肌梗死和中风是死亡的重要原因。

参考文献

D'Cruz DP, Khamashta MA, Hughes GR. Systemic lupus erythematosus. *Lancet.* 2007;369:587–596.

Davies JB, Rao PK. Ocular manifestations of systemic lupus erythematosus. *Current Opinion in Ophthalmology.* 2008; 19:512–518.

Utx VM, Tang J. Ocular manifestations of the antiphospholipid syndrome. *Br J Ophthalmol.* Aug 7. [Epub ahead of print]

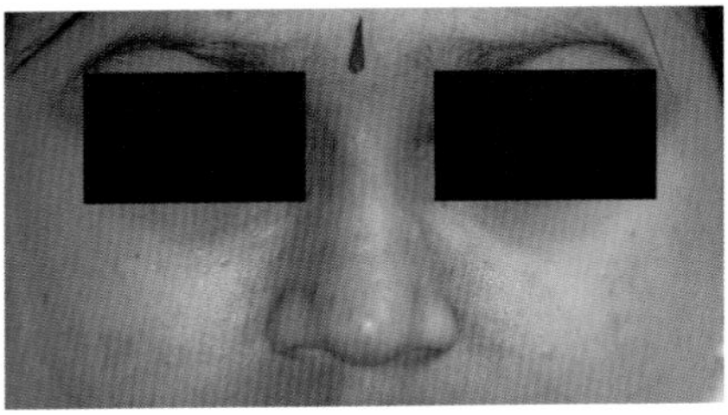

图 7-34　系统性红斑狼疮患者颧部红斑。

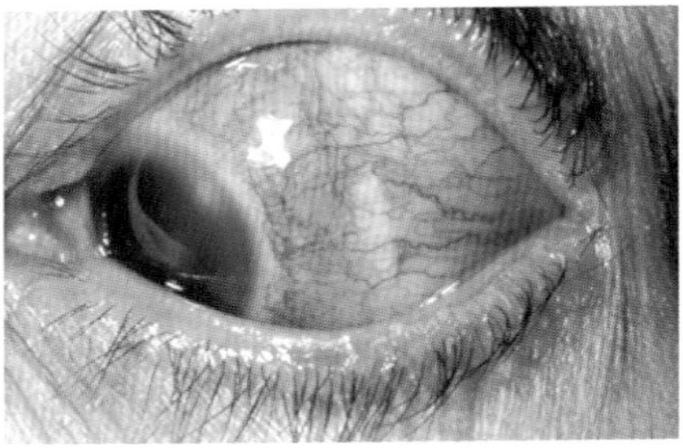

图 7-35　系统性红斑狼疮患者前巩膜炎。

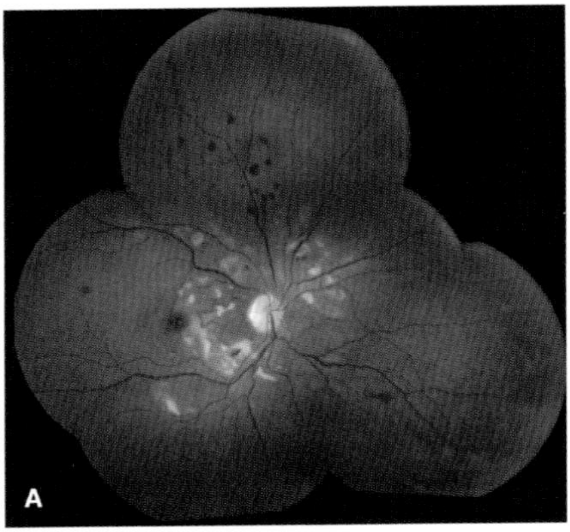

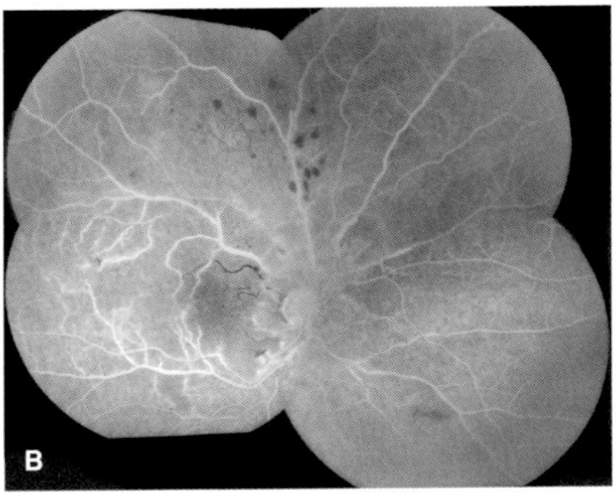

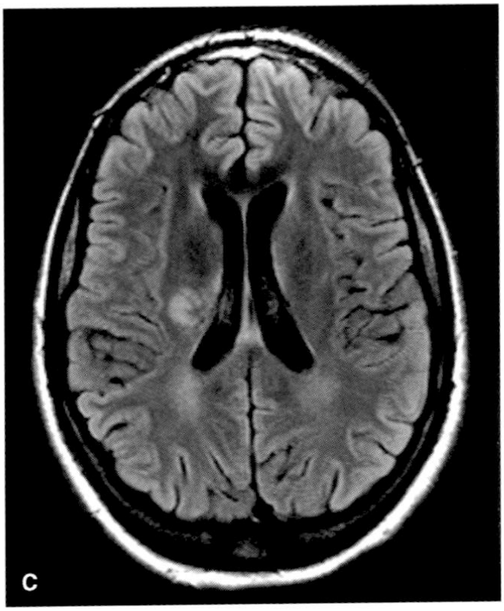

图 7-36　17 岁女性患者双眼视力下降，确诊为系统性红斑狼疮。(A)眼底彩照显示神经纤维层梗死、视网膜散在出血及黄斑部缺血。(B)眼底荧光血管造影显示晚期视网膜血管壁染色和毛细血管无灌注，视网膜出血处为遮蔽荧光。数周后，该患者出现情绪、记忆及运动功能异常。(C)头颅 MRI 发现数个小梗死灶。(Courtesy of Paul Baker, MD.)

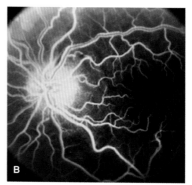

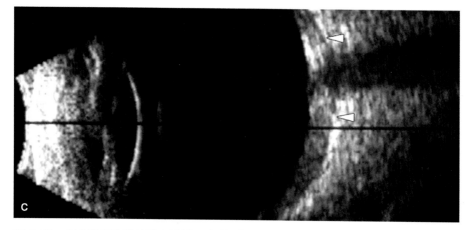

图 7-37　(A)眼底彩照显示左眼视盘水肿、黄斑部视网膜皱褶。(B)眼底荧光血管造影显示早期视盘渗漏。(C)B 超显示后部巩膜增厚，近巩膜处液体聚集（白箭头）。(Reproduced with permission from Wong RW, Chan A, Johnson RN, et al. Posterior scleritis in patients with systemic lupus erythematosus. *Retinal Cases & Brief Reports*. 2010；(4)：331-336.)

抗磷脂综合征

Virginia M. Utz, *Johnny Tang*

抗磷脂综合征(antiphospholipid syndrome, APS)是一类以反复动静脉血管血栓形成、自发流产、抗磷脂抗体阳性为特征的自身免疫性疾病。眼部受累常见,并可能为本病的主要表现。

病因学和流行病学

- 病理生理学。
  - 抗磷脂综合征是由于一些病理机制诱导抗体异质化直接排斥带负电荷的磷脂和连接蛋白而导致高凝状态(图 7–38)。
  - 可能伴或不伴有其他自身免疫性疾病,如系统性红斑狼疮。
- 流行病学。
  - 正常人抗磷脂抗体水平低,为 2%~7%,且随年龄增加而升高。这些个体血栓形成的风险低。
  - 血栓形成的危险与高抗磷脂滴度和既往有血栓形成病史相关。
  - 抗磷脂综合征眼部表现通常见于 40 岁左右的女性患者。
- 遗传学:抗磷脂综合征与 HLA-DR、-DQ 以及 β2 糖蛋白 I 型蛋白多形性密切相关。

症状

- 眼部症状。
  - 单眼或双眼视物模糊。
  - 一过性黑矇。
  - 暂时性眼前暗点。
  - 视野缺损。
  - 干眼症。
  - 眼红。
  - 眼痛。

体征

- 全身体征(表 7–4)。
  - 抗磷脂综合征可以在任何器官造成与血栓形成相关的并发症,从急性缺血到慢性缺血。
  - 深静脉栓塞是最常见的并发症。
  - 复发性流产是诊断该疾病的"标准"。
  - 脑、肾脏、肺部和皮肤缺血也会发生。
- 眼部体征。
  - 眼后段病变最常见。
  - 视网膜病变包括中央和分支视网膜静脉阻塞伴视网膜出血、静脉扩张和迂曲。
  - 中央和分支视网膜动脉阻塞伴视网膜缺血。
  - 轻度视网膜缺血可见视网膜毛细血管扩张、棉绒斑;重度周边缺血可见视网膜新生血管和玻璃体积血。

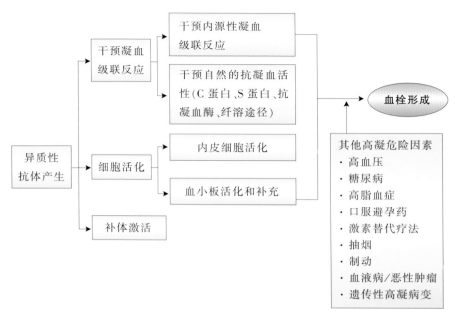

图 7-38　抗磷脂综合征的病理生理学。多抗原的异质性抗体产生联合全身其他危险因素导致血栓形成。

表 7-4　APS的全身表现

血液系统	呼吸系统
· 血小板减少	· 肺动脉血栓形成/栓塞
· 自身免疫性溶血性贫血	· 继发性肺动脉高压
· 溶血性尿毒综合征	
中枢神经系统	**皮肤**
· 中风或短暂性脑缺血发作	· 网状青斑
· 偏头痛	· 小腿溃疡
· 多发性硬化样病变	· 指端坏疽
· 痴呆	
心血管系统	**消化系统**
· 心脏瓣膜病变	· Budd-Chiari 综合征
· 冠心病	· 肠系膜缺血
肾脏	**内分泌系统**
· 肾病	· 肾上腺梗死
	· 脑垂体梗死

▪ 脉络膜梗死和睫状体脉络膜阻塞。

▪ 玻璃体炎少见。

▪ 眼前段病变少见,包括干燥性角膜结膜炎、结膜毛细血管扩张、前葡萄膜炎、表层巩膜炎或巩膜炎。

▪ 由于栓子分布广泛,患者可能表现出神经-眼部体征,例如颅神经麻痹、非动脉性缺血性视神经病变、继发性特发性颅内高压、视神经水肿、视路缺血性梗死。

鉴别诊断

● 鉴别诊断太广泛,包括所有的血管阻塞性疾病。没有其他确定性的诱因,就可以考虑抗磷脂综合征。

● 视网膜血管病变。

▪ 糖尿病视网膜病变。

▪ 分支和中央视网膜静脉阻塞。

▪ 分支和中央视网膜动脉阻塞。

▪ 视网膜动脉栓塞（例如滑石粉视网膜病变）。

▪ 放射性视网膜病变。

▪ Eales 病。

▪ 早产儿视网膜病变。

▪ 家族性渗出性玻璃体视网膜病变（familial inflammatory vitreo-retinopathy,FEVR）。

● 炎症性眼病。

▪ 鸟枪弹样视网膜脉络膜病变。

▪ 匍行性脉络膜病变。

▪ 弓形体病。

▪ 结节病。

▪ Lyme 病。

▪ 梅毒。

▪ 多发性硬化。

● 全身症状。

▪ 颈动脉闭塞性疾病。

▪ 巨细胞性动脉炎。

▪ 镰状细胞疾病（SS/SC/SThal）。

▪ 结节病。

▪ 结核。

▪ 肾病综合征。

▪ 遗传性凝血障碍（蛋白 C/S 缺陷、抗凝血酶Ⅲ缺乏症、凝血因子 V 莱登突变）。

▪ 血液病（贫血、血小板减少症、白血病、淋巴瘤、多发性骨髓瘤）。

▪ 自身免疫性疾病（SLE、结节性多动脉炎、血栓性血小板减少性紫癜/溶血性尿毒综合征（TTP/HUS）、特发性血小板减少性紫癜（ITP）。

诊断 (图 7-39 和图 7-40)

● 抗磷脂综合征诊断需要有血栓栓塞病史或 5 年内复发性流产病史及血清学阳性结果。血清学标准应至少检测 2 次且间隔至少 12 周,包括以下几项:

▪ 狼疮性抗凝抗体阳性。

▪ 抗心磷脂和抗 β2 糖蛋白Ⅰ型抗体中度至高度水平。

● 眼底荧光血管造影显示视网膜血管病变。

- 动脉期和静脉回流明显延迟。
- 视盘水肿、渗漏。
- 黄斑水肿。
- 血管壁染色、渗漏。
- 周边毛细血管无灌注区。
- 新生血管高荧光。
- 视网膜色素上皮窗样缺损。

治疗

● 抗磷脂综合征患者需要终身服用抗凝药物如华法林或抗血小板药物，以减少发生血栓的风险（图 7-41）。

● 减少心血管事件和血栓形成的可变危险因素，例如高血压、高脂血症、糖尿病、口服避孕药、吸烟等。

预后

● 及时、积极抗凝治疗一般预后较好。

● 确诊的抗磷脂综合征患者，如未进行抗凝治疗，则每年发生血栓相关性并发症的概率为 22%~29%。

● 可能有永久性视力损失。

参考文献

Miyakis S, Lockshin MD, Atsumi T, et al. International consensus statement on an update of the classification criteria for definite antiphospholipid syndrome (APS). *J Thromb Haemost.* 2006;4:295–306.

Ruiz-Irastorza G, Hunt BJ, Khamashta MA. A systematic review of secondary thromboprophylaxis in patients with antiphospholipid antibodies. *Arthritis Rheum.* 2007;57:1487–95.

Tang J, Fillmore G, Nussenblatt RB. Antiphospholipid antibody syndrome mimicking serpiginous choroidopathy. *Ocul Immunol Inflamm.* 2009;17: 278–281.

Utz, V, Tang, J. Ocular manifestations of antiphospholipid syndrome. *Br J Ophthalmol.* Aug 2010 (Epub ahead of print).

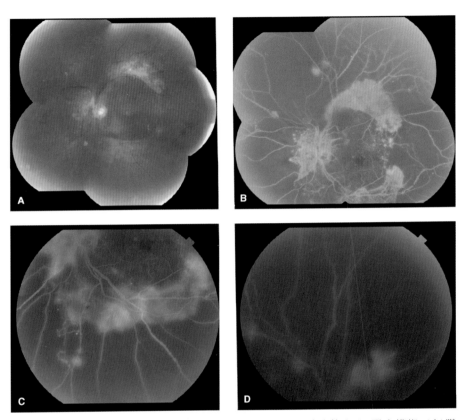

图 7-39 抗磷脂综合征患者左眼后极部眼底表现,右眼因玻璃体积血,眼底模糊。(A)眼底彩照显示血管迂曲、变细,颞侧血管弓处见纤维增殖膜。(B)眼底荧光血管造影中-晚期显示广泛无灌注区,视盘和血管染料渗漏。(C,D)眼底荧光血管造影中期显示周边毛细血管无灌注区边缘可见微血管重建、交通支形成和染料渗漏。

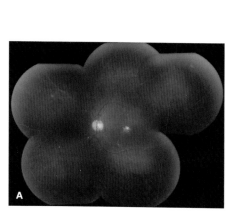 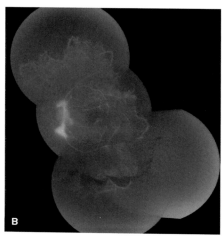

图 7-40　患者周边视网膜可见大片无灌注区。(A)视盘新生血管,下方玻璃体积血。黄斑部硬性渗出。黄斑中心凹颞侧血管重建。(B)眼底荧光血管造影显示视盘新生血管。周边视网膜大片无灌注区。(Courtesy of Alok Bansal, MD, and Nik London, MD.)

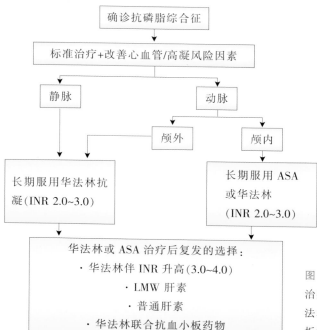

图 7-41　抗磷脂综合征的治疗方案。标准治疗包括华法林治疗静脉栓塞,抗血小板治疗中风或动脉栓塞。

Eales 病

Jyotirmay Biswas ,
Parthopratim Dutta Majumder ■

Eales 病是一种特发性、炎症性、闭塞性血管疾病,患者多为年轻人,主要累及视网膜周边部。

病因学和流行病学

● 病因不明。但有研究者提出对结核菌素蛋白的超敏反应与本病有关,且病理标本已证实存在结核分枝杆菌。实验研究也证实其他免疫介导机制,例如优势 T 细胞反应,也参与 Eales 病发病。

● Eales 病患者分布在很多国家,最多见于印度次大陆。该疾病多见于 20~30 岁的健康年轻人,男性多见,双眼受累者占 50%。

症状

● 飞蚊症、视物模糊。

● 玻璃体积血和视网膜脱离导致中至重度视力下降。

● 少数患者同时患有脊髓病、前庭–蜗神经功能障碍或中风。

体征

● 活动期血管周围炎常有血管鞘、血管周围视网膜出血,累及一个或多个象限。

● 残余的闭塞血管周围可见不同程度的周边视网膜无灌注。

● 周边视网膜缺血导致视网膜新生血管、复发性玻璃体积血和眼前段新生血管(图 7-42 至图 7-44)。

● 视网膜脱离。

● 前房炎性细胞和闪辉、角膜后沉着物、黄斑囊样水肿。

鉴别诊断

● 糖尿病视网膜病变。

● Behçet 病。

● 镰状红细胞视网膜病。

● 视网膜分支静脉阻塞。

● Coats 病。

● 早产儿视网膜病变。

● 家族性渗出性玻璃体视网膜病。

● 高黏滞综合征。

● 结节病。

● 胶原血管病。

● 眼缺血综合征。

● 滑石粉视网膜病变。

诊断

● Eales 病缺乏特异性实验室检查。诊断采用排除法,排除其他原因所致的视网膜血管炎症。

● 绝大部分患者 PPD 阳性。

● 眼底荧光血管造影显示早期血管壁染色,晚期染料渗漏。周边视网膜缺血多见。

- B 超有助于鉴别玻璃体积血是否伴有视网膜脱离。

治疗

- 口服泼尼松（1mg/kg），每周减10mg，持续 6~8 周，是治疗活动期血管周围炎的主要方法。玻璃体腔内注射曲安奈德也有助于治疗血管炎。
- 大片毛细血管无灌注、视网膜或眼前段新生血管和（或）玻璃体积血，可进行全视网膜光凝术（图 7-45）。
- 最新研究证明 Eales 病新生血管增殖与血管内皮生长因子高表达密切相关。玻璃体腔内注射抗血管内皮生长因子抗体可能有助于疾病治疗，尤其是并发早期新生血管性青光眼。

- 玻璃体切除手术可用于清除玻璃体积血，移除视网膜前膜及视网膜脱离复位（图 7-46）。

预后

早期治疗预后较好，大部分患者视力可保持 20/40 甚至更好。

参考文献

Das T, Pathengay A, Hussain N, et al. Eales disease: diagnosis and management. *Eye.* 2010;24: 472-482.

Ishaq M, Feroze AH, Shahid M, et al. Intravitreal steroids may facilitate treatment of Eales' disease (idiopathic retinal vasculitis): an interventional case series. *Eye (Lond).* 2007 Nov;21(11):1403-1405.

Therese KL, Deepa P, Therese J, et al. Association of mycobacteria with Eales' disease. *Indian J Med Res.* 2007;126(1):56-62.

Verma A, Biswas J, Radhakrishnan S, et al. Intra-ocular expression of vascular endothelial growth factor (VEGF) and pigment epithelial-derived factor (PEDF) in a case of Eales' disease by immunohistochemical analysis: a case report. *Int Ophthalmol.* 2010;30(4): 429-434.

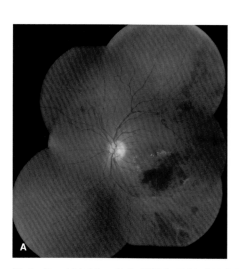
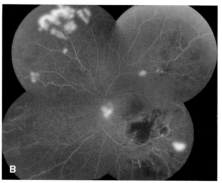

图 7-42　(A)Eales 病患者眼底彩照可见多灶性活动性血管周围炎，周边视网膜无灌注区，浅层视网膜出血。(B)眼底荧光血管造影显示在无灌注区边缘可见多灶性新生血管。(Courtesy of Paul Baker, MD.)

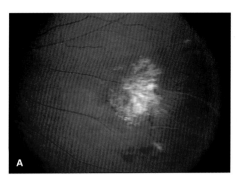
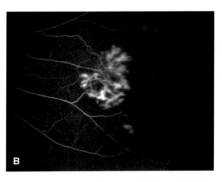

图 7-43　(A)眼底彩照显示周边视网膜新生血管发生于视网膜灌注和无灌注区交界处。
(B)眼底荧光血管造影显示新生血管范围。(Courtesy of S. R. Rathinam.)

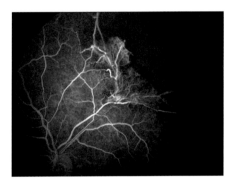
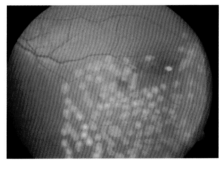

图 7-44　眼底荧光血管造影显示大片新
生血管位于在视网膜灌注与无灌注区交
界处。(Courtesy of S. R. Rathinam.)

图 7-45　眼底彩照显示对视网膜无灌注
区行扇形光凝。

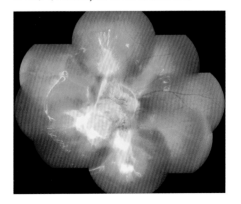

图 7-46　眼底彩照显示继发于纤维血管
增殖的牵拉性视网膜脱离。可采用玻璃体
切除手术剥离视网膜前膜,进行全视网膜
光凝术。

肉芽肿性血管炎
（Wegener肉芽肿）

Keith Wroblewski ▓

肉芽肿性血管炎（又称 Wegener 肉芽肿）是一种 ANCA（抗中性粒细胞胞浆抗体）相关性小血管炎。该疾病可累及所有的器官系统，经典三联征是上、下呼吸道坏死性肉芽肿、全身性血管炎和肾小球肾炎。

病因学和流行病学

- 男女发病比例相似。
- 多发生于 40~50 岁的成年人。
- 90%的患者为高加索人。
- 16%的患者眼部受累（葡萄膜炎、巩膜炎、视网膜血管炎）。

症状

- 最常见的症状包括发热、全身乏力、厌食、关节痛、体重减轻等非特异性全身表现。
  - 任何眼组织均可受累。可能有复视、眼痛、眼红、流泪和视力下降等症状。
  - 有时有鼻窦充血、咳嗽、咯血、呼吸困难和胸部不适。
  - 血或脓涕、耳痛、牙龈肿胀。

体征（图 7-47 至图 7-52）

- 肉芽肿性血管炎可侵犯到全身各个器官组织，所以表现多样化。
- 眼眶病和巩膜炎是最常见的眼部表现，包括：
  - 眼球突出（眼眶炎性假瘤）、压迫性视神经病变、鼻泪管阻塞。
  - 结膜炎、表层巩膜炎、巩膜炎、坏死性巩膜炎和巩膜穿孔、边缘性溃疡性角膜炎。
  - 前、中间或后葡萄膜炎。
  - 视网膜血管阻塞伴新生血管和玻璃体积血。
  - 脉络膜积液、周边视网膜出血和无灌注。
  - 周边视网膜或脉络膜肿瘤。
- 眼外体征。
  - 上呼吸道：鼻出血、鼻窦炎、鼻中隔穿孔伴鞍鼻畸形、听力下降、耳鸣、中耳炎、牙龈炎或声门下气管狭窄导致气道阻塞。
  - 下呼吸道：肺结节、出血性肺不张、呼吸衰竭。
  - 肾脏：肾小球肾炎表现为血尿和蛋白尿，最后进展为肾衰竭。
  - 皮肤：丘疹、结节、血疱和缺血性溃疡。
  - 中枢神经系统：脑膜炎、颅神经病变和脑血管炎。
  - 心血管：心包炎或冠状动脉血管炎。

鉴别诊断

- 结节性多动脉炎。
- 结节病。
- 结核。
- Goodpasture 综合征。
- Churg-Strauss 综合征（全身性血管炎伴外周血嗜酸性粒细胞增多、哮喘和过敏性鼻炎）。
- 显微镜下多血管炎。
- 组织胞浆菌病。
- 眶蜂窝织炎。
- 眶炎性假瘤。
- Grave 眼病。
- 黏膜皮肤利什曼病。

诊断

　　该疾病临床诊断依赖于实验室检查结果。80%~90%的患者是 ANCA 阳性,阴性结果不能完全排除该疾病。

- 实验室检查。
  - c-ANCA：c-抗中性粒细胞胞浆抗体(c-ANCA 或 PR3)检测有助于确诊该疾病,而且有助于追踪病情(预后)。
  - 非特异性检查包括血沉升高、贫血、白细胞增多、血小板增多、高丙球蛋白血症。
  - 检测血清肌酐和肾小球滤过率以评估肾功能。怀疑 Wegener 肉芽肿的患者还需进行尿液检测,显微镜检查尿沉渣以发现血尿和蛋白尿。
- 影像学检查。
  - 胸片或胸部 CT 用于评估肺部情况。
  - 眼部 CT 用于排除疑似眼眶受累的患者。
- 组织活检可证实存在坏死性肉芽肿性血管炎伴白细胞碎裂性血管炎。
- 眼部检查：眼底荧光血管造影用于评估视网膜血管病变。

治疗

- Wegener 肉芽肿病死率较高。及时、积极采用糖皮质激素和其他药物例如环磷酰胺、硫唑嘌呤、甲氨蝶呤治疗可明显降低病死率及与该疾病相关的病死率。
  - 首次采用环磷酰胺和糖皮质激素治疗 2~6 个月,85%~90%的疾病缓解。
  - 最近研究发现利妥昔单抗可有效替代环磷酰胺。
- 除了仅有轻度前葡萄膜炎的病变,局部治疗是不够的。
- 进展性眼眶病变、巩膜穿孔或泪道疾病可能需要手术治疗。
- 环磷酰胺治疗后可能出现出血性膀胱炎或恶性肿瘤,利妥昔单抗治疗可能并发败血症。

预后

- 及时、积极治疗的患者病死率较低,但并发肾脏病变和老年患者的病死率较高。

- 及时给予全身治疗，视力预后较好。但是,压迫性视神经病变、眼球穿孔、黄斑囊样水肿和边缘性溃疡性角膜炎将永久损害视力。

参考文献

Leavitt RY, Fauci AS, Bloch DA, et al. The American College of Rheumatology 1990 criteria for the classification of Wegener's granulomatosis. *Arthritis Rheum.* 1990;33(8):1101–1107.

Leveille AS, Morse PH. Combined detachments in Wegener's granulomatosis. *Br J Ophthal.* 1981; 65: 564–567.

Perry SR, Rootman J, White VA. The clinical and pathologic constellations of Wegener's granulomatosis of the orbit. *Ophthalmology.* 1997;104:683–694.

Spalton DJ, Graham EM, Page NG, et al. Ocular changes in limited forms of Wegener's granulomatosis. *Br J Ophthal.* 1981;65:553–563.

Stone JH, Merkel PA, Spiera R, et al. Rituximab versus cyclophosphamide for ANCA-associated vasculitis. *N Engl J Med.* 2010;363(3):221–232.

Woo TL, Francis IC, Wilczek GA, et al. Australasian orbital and adnexal Wegener's granulomatosis. *Ophthalmology.* 2001;108(9):1535–1543.

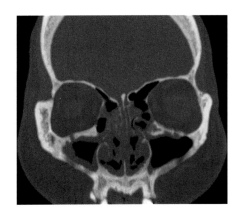

图 7-47 鼻窦 CT 显示严重的双侧鼻黏膜增厚、鼻中隔骨质破坏、中鼻甲解剖异常。

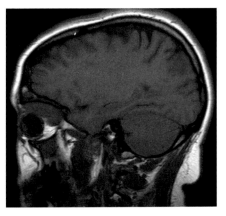

图 7-48 头颅 T1 加权 MRI 显示上方哑铃状眼眶肿瘤，导致眼球向下后方移位。(Courtesy Diva Salomao, MD, Mayo Clinic, Rochester, MN.)

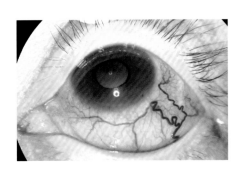

图 7-49 一名巩膜炎患者前段彩照显示巩膜表面粗大、血管扩张。同时可见下方轻度边缘性溃疡性角膜炎。

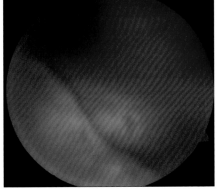

图 7-50 Wegener 肉芽肿患者周边脉络膜肿瘤。

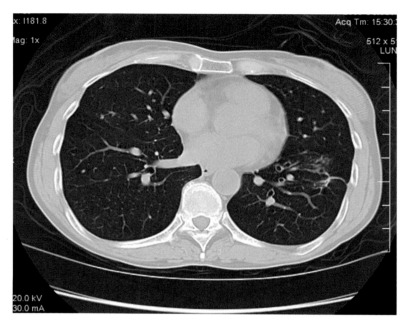

图 7-51　胸部 CT 显示左肺下叶间质增加,可以发展成大的空洞性病变。

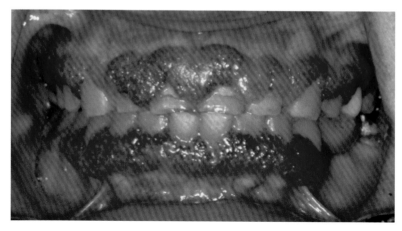

图 7-52　上、下牙龈可见草莓样牙龈炎。(Courtesy of Armed Forces Institute of Pathology.)

川崎病

Leon Charkodian,
Sunil K. Srivastava ∎

　　川崎病，又称川崎综合征和黏膜皮肤淋巴结综合征，是一种急性、自限性、血管性儿童综合征，主要累及血管、黏膜、皮肤和淋巴结。以中度大小血管的坏死性血管炎为特征，是儿童获得性心肌病的首要病因。

病因学和流行病学

- 主要发生于 5 岁以下儿童。
- 在美国，患病高峰为 18~24 个月的幼儿。
- 在亚洲人群中高发，尤其是日本人。
- 男性略多于女性(男:女=1.5:1)。
- 病因不明，感染性抗原诱发自身免疫性炎症可能与疾病相关。

症状

- 突发高热(>39℃)至少持续 5 天。
- 易激惹,常与阳性体征不成比例。
- 抗生素和(或)退烧药无效。

体征

- 双侧非化脓性结膜充血(85%)。
- 咽喉水肿、嘴唇皲裂/肿胀、杨梅舌(90%)。
- 继发性、多形性、非水疱性皮疹(80%)。
- 手掌和足底出现红斑、水肿和脱屑(75%)。
- 颈部淋巴结肿大，多单侧出现(40%)。
- 诊断为典型性川崎病至少符合以上 4 项标准,同时发热超过 5 天。
- 发热后 2~6 周可出现冠状动脉瘤(10%~18%)。
- 常见的眼部表现为前葡萄膜炎,伴或不伴角膜后沉着物。
- 发热之前可能出现一些非特异性表现,包括全身乏力、恶心、呕吐、食欲缺乏、心动过速、咳嗽、腹泻、流涕、睾丸炎、尿道炎、肌炎、心包炎、腹痛和关节痛。

鉴别诊断

- 猩红热。
- 青少年特发性关节炎。
- 多形性红斑/中毒性表皮坏死松解症/Stephens-Johnson 综合征。
- 中毒性休克综合征。
- 咽炎。
- 菌血症/败血症。
- 脑膜炎/脑炎。
- 蜱传播疾病。
- 葡萄球菌烫伤样皮肤综合征。
- 钩端螺旋体病。
- 汞中毒。

诊断

- 首先做实验室检查：红细胞沉降率(ESR)和C-反应蛋白(CRP)。
- 如果 ESR <40mm/hr 且 CRP < 3mg/dL,通常需密切关注。
- 如果 ESR >40mm/hr 且 CRP > 3mg/dL,还需做其他检查:
  - 白细胞计数:>12 000 为异常。
  - 清蛋白:<3g 为异常。
  - 谷丙转氨酶(ALT):较同龄人升高为异常。
  - 尿常规检查:脓尿为异常。
  - 血小板: 发病 7 天后>45 0000 为异常。
  - 血细胞比容:较同龄人贫血为异常。
- 如果≥3 项实验室检查异常,患儿需接受超声心动图检查和药物治疗。
- 如果<3 项实验室检查异常,患儿需接受超声心动图检查。若检查发现异常, 则需接受药物治疗。如果未发现异常,而持续发热,可能需要再次进行超声心动图检查。如果没有发现异常,而发热消退,可能不是川崎病。

治疗

- 静脉输入丙种球蛋白是目前主要的治疗方法（2g/kg 的剂量, 输液时间>12 小时）。发热后 5~7 天开始治疗。
- 口服阿司匹林。80~100mg/(kg·d), 每天 4 次, 持续 2 周后减至 3~5mg/(kg·d),每天 1 次,持续6~8周。如果发现冠状血管异常,阿司匹林治疗时间还要延长。
- 患者需住院治疗,同时进行心脏会诊。
- 禁用布洛芬, 因为它拮抗阿司匹林抗血小板的活性。

预后

- 患者没有出现冠状动脉瘤, 则通常没有并发症。
- 患者若出现了冠状动脉瘤,则需长期监测和治疗;巨大动脉瘤对药物治疗效果不佳,需进行冠状动脉旁路移植甚至心脏移植。

参考文献

Puglise JV, Rao NA, Weiss RA, et al. Ocular features of Kawasaki's disease. *Arch Ophthalmol.* 1982;100(7): 1101–1103.

Rowley AH, Shulman ST. Pathogenesis and management of Kawasaki disease. *Expert Rev Anti Infect Ther.* 2010;8(2):197–203.

Smith LB, Newburger JW, Burns JC. Kawasaki syndrome and the eye. *Pediatr Infect Dis J.* 1989;8(2): 116–118.

复发性多软骨炎

S. R. Rathinam

复发性多软骨炎是一种多系统结缔组织病,导致鼻子、耳廓、呼吸道、关节的软骨组织和富含蛋白多糖组织(包括动脉中层、结膜和巩膜)出现复发性炎症。

病因学和流行病学

- 病因不明。免疫复合体、T 细胞介导的改变、角膜和巩膜中发现的针对 Ⅱ、Ⅸ和Ⅺ胶原蛋白的自身抗体,都可能诱发眼部并发症。
- 复发性多软骨炎可发生于所有人种,多在 30~50 岁发病,女性略多于男性。

症状

- 间歇热、体重减轻、乏力、皮疹。
- 突发鼻痛和耳痛、肿胀、发红。
- 眼红、眼痛。
- 关节疼痛。
- 咳嗽、声音嘶哑、呼吸急促。

体征 (图 7-53 至图 7-55)

- 绝大多数患者有耳廓软骨炎,表现为耳廓疼痛、发红、肿胀。
- 听力突然丧失、眩晕、耳鸣。
- 反复发作的眼睑水肿、表层巩膜炎、巩膜炎、边缘性溃疡性角膜炎、虹膜炎,偶有视网膜病变。患者也可出现眼外肌麻痹或视神经炎。
- 鼻软骨炎表现为鼻部疼痛、发红、鼻塞和(或)流鼻涕。慢性炎症可导致鞍鼻畸形。
- 声音嘶哑、会厌炎和喉气管-支气管狭窄。
- 主动脉环炎症可导致主动脉瓣反流、主动脉夹层和心脏传导阻滞。病变可发展为二尖瓣反流。
- 关节炎最多见于手关节和膝关节,最终导致关节畸形。
- 肾小球肾炎导致肾衰竭和贫血。
- 非特异性皮疹。

鉴别诊断

- 患者可能伴有以下结缔组织病,如:
  - 类风湿关节炎。
  - Behçet 病。
  - Wegener 肉芽肿。
  - 结节性多动脉炎。
  - 系统性红斑狼疮。
- 感染性疾病:
  - 眶蜂窝织炎。
  - 梅毒。
  - 麻风病。
  - Lyme 病。

诊断

- 诊断取决于临床表现,软骨组织活检有一定的帮助。诊断标准包括下列至少 3 项：

- 双侧耳软骨炎。
- 鼻软骨炎。
- 呼吸道软骨炎。
- 非破坏性血清阴性多软骨炎。
- 眼部炎症。
- 耳蜗和(或)前庭功能障碍。
- 或者以上任一项同时软骨组织活检提供组织学特征。

- 胸部影像、EKG/ECG、ESR 和血清学结果可作为鉴别诊断的依据。

治疗

- 口服泼尼松［1mg/(kg·d)］或联合使用甲氨蝶呤(15~20mg/周)或硫唑嘌呤［2~3mg/(kg·d)］。
- 其他药物包括氨苯砜、吗替麦考酚酯、英夫利昔单抗也都有效。使用这些药物需要同时监测红细胞沉降率(ESR)、尿常规和肺功能。

预后

- 预后取决于受累的器官和治疗的效果。
- 早期诊断和积极治疗可有效降低发病率和病死率。
- 发生心血管或肾脏并发症往往提示预后不佳。

参考文献

Gergely P, Poor G. Relapsing polychondritis. *Best Practice & Research Clinical Rheumatology*. 2008;18(5): 723–738.

McAdam CM, O'Hanlan MA, Bluestone R, et al. Relapsing polychondritis: prospective study of 23 patients and a review of the literature. *Medicine Baltimore*. 1976;55: 193–215.

Michet CJ Jr, McKenna CH, Luthra HS, et al. Relapsing polychondritis. Survival and predictive role of early disease manifestations. *Annals of Internal Medicine*. 1986;104:74–78.

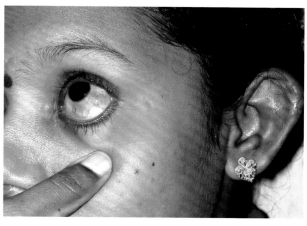

图 7–53　该患者表现为耳廓红肿和轻度巩膜炎。

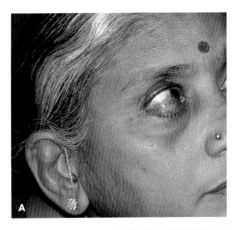

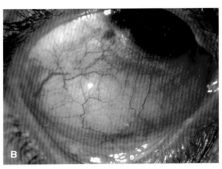

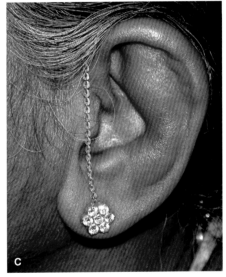

图 7-54　(A)右耳廓明显红肿,右眼巩膜炎。(B)巩膜炎并发角膜缘浸润。(C)左耳廓水肿、红斑。耳垂正常是复发性多软骨炎的典型表现。

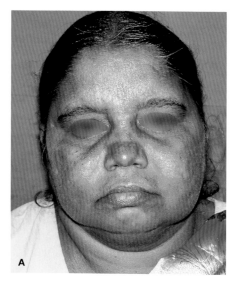

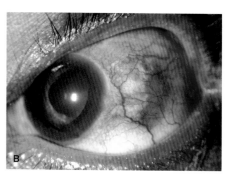

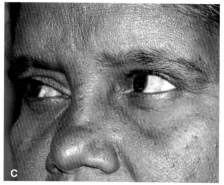

图 7-55 (A)长期软骨炎导致鞍鼻畸形。长期服用糖皮质激素出现库欣综合征,患者呈"满月脸"(为保护患者隐私,遮盖双眼)。(B)左眼慢性巩膜炎,可见巩膜壁变薄,巩膜坏死。(C)几个月后,左眼活动性巩膜炎静止,但巩膜变薄。右眼复发巩膜炎。侧面观可见鞍鼻畸形较之前更明显。

硬皮病

S. R. Rathinam

硬皮病是一种慢性、多系统性、自身免疫性疾病，临床表现为进行性纤维化。慢性炎症、微血管损伤、细胞外基质过度增生和 Ⅰ 型、Ⅲ 型胶原蛋白沉积是其病理特点。该疾病累及眼、肺、心脏、肾脏和消化道。

病因学和流行病学

- 硬皮病是一种原因不明的结缔组织疾病。发生于所有人种，其中非洲人最多见。
- 女男发病比例为 4:1。
- 发病高峰为 30~50 岁。

症状

- 全身症状：乏力、吞咽困难、进行性呼吸困难、关节痛。
- 中枢神经系统症状。
- 眼部症状：眼红、眼痛。

体征 (图 7-56 至图 7-60)

- 全身体征。
  - 硬皮病主要诊断标准是皮肤紧绷、发亮，伴特征性毛发脱落、皮肤硬化不能捏起皱褶。
  - 皮肤硬化可见于手指、面部、颈部和躯干。
  - 指（趾）硬皮病（手指和脚趾的硬皮病）。
  - 口周受累形成小口畸形。
  - 缺血性指部溃疡和（或）手指凹陷性瘢痕。
  - 排汗减少。
  - 关节炎、关节挛缩。
- 眼部体征。
  - 干燥性角膜结膜：最常见的眼部表现，可能很严重。
  - 表层巩膜炎、巩膜炎、巩膜凹陷和边缘性角膜溃疡。
  - 眼睑皮肤纤维化，导致眼睑僵硬、穹隆部狭窄。
  - 非特异性视网膜色素上皮病变。
  - 眼睑及面部毛细血管扩张。
  - 儿童发病的眼部体征与成人相似。此外，儿童可能发生前葡萄膜炎，也可能出现线性硬皮病的脸，被称为"刀砍状"，看起来像一把剑穿过额顶部，可能累及眼眶周围，包括眼睛。

鉴别诊断

- 其他胶原血管性疾病。
- Sjögren 综合征。

诊断

- 诊断主要基于临床检查。但是，抗着丝粒抗体（ACA）、抗酶抗体和抗 RNA 聚合酶 Ⅲ 抗体可能是与不同临床亚型硬皮病相关的特异性抗体。

治疗

* 全身治疗：糖皮质激素是一线用药。口服泼尼松［1mg/(kg·d)］或联合服用甲氨蝶呤（10~15mg/周）或硫唑嘌呤［2~3mg/(kg·d)］通常比较有效。
* 眼部治疗：眼部润滑剂和泪小点栓塞用于治疗干眼。

预后

* 肺部并发症：80%的硬皮病患者发生肺部并发症，包括间质性肺病和（或）肺动脉高压，已成为该疾病死亡的首位并发症。
* 早期进行全身治疗，则眼部并发症预后较好。

参考文献

Subcommittee for Scleroderma. Criteria of the American Rheumatism Association Diagnostic and Therapeutic Criteria Committee, Preliminary criteria for the classification of systemic sclerosis (scleroderma). Subcommittee for scleroderma criteria of the American Rheumatism Association Diagnostic and Therapeutic Criteria Committee. *Arthritis Rheum.* 1980;23:581–590.

Tailor R, Gupta A, Herrick A, et al. Ocular manifestations of scleroderma. Survey of *Ophthalmology.* 2009; 54(2):292–304.

Zannin ME, Martini G, Athreya BH, et al. Ocular involvement in children with localized scleroderma: a multicentre study. *Br J Ophthalmol.* 2007;91:1311–1314.

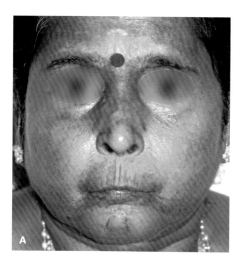

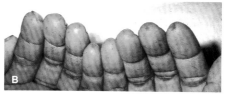

图7-56　(A)硬皮病的典型体征：鼻尖尖锐、小口畸形、口周皮肤皱褶和皮肤脱色素（为保护患者隐私，遮盖双眼）。(B)远端指骨点状凹陷性瘢痕。

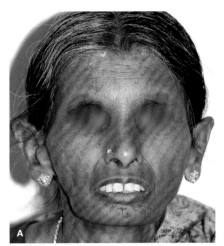

图 7-57　(A)70 岁女性患者面部皮肤皱褶、僵硬(为保护患者隐私,遮盖双眼)。(B)指关节屈曲挛缩,终端指骨骨质吸收。

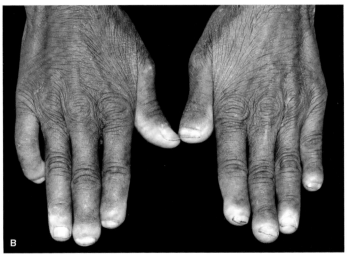

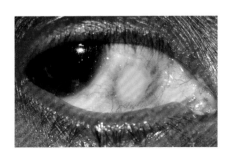

图 7-58　角膜鼻侧巩膜溶解。

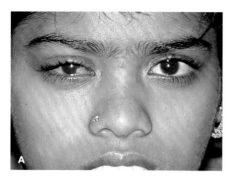
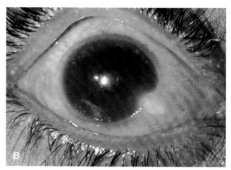
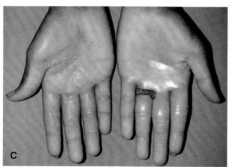
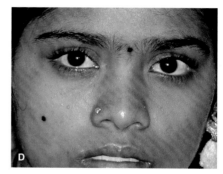
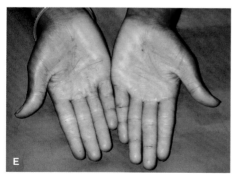

图 7-59　(A)女性硬皮病患者表现为面部皮肤缺乏皱纹，结膜充血，轻度巩膜炎，鼻侧角膜溃疡。(B)右眼放大图。(C)硬皮病的典型表现：手指皮肤增厚、发亮、明显水肿。(D)及时全身使用糖皮质激素治疗后，全身和眼部症状明显好转。(E)全身治疗后硬皮病明显好转。

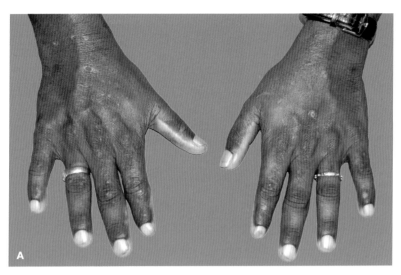

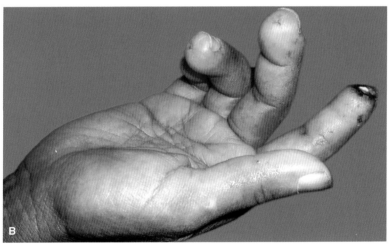

图 7-60 (A)手背皮肤可见大量凹陷和局部硬化。(B)食指指端缺血性凹陷性溃疡,无名指指端点状凹陷。

皮肌炎和多发性肌炎

S. R. Rathinam ▮

多发性肌炎是一种多系统性自身免疫性疾病，以横纹肌炎症和变性为特征。并发皮疹时称为皮肌炎，常累及肌肉、皮肤及周围结缔组织。

病因学和流行病学

- 多发性肌炎被认为是一种由缺陷性细胞免疫介导的肌纤维化综合征，最新的研究发现抗原介导的反应也发挥作用。
- 病毒感染、恶性肿瘤或结缔组织疾病都可能是诱因。皮肌炎认为是体液攻击毛细血管和小动脉导致微梗死、萎缩和肌肉及皮下组织钙化。最新的研究认为这是一种多机制参与的疾病。
- 发病最常见于 5~15 岁儿童及 50~70 岁人群。
- 女男发病比例为 2:1。
- 疾病在世界各地均有流行。

症状

- 起立困难或爬梯困难。
- 易疲劳、肌肉痛、关节痛和肌肉痛性痉挛。
- 眼红、流泪。

体征（图 7-61 至图 7-64）

- 多发性肌炎。
  - 近端肌无力和压痛。
  - 非破坏性关节炎。
  - 心肌炎。
  - 间质性肺病。
  - 雷诺现象。
  - 弥漫性皮肤、皮下组织和部分肌肉钙化。
  - 眼部肌肉不受累，严重时可累及面部肌肉。
- 皮肌炎。
  - 遍布全身（包括眼睑）的蓝紫色皮疹。
  - 红斑、鳞屑、Gottron 丘疹。也表现为广泛的皮肤皱缩、色素沉着和脱色素。
  - 眼部受累常局限于眼睑。有些患者表现为界限清晰的萎缩性眼睑瘢痕。眼睑病变可导致角膜瘢痕。视网膜血管病变少见。

鉴别诊断

- 肌营养不良。
- 甲状腺激素紊乱。
- 药物引起的肌肉病变（他汀类药物或氯喹/羟氯喹）。

诊断

- 酶升高包括肌酸磷酸激酶、醛缩酶、谷草转氨酶、谷丙转氨酶和乳酸脱氢酶。

- MRI 和肌肉活检。
- 40%的患者血清抗体，例如肌炎相关抗体、肌炎特异性抗体阳性。
- 肌力测定和肺功能测定有助于随访疾病进展。

治疗

- 糖皮质激素是一线治疗药物。口服泼尼松[1mg/(kg·d)]或联合甲氨蝶呤[10~15mg/周]或硫唑嘌呤[2~3mg/(kg·d)]可有效治疗该疾病。
- 静脉滴注免疫球蛋白（IVIG）、吗替麦考酚酯、他克莫司和利妥昔单抗已经初步研究证实对治疗皮肌炎有效。

预后

- 1/5 的患者可自然康复。早期治疗可保持患者肌力并减少复发率。长期患病、肌炎将影响生活质量。
- 多发性肌炎患者往往伴有其他疾病,例如 Sjögren 病或硬皮病。
- 15%的皮肌炎患者发现患有癌症。

参考文献

Akikusa JD, Tennankore DK, Levin AV, et al. Eye findings in patients with juvenile dermatomyositis. *J Rheumatology.* 2005;32(10):1986–1991.

Allanore Y, Vignaux O, Arnaud L, et al. Effects of corticosteroids and immunosuppressors on idiopathic inflammatory myopathy related myocarditis evaluated by magnetic resonance imaging. *Ann Rheum Dis.* 2006; 65:249–252.

Dalakas MC. Immunotherapy of myositis: issues, concerns and future prospects. *Nat Rev Rheumatol.* 2010;6(3):129–137.

Hengstman GJ, van den Hoogen FH, van Engelen BG. Treatment of the inflammatory myopathies: update and practical recommendations. *Expert Opin Pharmacother.* 2009;10(7):1183–1190.

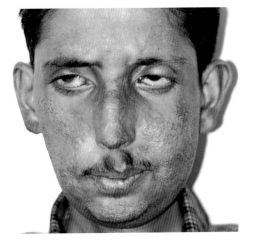

图 7-61　该患者面部布满瘢痕和色素沉着,鼻子和耳垂可见色素斑。

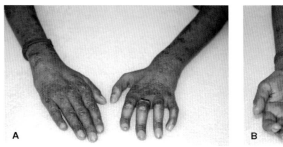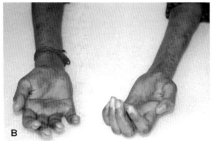

图 7-62 (A)该患者手背可见特征性蓝紫色皮疹和水肿,伴指关节鳞屑性红斑疹(Gottron 丘疹)。(B)前臂和手掌肌肉萎缩。

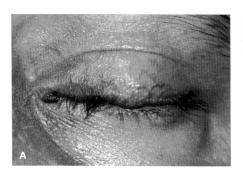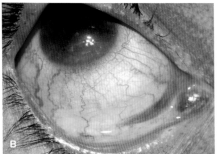

图 7-63 (A)该患者上眼睑皮肤毛细血管扩张。扩张的毛细血管呈紫色,可能是蓝紫色皮疹的前兆。(B)慢性睑板腺炎和角膜浸润。

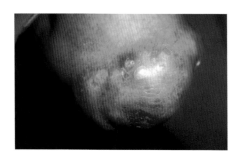

图 7-64 肘关节皮肤钙化。(Courtesy of Dr. Parthiban, Dermatology, Madurai.)

结节性多动脉炎

Julie Lew, Shree Kurup

结节性多动脉炎(polyarteritis no-dosa，PAN)，又称结节性动脉周围炎，是一种少见的多系统性、坏死性血管炎，主要累及全身中等大小动脉和小动脉，可导致视网膜和脉络膜梗死。PAN 最常累及皮肤、关节、胃肠道、肾脏和外周神经。10%~20%的患者眼部受累，可累及眼前段和后段。

病因学和流行病学

- 男女发病的比例为 3:2。
- 平均发病年龄是 45 岁。
- 是一种免疫复合体介导的疾病，与乙型肝炎表面抗原血清阳性相关。

症状

- 发热、体重减轻、不适感。
- 腹痛。
- 肌痛。
- 皮疹包括网状青斑、结节、紫癜和雷诺现象。
- 眼红、眼痛。
- 视物模糊、飞蚊症。
- 附睾炎或卵巢疼痛。

体征

- 美国风湿病协会制定了诊断

PAN 的 10 项标准。确诊 PAN 必须符合以下标准中的至少 3 项：

- 体重减轻≥4kg。
- 网状青斑。
- 睾丸疼痛或压痛。
- 肌肉疼痛、乏力或腿痛。
- 单神经病变或多神经病变。
- 舒张压>90mmHg。
- 尿素氮或肌酐升高。
- 乙型肝炎病毒阳性。
- 动脉畸形。
- 小动脉或中等大小动脉活检发现多形核中性粒细胞。

- 眼部体征(图 7-65 和图 7-66)。
- PAN 眼部最常累及脉络膜血管，导致血管炎。脉络膜和后睫状动脉缺血导致缺血性视神经病变。
- 视网膜中央动脉阻塞。
- 血管迂曲。
- 棉绒斑。
- 硬性渗出。
- 边缘性角膜溃疡和角膜炎。
- 巩膜炎和表层巩膜炎。

鉴别诊断

- Wegener 肉芽肿。
- 梅毒。
- Behçet 综合征。
- SLE。
- 混合性结缔组织疾病。
- 皮肌炎。
- 类风湿关节炎。

诊断标准

- PAN缺乏实验室诊断,但是下列检查有助于诊断:血细胞计数、代谢功能全项、类风湿因子、ESR、ANA、乙肝抗原、ANCA、快速血浆反应素(RPR)以及荧光密螺旋体抗体吸附试验(FTA-Abs)。
- 尿常规。
- 受累的动脉活检。
- 怀疑视网膜血管炎可进行眼底荧光血管造影。
- 怀疑肾脏受累可进行肾动脉造影。

治疗

- 全身使用糖皮质激素是一线治疗方法。
- 难治性病例可采用激素节制药物或联合服用糖皮质激素。所有的激素节制药物包括细胞毒性药物,例如环磷酰胺,都有一定的疗效。

- 硫唑嘌呤可有效维持治疗,以预防疾病复发。
- 血浆置换法可作为糖皮质激素的辅助治疗。

预后

- 早期使用免疫抑制剂是获得良好预后的关键。
- 及时采用免疫抑制剂治疗,5年存活率可以从12%提高到80%。

(朱雪菲　杨培增 译　漆剑 校)

参考文献

Galetta SL. Vasculitis. In: Miller NR, Newman NJ, eds. *Walsh and Hoyt's Clinical Neuro-Ophthalmology.* 5th ed. Vol. 3. Baltimore: Williams & Wilkins; 1998: 3744-3760.

Hsu CT, Kerrison JB, Miller NR, et al. Choroidal infarction, anterior ischemic optic neuropathy, and central retinal artery occlusion from polyarteritis nodosa. *Retina.* 21(4):348-351.

Morgan CM, Foster CS, D'Amico DJ, et al. Retinal vasculitis in polyarteritis nodosa. *Retina.* 1986;6: 205-209.

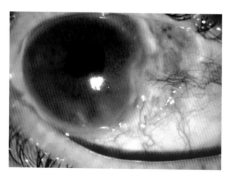

图7-65 PAN相关性巩膜角膜炎伴角膜血管翳和巩膜变薄。

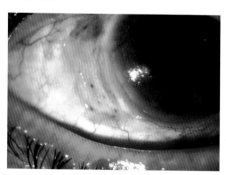

图7-66 坏死性巩膜炎导致巩膜变薄(巩膜软化症)。图片显示巩膜变薄和无血管区扩展至角膜缘外3~4mm。

第 8 章

白点综合征

急性后极部多灶性鳞状色素上皮病变

Céline Terrada, *Bahram Bodaghi* █

Don Gass 于 1968 年首次描述了急性后极部多灶性鳞状色素上皮病变（acute posterior multifocal placoid pigment epitheliopathy, APMPPE 或 AMPPE）。典型表现为外层视网膜色素上皮多发性、双侧、奶油样鳞状病变。该病变是由于脉络膜毛细血管缺血性改变所导致。

病因学和流行病学

- 主要发生于 20~40 岁的年轻人。
- 男女比例相当。
- 通常双眼受累，但双眼发病可以不对称，可能在一眼发病数周后另一眼才发病。

- APMPPE 是特发性疾病，但可能与腮腺炎、2 期梅毒、Lyme 病、A 组链球菌感染和抗乙肝病毒疫苗相关。
- 该疾病也称为急性多灶性缺血性脉络膜病变。

症状

- 视力障碍、视物模糊、闪光感和眼前暗点。
- 病变部位不同，视力下降的程度不同。
- 黄斑受累则视力明显下降，通常发病数周后视力逐步提高。

体征

- 全身体征包括流感样表现和头痛。
- 表层巩膜炎、巩膜炎、前葡萄膜炎、玻璃体混浊、视神经乳头炎和视网膜血管炎。
- 急性期眼底检查可见特征性病变

为 1/2~1 视盘大小的多个黄白色深层斑块样病灶。

- 脉络膜毛细血管缺血性改变导致外层视网膜和视网膜色素上皮层病变。
- 发病数天后病灶从中央开始愈合，残留色素性瘢痕或斑驳状视网膜色素上皮改变。
- 发病 3 周内后极部可以出现新的病变。
- APMPPE 可能出现浆液性视网膜脱离，类似于 VKH 综合征。

鉴别诊断

- 白点综合征：拟眼组织胞浆菌病、点状内层脉络膜病变、多灶性脉络膜炎。
- 结节病、梅毒、结核。
- VKH 综合征。
- 交感性眼炎。
- 视网膜下纤维化/葡萄膜炎综合征。
- 匐行性脉络膜炎。
- 鸟枪弹样脉络膜视网膜病变。

诊断 (图 8-1 至图 8-4)

- 眼底荧光血管造影。
  - 急性期。
    - ▶ 早期和中期低荧光；晚期荧光素染色，染料积存。
    - ▶ 脉络膜毛细血管循环延迟。
  - 晚期：造影早期和晚期呈高荧光轮廓，且无渗漏（窗样缺损）。
- 吲哚菁绿血管造影 (indocyanine green angiography, ICGA) 中病灶显示中期和晚期低荧光。
- 光学相干断层扫描：病灶在光感受器和视网膜色素上皮层表现为结节状高反射带。
- 视野检查能客观地反映了患者所述的中心暗点。
- ERG 和 EOG 正常。

治疗

- 通常无需治疗。
- 若病变累及黄斑，全身使用糖皮质激素可促进视力恢复，很少需要免疫抑制剂。

预后

- 预后较好，6 个月后视力可恢复到 20/25，中心暗点可能持续存在。
- 很少复发或加重。
- 发生黄斑部病变则预后较差。
- 视网膜下新生血管少见。

参考文献

Gass JD. Acute posterior multifocal placoid pigment epitheliopathy. *Arch Ophthalmol.* 1968;80:177–185.

Jones BE, Jampol LM, Yannuzzi LA, et al. Relentless placoid chorioretinitis: a new entity or an unusual variant of serpiginous chorioretinitis? *Arch Ophthalmol.* 2000;118:931–938.

Senanayake SN, Selvadurai S, Hawkins CA, et al. Acute posterior multifocal placoid pigment epitheliopathy associated with erythema nodosum and a flu-like illness. *Singapore Med J.* 2008;49:e333–335.

Souka AA, Hillenkamp J, Gora F, et al. Correlation between optical coherence tomography and autofluorescence in acute posterior multifocal placoid pigment epitheliopathy. *Graefes Arch Clin Exp Ophthalmol.* 2006; 244:1219–1223.

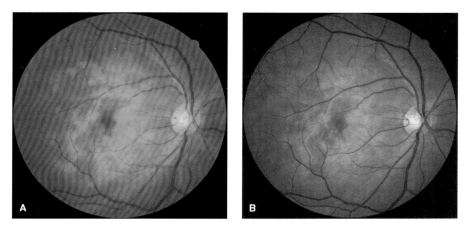

图 8-1　眼底彩照(A)和无赤光眼底照相(B)显示多个深层黄白色鳞状病灶。

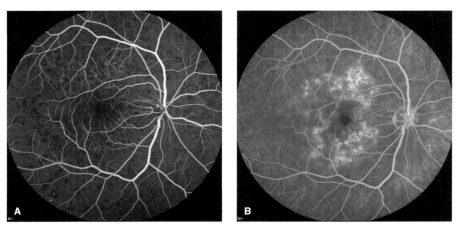

图 8-2　眼底荧光血管造影。早期病灶显示低荧光(A),晚期病灶显示荧光素染色和染料积存(B)。

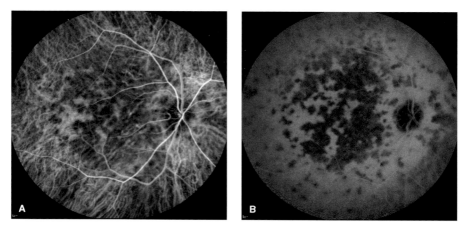

图 8-3　吲哚菁绿血管造影显示病灶在造影中期(A)和晚期(B)低荧光。

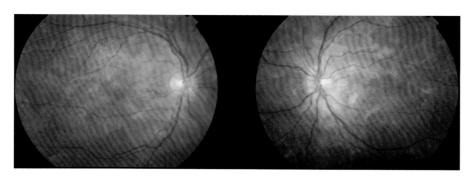

图 8-4　APMPPE 双眼眼底照相可见大片多灶性黄白色病变。

匐行性脉络膜视网膜病变

Céline Terrada , Bahram Bodaghi

匐行性脉络膜视网膜病变，又称为匐行性脉络膜炎、地图状脉络膜病变或地图状螺旋形视盘旁脉络膜病变，是一种炎症性疾病，累及脉络膜、脉络膜毛细血管和视网膜色素上皮。由于该病变从视盘周围以匐行方式进展，因此而得名。

病因学和流行病学

- 匐行性脉络膜炎是一种少见的后葡萄膜炎（在葡萄膜炎中比例<5%），通常发生在 40~70 岁人群。
- 该疾病是一种慢性、进行性、复发性、炎症性或感染性病变。
- 大部分患者表现为单侧视力下降，眼部检查往往发现双眼病变。
- 男性略多于女性。
- 此病在世界各地均有分布。
- 病因不明，自身免疫和感染（单纯疱疹病毒和结核）可能与本病相关。
- 与人类白细胞抗原无关。

症状

- 不伴有黄斑病变和脉络膜新生血管的患者主诉眼前闪光感和视力下降。
- 伴有黄斑病变或脉络膜新生血管的患者主诉视物变形、眼前暗点和视力突降。

体征 (图 8-5 至图 8-7)

- 眼底改变主要是视盘周围脉络膜炎，表现为典型匐行性。部分病例累及黄斑部，而视盘周围正常。
- 与结核性匐行样脉络膜炎以及 Ampiginous 脉络膜炎不同，该病变通常不是典型的多灶性。
- 活动性脉络膜炎病变区域表现为灰黄或黄白色。有时看起来位于视网膜之上。
- 活动性病变 6~8 周后可自行缓解，导致视网膜色素上皮和脉络膜毛细血管萎缩。非活动性病变通常表现为与视盘相连的色素沉着和萎缩性瘢痕。
- 首次发病后数月至数年内疾病可能复发，复发病变位于以前病变的边缘。
- 1/3 患者玻璃体腔后段可见轻度炎性细胞。眼前段炎症少见。
- 35%患者并发脉络膜新生血管。
- 极个别患者可发生视网膜色素上皮脱离和浆液性视网膜脱离。

鉴别诊断

- 白点综合征：APMPPE 或 Ampiginous 脉络膜炎(病变为多灶性)。
- 结核性匐行样脉络膜炎(tuberculous serpiginous-like choroiditis, TB-

SLC）：TB-SLC 患者来自于结核病高发区，玻璃体炎症明显，通常在后极部和周边视网膜可见多灶性病变。匐行性脉络膜炎患者几乎没有玻璃体炎症，多双眼发病，可见巨大的融合病灶，大多沿视盘扩展，局限在后极部。

- 结节病。
- 梅毒。
- VKH 综合征。
- 交感性眼炎。
- 视网膜下纤维化/葡萄膜炎综合征。

诊断

- 眼底照相有助于随访疾病进展。
- 眼底荧光血管造影。
  - 不伴有脉络膜新生血管。
    - ▶ 急性脉络膜炎病变区域早期为低荧光、充盈缺损，晚期弥漫性荧光素染色、染料渗漏。
    - ▶ 非活动性、萎缩病灶表现为窗样缺损，晚期病灶边界呈高荧光。病灶边界高荧光消失表明炎症复发。
  - 以下表现为脉络膜新生血管的典型性症状：早期呈边界清晰的高荧光，晚期染料渗漏。
- 吲哚菁绿血管造影（ICGA）。
  - 脉络膜低荧光区域较眼底荧光血管造影所显示的明显扩大，与原发性炎症性脉络膜毛细血管病变类似。
  - 在眼底荧血管光管造影上未发现的病变，在 ICGA 中可明显显现。
- 光学相干断层扫描有助于发现：

- 黄斑水肿极罕见。
- 视网膜萎缩灶（继发于视网膜色素上皮和脉络膜毛细血管萎缩）。
- 视野检查有助于鉴别中心暗点是绝对性暗点还是相对性暗点。随着病程的延长，视野缺损可以发生变化。
- 排除结核很重要，尤其是进行免疫抑制剂治疗之前。结核菌素皮肤试验（PPD）、胸片和（或）V 干扰素释放试验（例如 QuantiFERON）都有助于排除结核。

治疗

- 控制活动性炎症。
  - 糖皮质激素：全身大剂量使用糖皮质激素，联合眼周局部使用激素可有效控制急性炎症。
  - 免疫调节剂或免疫抑制剂。
    - ▶ 用于难治性病例或对糖皮质激素治疗无效的患者。
    - ▶ 吗替麦考酚酯、硫唑嘌呤、环孢素 A 和环磷酰胺用于治疗严重病例，有些医生建议采用硫唑嘌呤、环孢素和口服泼尼松三联疗法治疗。
    - ▶ 治疗必须根据病情随时调整，必须考虑到药物的副作用。
- 活动性炎症伴脉络膜新生血管：常给予糖皮质激素和免疫抑制剂联合其他辅助方法治疗。
  - 中心凹外：局部激光。
  - 近中心凹：抗血管内皮生长因子（anti-vascular endothelial growth

factor，VEGF)治疗、光动力疗法、局部
激光。

　　■ 中心凹下：抗 VEGF 治疗、光动
力疗法。

　　■ 视盘旁：小病灶局部激光、抗
VEGF 治疗。

预后

● 预后取决于是否累及黄斑和发生
并发症，例如脉络膜新生血管。

● 25%的患者单眼或双眼视力严重
丧失。

参考文献

Akpek EK, Jabs DA, Tessler HH, et al. Successful treatment of serpiginous choroiditis with alkylating agents. *Ophthalmology*. 2002;109:1506–1513.

Cardillo-Piccolino F, Grosso A, Savini E. Fundus autofluorescence in serpiginous choroiditis. *Graefes Arch Clin Exp Ophthalmol*. 2009;247:179–185.

Gupta V, Gupta A, Rao NA. Intraocular tuberculosis: an update. *Surv Ophthalmol*. 2007;52:561–587.

Lim WK, Buggage RR, Nussenblatt RB. Serpiginous choroiditis. *Surv Ophthalmol*. 2005;50:231–244.

Song MH, Roh YJ. Intravitreal ranibizumab for choroidal neovascularization in serpiginous choroiditis. *Eye*. 2008.

Vasconcelos-Santos DV, Rao PK, Davies JB, et al. Clinical features of tuberculous serpiginouslike choroiditis in contrast to classic serpiginous choroiditis. *Arch Ophthalmol*. 2010;128:853–858.

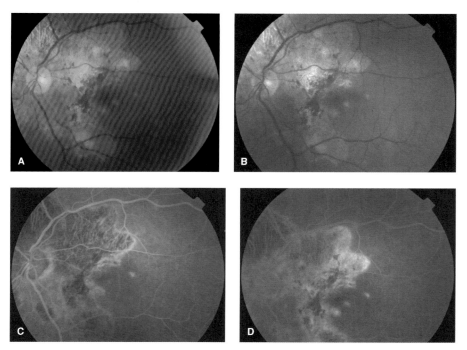

图 8-5　眼底彩照(A)和无赤光眼底照相(B)显示脉络膜炎。后视网膜呈现出与视盘相
连的地图状色素沉着和萎缩性瘢痕。(C)早期眼底荧光血管造影显示病变区灌注受限呈
低荧光，(D)晚期显示非活动性匐形性病灶边界被荧光素着染，呈高荧光。

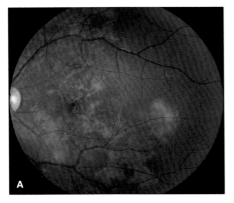
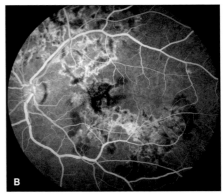
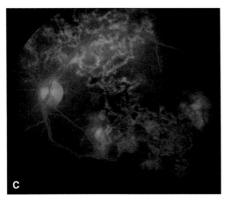

图 8-6　该患者有匐行性脉络膜视网膜病变病史,现视力逐步下降。(A)眼底彩照显示暗区是早期病变遗留下的瘢痕，黄色区域是活动性脉络膜视网膜炎。(B)眼底荧光血管造影早期显示瘢痕区域呈窗样缺损样改变。(C) 新鲜病灶表现为晚期荧光素着染 。(Courtesy of MidAtlantic Retina, the Retina Service of Wills Eye Institute.)

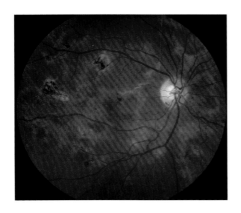

图 8-7　27 岁匐行性脉络膜炎女性患者的眼底彩照，尽管使用了大量免疫抑制剂，病变仍在进展。目前该眼视力是 20/400。(Courtesy of Sunir Garg, MD.)

多发性一过性白点综合征

Céline Terrada , Bahram Bodaghi

多发性一过性白点综合征(multi-focal evanescent white dot syndrom, MEWDS)是一种少见的、急性、多灶性、炎症性视网膜脉络膜病变,通常自发性消退,患者视力预后良好。

病因学和流行病学

- 多发生于 20~40 岁青年女性。
- 病因不明,可能与感染相关。1/3 患者有病毒感染的前驱症状。
- 患者有时伴有中度近视。

症状

- 闪光感,有时在颞侧视野。
- 视物模糊,视力不同程度下降,从 20/20 下降至 20/400。
- 中心暗点。

体征 (图 8-8 至图 8-10)

- 外层视网膜和视网膜色素上皮层可见多个小点状病变。
- 黄斑中心凹出现橘黄色颗粒状改变。
- 眼前节未见炎症,部分患者有轻度玻璃体炎症。

- 一些患者可出现轻度传入性瞳孔阻滞。
- 视盘水肿。
- 通常单眼发病,且有自限性。

鉴别诊断

- 炎症性白点综合征。
- 急性自发性盲点扩大综合征(AIBSE)。
- 急性带状隐匿性外层视网膜病变(AZOOR)。

诊断依据

- 白点。
  - 眼底荧光血管造影显示造影早期和晚期点状病变均表现为高荧光,晚期视盘染色。
  - ICGA。
    - 中/晚期后极部和中周部视网膜布满低荧光点状病灶。
    - ICGA 显示的病灶远多于临床所见或眼底荧光血管造影发现的病灶。
    - 一过性针点样高荧光。
  - 眼底自发荧光。
    - 急性期,视盘和后极部可见小范围的低荧光,白点状病灶显示为高荧光。随着时间的延长,这些点状病变或持续存在或消退。
    - 自发荧光显示的病变明显多于临床所见。
  - 光学相干断层扫描显示病变

位于外层视网膜和视网膜色素上皮层。白点所在位置表现为光感受器外节/内节条带破坏或信号减弱。

- 黄斑颗粒状改变。

  - 在整个造影期间眼底荧光血管造影均表现为高荧光。

  - ICGA 中晚期表现为弱荧光。

  - 眼底自发荧光表现为点状自发荧光增加或减少。

治疗

- 几乎所有患者经过数周或数月治疗后病变自行缓解、视力恢复正常。

预后

- 良好。
- 恢复后可能有轻度色素上皮改变，部分患者可能有永久性视野或色觉异常。

- 黄斑下脉络膜新生血管少见。

参考文献

Dell'Omo R, Mantovani A, Wong R, et al. Natural evolution of fundus autofluorescence findings in multiple evanescent white dot syndrome. *Retina.* 2010; 30:1479–1487.

Gass JD, Hamed LM. Acute macular neuroretinopathy and multiple evanescent white dot syndrome occurring in the same patient. *Arch Ophthalmol.* 1989; 107:189–193.

Jampol LM, Sieving PA, Pugh D, et al. Multiple evanescent white dot syndrome. I. Clinical findings. *Arch Ophthalmol.* 1984;102:671–674.

Mamalis N, Daily MJ. Multiple evanescent white dot syndrome. A report of eight cases. *Ophthalmology.* 1987;94:1209–1212.

Nguyen MH, Witkin AJ, Reichel E, et al. Microstructural abnormalities in MEWDS demonstrated by ultrahigh resolution optical coherence tomography. *Retina.* 2007; 27:414–418.

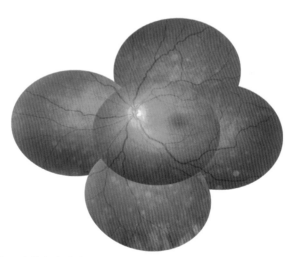

图 8-8　多发性一过性白点综合征患者眼底彩照,显示大量黄白色点状病变分布在视网膜后极部。

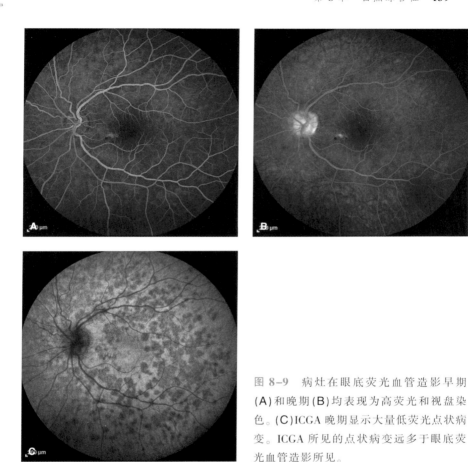

图 8-9　病灶在眼底荧光血管造影早期
(A) 和晚期 (B) 均表现为高荧光和视盘染
色。(C)ICGA 晚期显示大量低荧光点状病
变。ICGA 所见的点状病变远多于眼底荧
光血管造影所见。

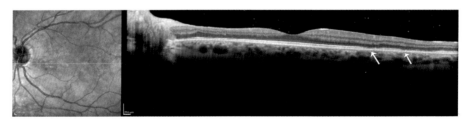

图 8-10　多发性一过性白点综合征患者的 SD-OCT 结果显示光感受器内节/外节条带
破坏或信号减弱(箭头)。

多灶性脉络膜炎/视网膜下纤维化综合征

Céline Terrada, *Bahram Bodaghi*

1984 年,Dreyer 和 Gass 描述了多灶性脉络膜炎伴全葡萄膜炎综合征(multlfocal choroiditis and panuveitis,MFCP)。这是一种少见的、特发性、炎症性脉络膜疾病,类似于拟眼组织胞浆菌病综合征(presumed ocular histoplasmosis syndrome,OHS),多发生于健康年轻人。MFCP、PIC、MEWDS 和 AIBES 可能是同一种疾病的不同表现,但该假设尚未得到证实。

病因学和流行病学

● 该疾病通常发生于白种人(80%病例)。

● 通常发生于 30~40 岁人群,女性多于男性(比例约为 3:1),患者多有近视。

● 80%的患者双眼发病,也可单眼发病或双眼先后发病。

● 可发生于世界各地。

● 通常不伴有全身病变。

● 与 HLA 无关,可能是病毒诱导。

症状

● 患者主诉眼前闪光感、眼前黑影、和(或)生理盲点扩大,极少数患者没有任何临床症状。

● 黄斑受累或黄斑下脉络膜新生血管膜形成,患者可诉视物变形、暗点和(或)中心视力突降。

体征

● 轻度前房闪辉、前房炎性细胞。

● 玻璃体混浊,有助于与眼组织胞浆菌病相鉴别。

● 多个脉络膜病灶(20~100)广泛分布在整个后极部和中周部。活动性病灶呈"奶油状",陈旧性病灶表现为萎缩状,边缘色素沉着。病变发生在视网膜色素上皮和脉络膜水平。

● 病灶直径约为 50~350μm,可扩大及互相融合。

● 30%的患者发生脉络膜新生血管,典型表现为视网膜下液、视网膜下出血和视网膜下渗出。

● 可发生黄斑囊样水肿、视网膜前膜、视盘水肿、盲点扩大及视盘周边瘢痕。

● 视网膜下纤维化可能与萎缩性瘢痕相关,很可能是疾病亚临床期进展的结果。

鉴别诊断

● 白点综合征。

■ 拟眼组织胞浆菌病:与多灶性脉络膜炎不同,没有前葡萄膜炎或玻璃体炎症的表现。

■ 点状内层脉络膜病变:多数研究认为它是多灶性脉络膜炎的一种

变异表现。其病变更深，玻璃体炎症反应更少。

■ 鸟枪弹样视网膜脉络膜病变：此病患者通常 HLA-A29 阳性，发病年龄较大，且病灶更大、更连续。

● 结节病、梅毒、结核。

● VKH 综合征。

● 交感性眼炎。

● 视网膜下纤维化/葡萄膜炎综合征。

● 匍行性脉络膜炎。

诊断 (图 8-11 至图 8-13)

● 眼底荧光血管造影。

■ 急性脉络膜炎造影早期为低荧光，晚期染料染色。

■ 晚期(慢性)脉络膜炎早期高荧光一直持续到晚期(窗样缺损)。

■ 视盘和血管壁染色。

■ 黄斑囊样水肿。

■ 若并发脉络膜新生血管，早期表现为边界清晰的高荧光，晚期染料渗漏。

● ICGA。

■ 围绕视盘大小不一的低荧光炎症性病灶。

■ ICGA 所见的病灶远多于临床检查所见。

● 眼底自发荧光表现为低荧光性瘢痕。

■ 大病灶(>125μm)表现为萎缩性瘢痕。

■ 可发现数百个小病灶(<125μm)，

这些小病灶在临床检查时并不能被发现。

● 光学相干断层扫描显示为光感受器和视网膜色素上皮层面结节状高反射带。

● 视野检查可发现视野缺损的区域，定期复查可监测疾病的进展。

● ERG 通常正常或非特异性振幅轻度降低。多焦 ERG 表现为振幅广泛降低，视野检查中的暗点区域振幅降低更明显。

治疗

● 葡萄膜炎。

■ 糖皮质激素。

▶ 全身使用糖皮质激素可有效控制急性炎症。

▶ 眼周和玻璃体腔内注射以及缓释装置也有助于治疗。

■ 免疫调节剂治疗。

▶ 慢性多灶性脉络膜炎患者可考虑使用免疫调节治疗，尤其是使用小剂量激素不能控制炎症或者对糖皮质激素不能耐受的患者。

▶ 甲氨蝶呤、吗替麦考酚酯和硫唑嘌呤都有一定效果。

▶ 免疫调节剂治疗已被证实可以明显降低黄斑并发症，包括黄斑囊样水肿、视网膜前膜和脉络膜新生血管形成。

● 脉络膜新生血管：糖皮质激素和免疫调节剂通过抑制炎症减少脉络

膜新生血管的复发率。

　■ 中心凹外脉络膜下新生血管膜可采用局部激光治疗。

　■ 中心凹旁和中心凹下的新生血管膜采用抗 VEGF、PDT 和玻璃体腔注射曲安奈德治疗。视力低于 20/100 且对其他治疗方法无效的患者可选择黄斑下手术。

　■ 视盘旁脉络膜新生血管采用局部激光治疗和抗 VEGF 治疗。

　■ 有报道活动性新生血管也可自行消退。

预后

● 发生中心凹下病变、脉络膜新生血管膜、慢性黄斑囊样水肿或视网膜下纤维化等病变,则 75% 的患者至少一眼视力永久性丧失。

● 全身使用糖皮质激素和免疫调节剂,则预后较好。

　■ 黄斑并发症减少 83%。

　■ 视力低于 20/200 或更差的比率下降 92%。

参考文献

Dreyer RF, Gass DJ. Multifocal choroiditis and panuveitis. A syndrome that mimics ocular histoplasmosis. *Arch Ophthalmol.* 1984;102:1776–1784.

Fine HF, Zhitomirshy I, Freund KB, et al. Bevacizumab (Avastin) and ranibizumab (Lucentis) for choroidal neovascularization in multifocal choroiditis. *Retina.* 2009;29:8–12.

Michel SS, Ekong A, Baltazis S, et al. Multifocal choroiditis and panuveitis: immunomodulatory therapy. *Ophthalmology.* 2002;109:378–383.

Parnell JR, Jampol LM, Yanuzzi LA, et al. Differentiation between presumed ocular histoplasmosis syndrome and multifocal choroiditis with panuveitis based on morphology and photographed fundus lesions and fluorescein angiography. *Arch Ophthalmol.* 2001; 119:208–212.

Thorne JE, Wittenberg S, Jabs DA, et al. Multifocal choroiditis with panuveitis: incidence of ocular complications and loss of visual acuity. *Ophthalmology.* 2006; 113:2310–2316.

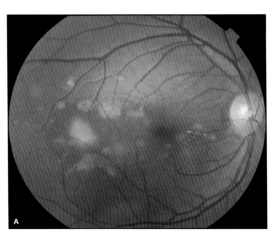

图 8-11　典型性亚急性多灶性脉络膜炎眼底表现为多个奶油样病变。(待续)

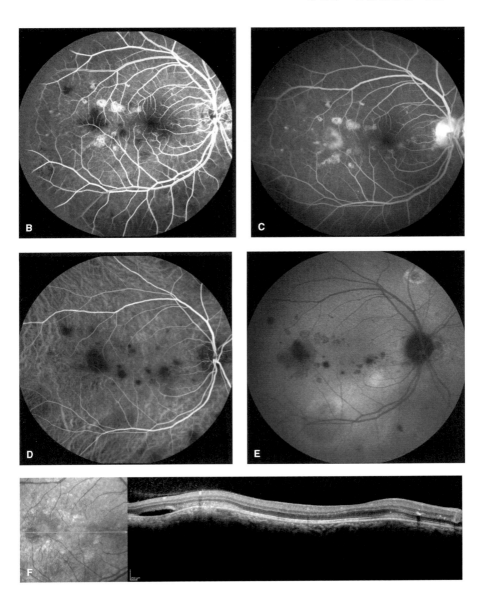

图 8-11（续）　眼底荧光血管造影显示病灶早期表现为低荧光（B），晚期荧光素染色（C）。ICGA 显示早期（D）和晚期（E）病灶均表现为低荧光。ICGA 显示的病灶远多于临床检查发现的病灶或眼底荧光血管造影发现的病灶。（F）光学相干断层扫描显示外层视网膜/视网膜色素上皮病灶呈高反射。黄斑中心凹颞侧视网膜下积液。

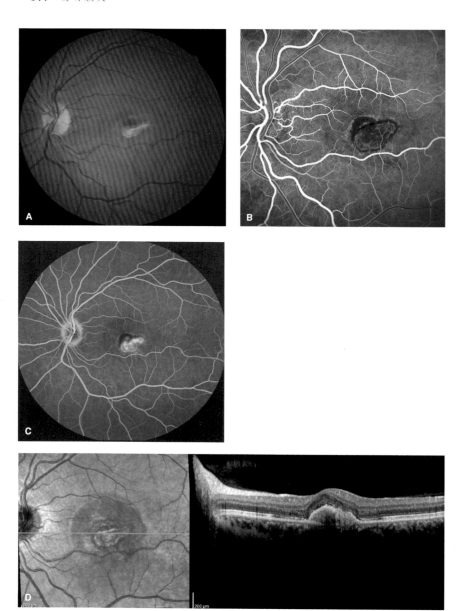

图 8-12   多灶性脉络膜炎伴发中心凹下脉络膜新生血管。(A)眼底彩照显示中心凹下脉络膜新生血管膜。眼底荧光血管造影显示早期低荧光 (B)，晚期荧光素染色(C)。(D)光学相干断层扫描显示中心凹下脉络膜新生血管。

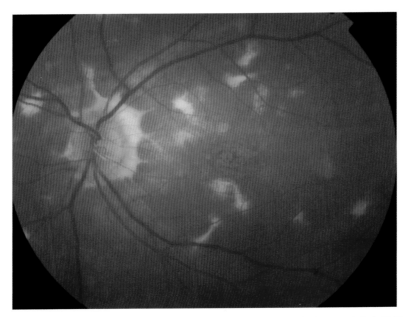

图 8–13 多灶性脉络膜炎并发视网膜下纤维化。眼底彩照有助于记录疾病进展。

点状内层脉络膜病变

Céline Terrada，*Bahram Bodaghi* ▉

点状内层脉络膜病变（punctuate inner choroidopathy，PIC）在 1984 年首次被描述。PIC 属于多灶性脉络膜炎伴全葡萄膜炎类的疾病，很多临床症状和体征与多灶性脉络膜炎伴全葡萄膜炎相同，但 PIC 有其特征性改变，主要表现在病变的大小。

病因学和流行病学

- 世界各地均有分布，但大部分病例发生于高加索人，占总病例的 80%。
- 85%的患眼近视。
- 多发于 20~40 岁的成年人，发病年龄较多灶性脉络膜炎年轻。
- 通常单眼发病，也可以双眼不对称发病。
- 通常不伴有全身症状，与 HLA 无关。
- 该病主要是脉络膜毛细血管的炎症病变，可导致脉络膜毛细血管无灌注，外层视网膜严重缺血。常常并发视网膜下新生血管。

症状

- 黄斑中心凹未直接受累的患者常主诉中央闪光感和(或)小暗点。

- 黄斑中心凹病变或并发中心凹下脉络膜新生血管的患者症状明显加重，主诉视力突降、视物变形和中心暗点。
- 有时发生眼前黑影和畏光。

体征

- 不出现眼前段或玻璃体腔炎症。
- 眼底检查发现多个(5~20)小的深层灰白色病灶散布在整个后极部。病灶直径为 50~200μm。
- 病灶较多灶性脉络膜炎小，色素也较少。
- 浆液性视网膜脱离罕见。
- 70%的病例发生脉络膜新生血管，表现为视网膜下液、视网膜下出血和视网膜下渗出（在慢性病例中最多见）。通常在发病 1 年内发生。
- 80%的患者发生视网膜下纤维化。
- 脉络膜新生血管和视网膜下纤维化通常在发病 1 年后发生。

鉴别诊断

- 眼组织胞浆菌病。
- 多灶性脉络膜炎。
- 鸟枪弹样脉络膜视网膜病变。
- 弓形体病、梅毒、结核。
- 内源性眼内炎(念珠菌病)早期表现出的多灶性脉络膜病变。
- 结节病。
- VKH 综合征。
- 交感性眼炎。

- 视网膜下纤维化/葡萄膜炎综合征。
- 原发性眼内淋巴瘤。

诊断 (图 8-14 至图 8-16)

- 眼底荧光血管造影。
  - 不伴有脉络膜新生血管。
    - ▶ 活动期病灶造影早期表现为高荧光,晚期荧光素染色或渗漏,大部分临床可见的病灶在眼底荧光血管造影上表现不明显。
    - ▶ 浆液性视网膜脱离晚期表现为染料积存。
    - ▶ 瘢痕早期表现为低荧光,晚期为高荧光。
  - 伴有脉络膜新生血管:造影早期表现为境界清晰的高荧光,晚期荧光素渗漏。
- ICGA。
  - 特征性表现为后极部小片状淡蓝色炎症性病灶。
  - ICGA 显示的病灶远多于临床检查发现的病灶。
  - ICGA 是检测活动性病灶范围的唯一手段。
- 眼底自发荧光显示后极部散在布满低自发荧光点状病灶。
- 光学相干断层扫描:其表现与多灶性脉络膜炎相似(光感受器和视网膜色素上皮层结节状高反射带),即使其病变尤其是脉络膜水平的病变较多灶性脉络膜炎严重得多。

- 视野检查客观地反映了患者主诉的暗点,较多灶性脉络膜炎更趋中心。

治疗

- 急性炎症期。
  - 糖皮质激素。
    - ▶ 全身使用糖皮质激素可有效控制急性炎症。
    - ▶ 玻璃体腔注射和缓释装置也都有效,可治疗脉络膜新生血管或黄斑水肿。
  - 免疫调节剂治疗:PIC 是一种慢性疾病,常常并发脉络膜新生血管,因此需要长期使用免疫抑制剂。
    - ▶ 所有难治性炎症患者或者对糖皮质激素不能耐受的患者都可以考虑使用免疫调节剂。
    - ▶ 甲氨蝶呤、吗替麦考酚酯、硫唑嘌呤和环孢素 A 均有效。
    - ▶ 全身使用免疫调节剂可降低视力丧失和黄斑并发症的风险,例如黄斑囊样水肿,视网膜前膜和脉络膜新生血管。
- 脉络膜新生血管:糖皮质激素和免疫调节治疗通过控制炎症而降低脉络膜新生血管复发率。治疗同其他原因导致的脉络膜新生血管。
  - 中心凹外脉络膜新生血管:局部激光治疗。
  - 旁中心凹和中心凹下脉络膜新生血管:眼内注射糖皮质激素、光动力疗法,抗 VEGF 治疗、黄斑下手术。

■ 视盘周围脉络膜新生血管：局部激光治疗（小病灶）、抗 VEGF 治疗。

■ 活动性新生血管可能自行消退。

预后

● 不伴有脉络膜新生血管、视网膜下纤维化和中心凹病变的患者预后较好，视力可保持在 20/40。

● 伴有脉络膜新生血管、视网膜下纤维化和炎症性病变的患者，预后可能不佳。

● 糖皮质激素和免疫调节剂治疗也可能无效。

参考文献

Brueggeman RM, Noffke AS, Jampol LM. Resolution of punctuate inner choroidopathy lesions with oral prednisone therapy. *Arch Ophthalmol.* 2002;120:996.

Gerstenblith AT, Thorne JE, Sobrin L, et al. Punctate inner choroidopathy: a survey analysis of 77 persons. *Ophthalmology.* 2007;114(6):1201–1204.

Shimada H, Yuzawa M, Hirose T, et al. Pathological findings of multifocal choroiditis with panuveitis and punctuate inner choroidopathy. *Jpn J Ophthalmol.* 2008;52: 282–288.

Watzke RC, Packer AJ, Folk JC, et al. Punctuate inner choroidopathy. *Am J Ophthalmol.* 1984;98:572–584.

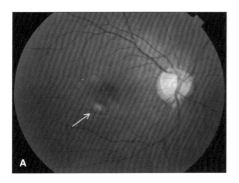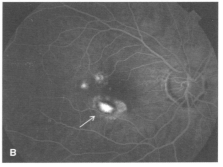

图 8-14　(A)双眼 PIC 患者眼底彩照显示非活动性瘢痕和右眼继发性脉络膜新生血管。(B)眼底荧光血管造影显示右眼活动性脉络膜新生血管。萎缩灶部位表现为视网膜色素上皮窗样缺损。

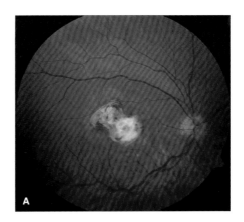

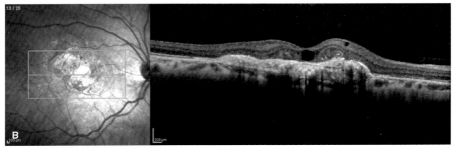

图 8-15　(A)PIC 并发黄斑中心凹下脉络膜新生血管患者需要长期玻璃体腔抗 VEGF 治疗和全身使用免疫抑制剂。(B)光学相干断层扫描显示视网膜下纤维化和黄斑囊样水肿。

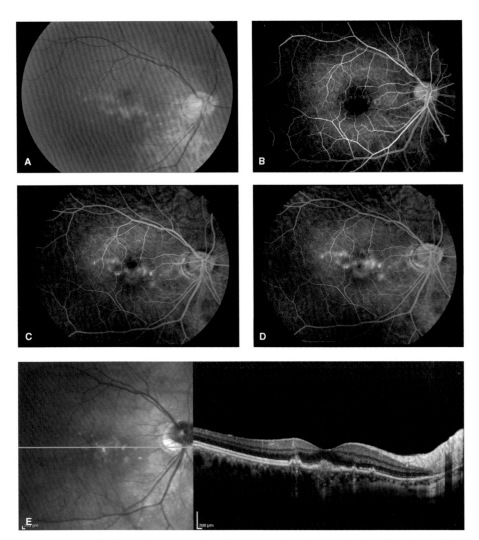

图 8-16　25 岁单眼 PIC 患者。(A)眼底彩照显示多个小的、深层灰白色黄斑病变。眼底荧光血管造影显示早期高荧光(B),中期(C)和晚期(D)高荧光更强。(E)光学相干断层扫描显示局灶性视网膜色素上皮脱离伴视网膜下沉着物和外层视网膜改变。(Courtesy of M. B. Rougier.)

拟眼组织胞浆菌病

P. Kumar Rao

拟眼组织胞浆菌病(ocular histo-plasmosis syndrome, OHS) 是一种可能由感染荚膜组织胞浆菌而引起的脉络膜病变。单眼或双眼发病。典型表现为无眼内炎症。

病因学和流行病学

● 感染荚膜组织胞浆菌病最常出现于美国的俄亥俄州和密西西比河山谷,在世界其他地方少见。此病可能是由于机体吸入病菌所引起。

● 流行地区 12.9%的患者有眼部表现。

● 大部分患者症状在 30~40 岁左右出现。

● 此病可能与 HLA-DRw2 和 HLA-B7 相关。

● 高加索人最多见。

症状

● 感染荚膜组织胞浆菌后首先出现流感样症状。大部分患者在例行眼科检查时才能作出诊断。

● 患者主诉中心视力下降或变形。2%的患者因发生脉络膜新生血管而丧失视力。

体征 (图 8-17 至图 8-22)

● 拟眼组织胞浆菌病主要有 4 个体征:

■ 穿凿样脉络膜视网膜瘢痕,又称"组织胞浆斑(histo spots)"。表现为小圆形、萎缩状、脱色素病损。散在分布在整个后极部, 偶尔表现为线状"组织胞浆条纹(histo streaks)"。

■ 视盘相连的脱色素萎缩灶。

■ 玻璃体腔或前房中无炎性细胞。

■ 黄斑下脉络膜新生血管膜可导致视网膜下出血、积液或瘢痕。

鉴别诊断

● 多灶性脉络膜炎。

● 结节病。

● 结核。

● 梅毒。

● 鸟枪弹样脉络膜炎。

● 年龄相关性黄斑变性。

诊断

● 眼底荧光血管造影显示穿凿样脉络膜视网膜瘢痕区域呈窗样缺损或荧光素染色,脉络膜新生血管区域有染料渗漏。

● 组织胞浆菌抗原皮肤试验通常为阴性。

治疗

● 穿凿样脉络膜视网膜瘢痕不需

要治疗。

● 针对眼组织胞浆菌病的脉络膜新生血管膜有很多治疗方法，包括抗VEGF、激光烧灼、光动力治疗、视网膜下手术和眼周或全身服用糖皮质激素。定期玻璃体腔注射抗VEGF药物可有效治疗此病，已成为黄斑中心凹下脉络膜新生血管膜治疗的一线药物。

● 视力<20/100的患者可考虑进行黄斑下手术。但是，随着其他治疗方法的进展，只有其他方法治疗无效的情况下才考虑进行黄斑下手术。

预后

● 脉络膜新生血管的出现严重影响最终视力。

参考文献

Adan A, Mateo C, Navarro R, et al. Intravitreal bevacizumab (Avastin) injection as primary treatment of inflammatory choroidal neovascularization. *Retina*. 2007;27:1180–1186.

Busquets MA, Shah GK, Wickens J, et al. Ocular photodynamic therapy with verteporfin for choroidal neovascularization secondary to ocular histoplasmosis syndrome. *Retina*. 2003;23(3):299–306.

Davidorf FH, Anderson JD. Ocular lesions in the Earth Day, 1970, histoplasmosis epidemic. *Int Ophthalmol Clin*. 1975;15(3):51–63.

Ehrlich R, Ciulla TA, Maturi R, et al. Intravitreal bevacizumab for choroidal neovascularization secondary to presumed ocular histoplasmosis syndrome. *Retina*. 2009;29(10):1418–1423.

Hawkins BS, Bressler NM, Bressler SB, et al. Submacular Surgery Trials Research Group. Surgical removal vs observation for subfoveal choroidal neovascularization, either associated with the ocular histoplasmosis syndrome or idiopathic: I. Ophthalmic findings from a randomized clinical trial: Submacular Surgery Trials (SST) Group H Trial: SST Report No. 9. *Arch Ophthalmol*. 2004;122(11):1597–1611.

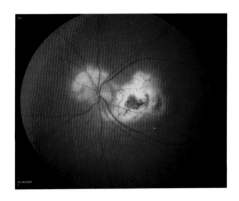

图 8-17 眼底彩照显示视盘周围萎缩伴盘状瘢痕及脉络膜新生血管。

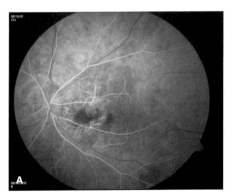

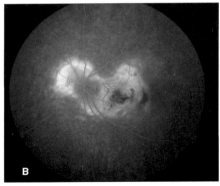

图 8-18 (A)眼底荧光血管造影早期显示视盘周围和黄斑区萎缩灶和瘢痕。(B)造影晚期显示视盘周围和黄斑区萎缩灶和瘢痕荧光素染色,表现为高荧光。

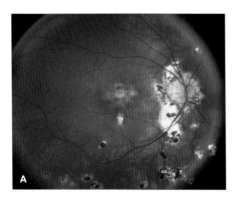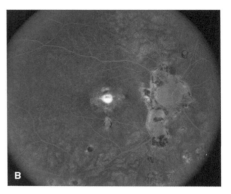

图 8-19　(A)眼底彩照显示视盘周围萎缩、多个穿凿样病灶和退行性黄斑中心凹下脉络膜新生血管。(B)眼底荧光血管造影晚期显示为视盘周围萎缩灶边界和中心凹下脉络膜新生血管膜荧光素染色,呈高荧光。

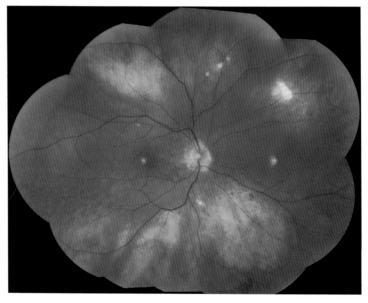

图 8-20　眼底彩照拼图显示边界清晰的视盘周围萎缩灶和后极部及中周部散在的穿凿样病灶。

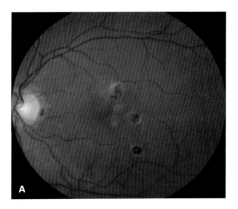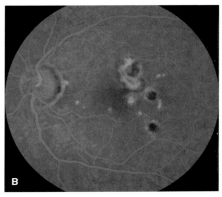

图 8-21　(A)眼组织胞浆病患者无玻璃体炎症,眼底彩照显示视盘周围萎缩灶,后极部局灶性脉络膜视网膜炎、黄斑中心凹颞上方视网膜下脉络膜新生血管膜。(B)眼底荧光血管造影显示视网膜色素上皮窗样缺损(高荧光),脉络膜视网膜萎缩灶(低荧光),颞上方脉络膜新生血管膜染料染色。

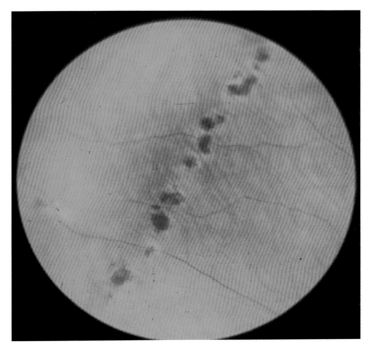

图 8-22　患者眼底彩照显示中周部线状色素沉着斑,又称为"组织胞浆条纹"。

鸟枪弹样脉络膜视网膜病变（白点状脉络膜视网膜病变）

Matthew A. Cunningham,

Steven Yeh ■

鸟枪弹样脉络膜视网膜病变于1980年首次由 Ryan 和 Maumanee 描述，1981年 Gass 随后再次报道。鸟枪弹样脉络膜视网膜病变是一种少见的、特发性的后葡萄膜炎，典型表现为多个低色素脉络膜病变，散布在整个眼底。占后葡萄膜炎总数的 6%~7.9%。

病因学和流行病学

● 鸟枪弹样脉络膜视网膜病变表现为慢性、复发性、双眼发病，通常发生于 30~70 岁的成人。

● 女性略多于男性。高加索人常见。

● 视网膜 S 抗原可能参与疾病发病，但确切病因不明。HLA-A29 与疾病密切相关。

● 未治疗的鸟枪弹样脉络膜视网膜病变的组织病理学揭示淋巴细胞（常为 CD8[+] T 细胞）浸润脉络膜、光感受器和围绕在视网膜血管周围。

症状

● 患者多有眼前黑影、色觉障碍和（或）夜盲、视力轻度下降和闪光感。

● 症状可能与临床检查结果不符。（例如患者可能有 20/20 的视力，但感觉视物模糊）。

体征 (图 8-23 至图 8-26)

● 结膜和巩膜正常，一般不伴有眼前段炎症、角膜后沉着物和虹膜后粘连。

● 玻璃体炎症，不伴有雪球或雪堤征。

● 深层、边界不清、脱色素或奶油色脉络膜病变分布于后极部和中周部。

■ 可能症状开始数年后才发现体征。

■ Ryan 描述为"像从猎枪中散射出来的多个、小白点状鸟枪弹样病灶"。

■ 典型病变为卵圆形或圆形，呈线性分布。

■ 通常成簇分布在视盘周围，尤其是视盘鼻侧和下方，也可弥散性分布于周边视网膜(少见)。

● 其他的重要体征包括视网膜静脉周围炎，经眼底荧光血管造影检查可以更清晰地显现；视盘水肿、黄斑囊样水肿是此病导致视力丧失的最常见原因。

鉴别诊断

● 结节病。

● 眼内淋巴瘤。

- MFCP。
- 多灶性一过性白点综合征。
- APMPPE。
- 后巩膜炎。
- 交感性眼炎。
- 梅毒。
- 结核。
- VKH 综合征。

诊断

- HLA-A29 型：80%~90%患者 HLA-A29 阳性，对照组阳性率仅为 7%（相对风险系数为 50）。
- 眼底荧光血管造影：用于评价疾病的活动性和预后。
  - 鸟枪弹样病灶造影早期为低荧光，晚期为高荧光。
  - 造影可发现视网膜和视神经新生血管、视网膜血管渗漏、视盘水肿和黄斑水肿。
- ICGA。
  - 活动性病变在造影早期和中期表现为低荧光，造影晚期为强荧光或同等强度的荧光。
  - 慢性、非活动性病变在整个造影过程中始终表现为弱荧光。
  - ICG 造影显示的病灶数量远超过临床检查或眼底荧光血管造影所发现的病灶数目。
- ERG。
  - 视力良好的患者也可能表现出异常。
  - 疾病早期 ERG 可能正常，随着疾病进展，振幅和潜伏期时间异常；典型表现为暗适应 b 波反应受疾病影响早于明适应b 波。
- 视野。
  - 视野缺损与鸟枪弹样病变分布不一致。
  - 可发现多种视野缺损，如中心暗点、旁中心暗点、弥漫性周边视野缩窄或弥漫性缺损。
- 光学相干断层扫描有助于确定黄斑囊样水肿的范围，以便随访治疗的效果。

治疗

- 急性炎症期，眼周和全身使用糖皮质激素是首选治疗。
- 免疫调节剂通常用于长期控制疾病。即使中心视力良好，患者出现黄斑囊样水肿、ERG 异常或视野异常，均应考虑进行免疫调节剂治疗。
  - 环孢素是此病最常使用的免疫抑制剂，可以有效降低炎症，稳定或提高视力。
  - 抗代谢药物（甲氨蝶呤、硫唑嘌呤、吗替麦考酚酯）和烷化剂（苯丁酸氮芥、环磷酰胺）都可以有效控制疾病，改善预后。抗代谢药物具有良好、长期的安全性。
  - 赛尼哌（人抗 IL-2 受体）有助于疾病的长期缓解。
- 鸟枪弹样脉络膜视网膜病变（例

如黄斑囊样水肿和脉络膜新生血
管)需要局部或全身治疗联合控制脉
络膜炎症。

预后

- 全身使用免疫抑制剂有助于长期
保存视力,降低或稳定脉络膜炎症。
- 使用免疫抑制剂后客观和主观视
网膜功能均有提高。
- 如果未及时治疗,鸟枪弹样脉络
膜视网膜病变会出现并发症,包括黄
斑囊样水肿和脉络膜新生血管,从而
可能导致永久性视力丧失。
- 视神经萎缩、黄斑或中心凹萎缩、
视网膜新生血管和中央/分支视网膜
静脉阻塞可导致视力下降。

参考文献

Becker MD, Wertheim MS, Smith JR, et al. Long-term follow-up of patients with birdshot retinochoroidopathy treated with systemic immunosuppression. *Ocul Immunol Inflamm.* 2005;13(4):289-293.

Le Hoang P, Girard B, Deray G, et al. Cyclosporine in the treatment of birdshot retinochoroidopathy. *Transplant Proc.* 1988;20(suppl):128-130.

Monnet D, Brézin AP, Holland GN, et al. Longitudinal cohort study of patients with birdshot chorioretinopathy. I. Baseline clinical characteristics. *Am J Ophthalmol.* 2006;141(1):135-142.

Nussenblatt RB, Mittal KK, Ryan S, et al. Birdshot retinochoroidopathy associated with HLA-A29 antigen and immune responsiveness to retinal S-antigen. *Am J Ophthalmol.* 1982;94:147-158.

Rothova A, Berendschot TT, Probst K, et al. Birdshot chorioretinopathy: long-term manifestations and visual prognosis. *Ophthalmology.* 2004;111:954-959.

Zacks DN, Samson CM, Loewenstein J, et al. Electroretinograms as an indicator of disease activity in birdshot retinochoroidopathy. *Graefes Arch Clin Exp Ophthalmol.* 2002;240:601-607.

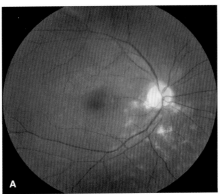

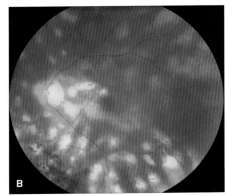

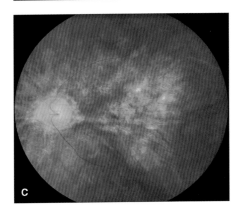

图 8-23　(A)鸟枪弹样脉络膜视网膜病变患者表现为鼻下方和视盘周围卵圆形、奶油色病变,鼻下方轻度视网膜色素上皮萎缩。(B)长期鸟枪弹样脉络膜视网膜病变患者表现为多个卵圆形脉络膜视网膜萎缩灶。(C)控制不佳的鸟枪弹样脉络膜视网膜病变患者表现为视盘和黄斑部萎缩。

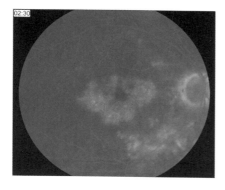

图 8-24 黄斑囊样水肿是鸟枪弹样脉络膜视网膜病变视力下降的最常见原因。眼底荧光血管造影显示黄斑囊样水肿和沿颞下方血管弓高荧光。

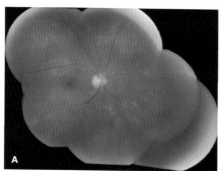
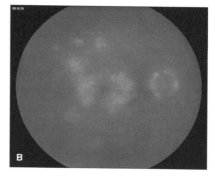

图 8-25 (A)轻度鸟枪弹样脉络膜视网膜病变患者的眼底,显示为沿颞上方血管弓轻度玻璃体炎症。鼻下方,沿血管弓轻度血管炎,病变边界欠清。用 20D 间接检眼镜比裂隙灯放大倍率高,可以更早发现病灶。(B)荧光造影显示明显黄斑囊样水肿,病灶显示更清楚。(Courtesy of Paul Baker, MD.)

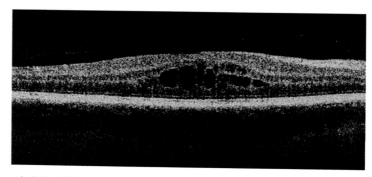

图 8-26 光学相干断层扫描显示黄斑囊样水肿。需要局部和全身使用免疫抑制剂控制病情,提高视力。

急性带状隐匿性外层视网膜病变

Annal D. Meleth ■

急性带状隐匿性外层视网膜病变（acute zonal occult outer retinopathy，AZOOR）首先由 Don Gass 描述，是一种外层视网膜功能异常综合征，与视野和 ERG 异常相关，好发于 40 岁左右女性。

病因学和流行病学

- 此病少见，通常发病于青年女性。
- 女性较男性多见，发病比例是男性的 3 倍。
- 20%~30% 的患者合并有全身自身免疫性疾病。
  - 患者可能合并有其他白点综合征，包括 MEWDS、MFC、急性黄斑神经视网膜病变（AMN）、AIBSES 和 PIC。
- Gass 提出一种感染假说，但未得到证实。

症状

- 闪光感。
- 数周至数月内视野缺损进展迅速。
- 视力不同程度受影响。
- 典型 AZOOR 双眼发病，可能不对称发病。如果一眼先发病，则数周或数月后另一眼发病。

体征

- 急性期，临床上可未见异常。
- 发病数周至数月后，患者会进展为：
  - 瞳孔传入障碍。
  - 玻璃体炎。
  - 视网膜色素上皮萎缩/视网膜色素上皮色素异常。

鉴别诊断

- Gass 认为以下疾病与 AZOOR 是一类疾病。包括：
  - MEWDS。
  - PIC。
  - MFC。
  - AIBSE。
- 癌症相关性视网膜病变。
- 黑色素瘤相关性视网膜病变。
- 自身免疫性视网膜病变。
- 视神经炎。
- 视交叉病变。
- 弥漫性单侧亚急性坏死。
- 梅毒。

诊断（图 8-27）

- 急性期眼底荧光血管造影表现正常，但可表现为黄斑囊样水肿和静脉旁血管鞘。
- 早期自发荧光正常。病变进展，

部分患者视盘旁可出现低荧光晕伴高荧光边界。部分患者表现为周边视网膜呈低荧光,而后极部不常见。

- 典型性视野改变为生理盲点扩大,可从血管弓一直扩大到颞上方。
- 疾病早期 ERG 异常。30Hz 潜伏期延长,明视反应 b 波振幅异常。
- 多焦 ERG 显示外层视网膜异常。
- 光学相干断层扫描显示外层视网膜高反射,正常视网膜层广泛破坏。

治疗

- 没有治疗证实能提高视力。可以试用糖皮质激素、非糖皮质激素性免疫抑制剂、抗病毒和抗真菌药物,或联合使用。

预后

- 6 个月内 75% 的患者有视野缺损,即使恢复,也不完全。
- 2/3 的患者视力恢复至 20/40,18%的患者法定盲。
- 30%的患者会复发。

参考文献

Francis PJ, Marinescu A, Fitzke FW, et al. Acute zonal occult outer retinopathy: towards a set of diagnostic criteria. *Br J Ophthalmol*. 2005;89:70–73.

Gass JD. Acute zonal occult outer retinopathy: Donders Lecture: The Netherlands Ophthalmological Society. *Retina*. 2003;23(6 Suppl):79–97.

Gass JD, Agarwal A, Scott IU. Acute zonal occult outer retinopathy: a long-term follow-up study. *Am J Ophthalmol*. 2002;134(3):329–339.

Monson DM, Smith JR. Acute zonal occult outer retinopathy. *Surv Ophthalmol*. 2010. [Epub ahead of print]

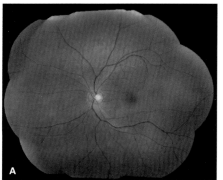

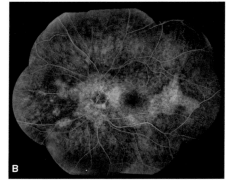

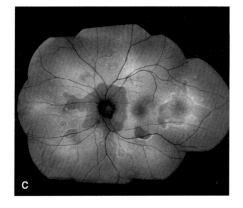

图 8-27　35 岁女性患者主诉左眼底生理盲点扩大，眼前闪光感。(A)眼底照相显示视盘旁和黄斑颞侧轻度色素改变。(B) 眼底荧光血管造影显示视网膜色素上皮萎缩区窗样缺损。(C)眼底自发荧光进一步显示视网膜色素上皮萎缩灶伴高自发荧光晕。

急性黄斑神经视网膜病变

Jaclyn L. Kovach,

Janet L. Davis ■

急性黄斑神经视网膜病变(acute macular neuroretinopathy，AMN)是一种少见的疾病，典型特征为急性旁中心暗点以及相应的扁平、红色、楔形的视网膜层间病变,病灶通常围绕黄斑中心凹。

病因学和流行病学

- 主要发生于青年女性。
- 单眼发病或双眼发病。
- 血管或病毒是急性黄斑神经视网膜病变的可能病因。发病之前往往有病毒感染或感冒样症状。
- 病灶发生在外层视网膜。
- 口服避孕药、造影剂、肾上腺素及外伤、头疼和低血压可能与疾病相关。

症状

- 旁中心暗点。
- 视力正常或轻度下降。

体征 (图 8-28)

- 多形性、边界清晰、部分融合、扁平、楔形视网膜层间病灶，呈花瓣样围绕黄斑中心。
- 病变呈圆形或椭圆形，红色或褐色,指向黄斑中心凹。

- 可出现视网膜出血。

鉴别诊断

- APMPPE。
- 急性视网膜色素上皮炎。
- 特发性中心性浆液性脉络膜视网膜病变。

诊断

- 无赤光条件下可清楚观察病变。
- Humphrey 视野和 Amsler 表检查可发现病变区域的暗点。
- 眼底荧光血管造影通常正常。
- 谱域光学相干断层扫描显示：病变相应的光感受器内层和外层连接处和光感受器外节部分信号降低。
- 扫描激光检眼镜在红光和红外光下增加病变可视性。
- 多焦 ERG 在病变相应部位振幅降低。

治疗

- 尚无明确的有效治疗方法。

预后

- 此病有自限性，但大量患者在数月或数年后仍有暗点存在。

参考文献

Bos PJ, Deutman AF. Acute macular neuroretinopathy. *Am J Ophthalmol.* 1975;80(4):573–584.

Gillies M, Sarks J, Dunlop C, et al. Traumatic retinopathy resembling acute macular neuroretinopathy. *Aust N Z J Ophthalmol.* 1997;25(3):207–210.

Neuhann IM, Inhoffen W, Koerner S, et al. Visualization and follow-up of acute macular neuroretinopathy with the Spectralis HRA+OCT device. *Graefes Arch Clin Exp Ophthalmol.* 2010;248(7):1041–1044.

Turbeville SD, Cowan LD, Gass JD. Acute macular neuro-retinopathy: a review of the literature. *Surv Ophthalmol.* 2003;48(1):1–11.

Watzke RC, Shults WT. Annular macular neuroretinopathy and multifocal electroretinographic and optical coherence tomographic findings. *Retina.* 2004;24(5):772–775.

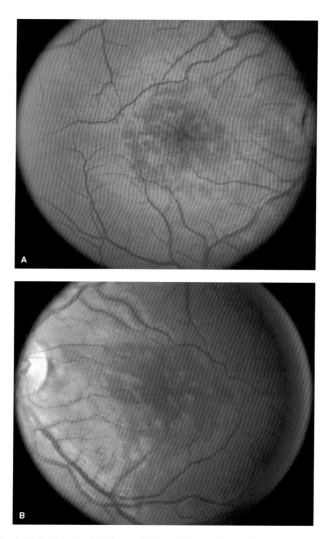

图 8-28　（A）右眼底照相显示红色、部分融合的视网膜间病变，呈花瓣样围绕黄斑中心凹。（B）左眼底照相显示类似的红褐色病灶围绕黄斑中心凹。

单侧急性特发性黄斑病变

Jaclyn L. Kovach,

Janet L. Davis

单侧急性特发性黄斑病变(unilateral acute idopathic maculopathy，UAIM)造成严重的单侧视力下降，并发渗出性黄斑病变，病变可以快速、自发性缓解，视力在数周至数月内恢复。

病因学和流行病学

- 病变发生于年轻人。
- 多数患者有病毒感染的前驱症状。
- 可能与柯萨奇病毒、妊娠和 HIV 相关。
- 极少双眼发病。

症状

- 突发单眼中心视力急剧下降。
- 中心暗点。
- 部分患者有病毒感染的前驱症状。

体征 (图 8-29 和图 8-30)

- 黄斑区不规则神经上皮脱离，其下方视网膜色素上皮层可见黄色、白色或灰色斑块。
- 外观像脉络膜新生血管膜。
- 急性期病变消退后可能发生脉络膜新生血管膜。
- 可能发生玻璃体细胞、视网膜层间出血、视盘炎、偏心性黄斑病变和视网膜下渗出。
- 单眼渗出性视网膜脱离消退后，视网膜下萎缩、色素改变，可能呈现"牛眼"样黄斑病变。

鉴别诊断

- 特发性脉络膜新生血管。
- 浆液性色素上皮脱离。
- 中心性浆液性脉络膜视网膜病变。
- VKH 综合征。
- 匐行性脉络膜病变。
- 后巩膜炎。
- 急性后极部多灶性鳞状色素上皮病变。
- 鳞状梅毒性视网膜炎。
- 卵黄样黄斑病变伴玻璃膜疣。

诊断

- 眼底荧光血管造影：早期，可见不规则的低荧光和高荧光。晚期，可见窗样缺损样高荧光和病变染色，染料积存在视网膜下。
- OCT 显示急性期视网膜色素上皮增厚、高反射、视网膜下积液。晚期，视网膜色素上皮层缺损，脉络膜渗漏增强。
- EOG：Arden 比值降低。
- ERG：全视野 ERG 正常，多焦ERG 振幅降低。

治疗

- 疾病有自限性,通常不需要治疗。
- 全身使用糖皮质激素可以加速疾病消退,但最终视力无明显提高。
- 脉络膜新生血管膜按照标准治疗,包括抗 VEGF 治疗。

预后

- 良好,除非发生了脉络膜新生血管。

参考文献

Beck AP, Jampol LM, Glaser DA, et al. Is coxsackievirus the cause of unilateral acute idiopathic maculopathy? *Arch Ophthalmol*. 2004;122(1):121-123.

Freund KB, Yannuzzi LA, Barile GR, et al. The expanding clinical spectrum of unilateral acute idiopathic maculopathy. *Arch Ophthalmol*. 1996;114(5): 555-559.

Haruta H, Sawa M, Saishin Y, et al. Clinical findings in unilateral acute idiopathic maculopathy: new findings in acute idiopathic maculopathy. *Int Ophthalmol*. 2010;30(2):199-202.

Lam BL, Lopez PF, Dubovy SR, et al. Transient electro-oculogram impairment in unilateral acute idiopathic maculopathy. *Doc Ophthalmol*. 2009;119(2):157-161.

Yannuzzi LA, Jampol LM, Rabb MF, et al. Unilateral acute idiopathic maculopathy. *Arch Ophthalmol*. 1991; 109(10):1411-1416.

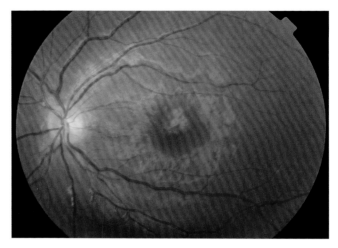

图 8-29　左眼彩照显示黄斑区视网膜下渗出伴神经上皮脱离。

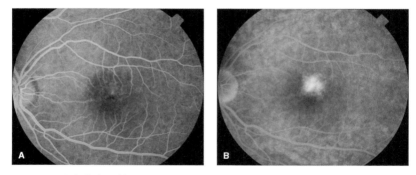

图 8-30　(A)眼底荧光血管造影显示早期可见高荧光和低荧光。(B)造影晚期显示不规则中心凹下高荧光。(Courtesy of Byron Lam, MD. Reprinted with permission from Springer；Lam BL, Lopez PF, et al. Transient electro-oculogram impairment in unilateral acute idiopathic maculopathy. *Doc Ophthalmol*. 2009；119(2)：157-161.)

急性视网膜色素上皮炎

Jason Hsu ▇

急性视网膜色素上皮炎（acute retinal pigment epitheliitis，ARPE）是一种少见的一过性黄斑病变，典型表现为黄斑区暗灰色小点状或细小色素性点状病变，病变周围有黄色晕环绕。

病因学和流行病学

- 病因不明，可能与病毒感染有关。
- 多发生于 20~40 岁健康年轻人，不伴有疾病或病毒前驱症状。
- 有研究报道对临床症状与 ARPE 表现一致的患者使用丙型肝炎和 IV 型双膦酸盐。
- ARPE 被认为是发生在视网膜色素上皮水平的炎症。
- 从光学相干断层扫描的检查结果来看，ARPE 首先是光感受器的破坏，导致视网膜色素上皮继发性炎症反应。

症状

- 患者突然发生单眼视物模糊、视物变形或中心暗点，也有报道双眼发病。

体征

- 视力下降，范围为 20/20 至 20/100。

- Amsler 表或视野检查发现视物变形或中心暗点。
- 典型的黄斑病变为视网膜色素上皮出现暗灰色散在的成簇的点状病变，病变周围出现黄白色晕环状脱色素改变（图 8-31 和图 8-33）。
- 有发生轻度玻璃体炎症的报道，但极少见。

鉴别诊断

- 急性黄斑神经视网膜病变。
- 急性后极部多灶性鳞状色素上皮病变。
- 中心性浆液性脉络膜视网膜病变。
- 病毒性视网膜炎。
  - 风疹病毒。
  - 单纯疱疹病毒。
  - 麻疹病毒。
  - 巨细胞病毒。

诊断（图 8-32）

- 眼底荧光血管造影显示早期高荧光，有时可见色素斑遮蔽脉络膜荧光充盈缺损。
- 光学相干断层扫描表现随时间改变而改变。
  - 急性期，可见外核层异常圆屋顶状高反射带和光感受器内节/外节高反射带被破坏。
  - 急性期后，RPE-脉络膜毛细血管带可见后向散射带，表明其下方病变。

■ 缓解期,外层视网膜高反射带消退,但后向散射仍存在。

- ERG 正常。

- 急性期 EOG 异常,提示有广泛的视网膜色素上皮病变,远多于临床检查所见。

治疗

- 支持疗法,此病是一种自限性疾病。

预后

- 大多数患者在 6~12 周内症状完全自发消退。

- 有复发报道,但极少见。

- 据报道少数患者晚期发展为中心性浆液性脉络膜视网膜病变。

(朱雪菲 杨培增 译 周庆云 校)

参考文献

Chittum ME, Kalina RE. Acute retinal pigment epitheliitis. *Ophthalmology.* 1987;94:1114–1119.

Eifrig DE, Knobloch WH, Moran JA. Retinal pigment epitheliitis. *Ann Ophthalmol.* 1977;9:639–642.

Friedman MW. Bilateral recurrent acute retinal pigment epitheliitis. *Am J Ophthalmol.* 1975;79:567–570.

Gilhotra JS, Gilhotra AK, Holdaway M, et al. Acute retinal pigment epitheliitis associated with intravenous bisphosphonate. *Br J Ophthalmol.* 2006;90:798–799.

Hsu J, Fineman MS, Kaiser RS. Optical coherence tomography findings in acute retinal pigment epitheliitis. *Am J Ophthalmol.* 2007;143:163–165.

Krill AE, Deutman AF. Acute retinal pigment epitheliitis. *Am J Ophthalmol.* 1972;74:193–205.

Luttrull JK, Chittum ME. Acute retinal pigment epitheliitis. *Am J Ophthalmol.* 1995;120:389–391.

Piermarocchi S, Corradini R, Midena E, et al. Correlation between retinal pigment epitheliitis and central serous chorioretinopathy. *Ann Ophthalmol.* 1983;15:425–428.

Quillen DA, Zurlo JJ, Cunningham D, et al. Acute retinal pigment epitheliitis and hepatitis C. *Am J Ophthalmol.* 1994;118:120–121.

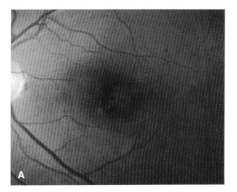

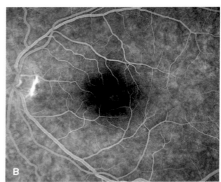

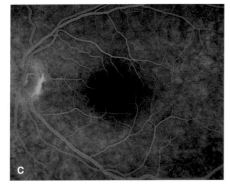

图 8-31　(A)患者发病 24 小时的眼底彩照,可见黄斑中心凹内点状病灶周围围绕低色素区。(B)荧光造影中期显示和图 A 低色素区一致的高荧光。(C)荧光造影晚期显示高荧光减弱。

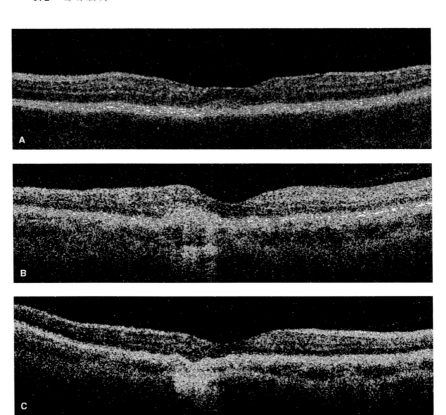

图 8-32　(A)图 8-30 患者的光学相干断层扫描显示光感受器内节/外节高反射带被破坏,光感受器和外核层可见圆屋顶样高反射带。(B)光学相干断层扫描上可见视网膜色素上皮、光感受器和外核层圆屋顶样高反射带伴有中度后散射。(C)4 周后,光学相干断层扫描显示以前高反射带区域已恢复正常,但后散射仍存在。

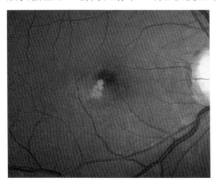

图 8-33　患者发病 2 天后,眼底彩照可见暗灰色点状病变周围围绕黄白色晕环状改变。

第9章

感染性后葡萄膜炎

病毒感染性后葡萄膜炎

疱疹病毒性视网膜炎

Karina Julian，Bahram Bodaghi，
Phuc LeHoang

疱疹病毒感染视网膜后的临床表现各异，其取决于病毒和宿主免疫系统间的相互作用。大部分表现为视网膜坏死，但是慢性后葡萄膜炎的不典型病例仍可表现为非坏死型。

- 视网膜坏死常见于急性视网膜坏死综合征（ARN）、进展性外层视网膜坏死（PORN）和巨细胞病毒（CMV）性视网膜炎。其中 ARN 多见于健康个体，PORN 和 CMV 多见于重症免疫功能不全患者。
- 非坏死性疱疹病毒性视网膜炎较

少见，且临床表现多样，主要包括玻璃体炎、闭塞性视网膜血管病变、视盘炎或黄斑水肿。

急性视网膜坏死综合征

急性视网膜坏死综合征（ARN）的典型表现是外周坏死性视网膜炎、视网膜血管炎、明显的玻璃体炎症性反应和肉芽肿性前葡萄膜炎。

病因学和流行病学

- ARN 较罕见，在西方国家，每年的发病率为 1/160 万~1/200 万。
- 大部分 ARN 由水痘–带状疱疹病毒（VZV）感染引起，也有部分由单纯疱疹病毒（HSV-1 和 HSV-2）感染引起。
  - HSV-2 感染多见于儿童和青少年，HSV-1 多见于青壮年，VZV 感染则多见于老年人。

症状

- 急性无痛性视力下降伴飞蚊症。
- 约 65% 患者单眼发病,35% 双眼受累(双眼急性视网膜坏死,BARN)。
- 伴有不同程度的结膜充血和睫状充血。

体征 (图 9-1 至图 9-6)

- 肉芽肿性前葡萄膜炎,极少伴有前房积脓或者前房积血。
- 重度玻璃体炎。
- 白色或者黄白色斑块状视网膜坏死灶,早期出现在周边视网膜,逐渐向后极部推进。
- 闭塞性视网膜血管病变。
- 不同程度的视盘炎。
- 免疫功能正常的健康青壮年人或者中年人,有或无远期疱疹病毒感染史或疱疹病毒性脑炎史(疱疹病毒性脑炎是 ARN 已知的危险因素)。
- ARN 是眼科急症之一,在未接受治疗的情况下,病程进展迅速且 70% 的患者累及另一只眼。大于 50% 的患者出现由于视网膜坏死造成的视网膜萎缩和玻璃体增殖牵拉导致的孔源性视网膜脱离。

鉴别诊断

- ARN 需要与下列非病毒性视网膜坏死、感染性视网膜坏死和非感染性视网膜坏死相鉴别(表 9-1):

  - 弥漫性弓形体性视网膜脉络膜炎。
  - 梅毒性视网膜炎。
  - 内源性真菌性眼内炎。
  - 原发性眼内淋巴瘤(PIOL)。
  - Behçet 病相关视网膜炎。
  - 巨细胞病毒性视网膜炎(只见于重症免疫功能不全患者)。

诊断

- ARN 诊断主要依靠临床特征。
- 由于 ARN 的自然转归通常具有毁灭性,因此利用辅助手段确诊病因和(或)排除非病毒感染因素十分必要,但辅助手段不应耽误经验性治疗。
- 针对眼部标本 (房水和玻璃体),可行以下两种不同的检查:

  - 无论是免疫功能健全还是免疫缺陷的患者, 聚合酶链式反应(PCR) 直接检测样本中病毒 DNA 的阳性率高达 80%~96%。
  - 针对免疫缺陷患者,间接检测手段如病毒蛋白抗体检测阳性率为 50%~70%。

- 对于可疑脑膜炎患者,应立即做头颅 MRI 和腰椎穿刺,以排除并发疱疹病毒性脑膜炎或脑炎可能。

治疗

- 首选药物治疗,急性期通常要求患者住院治疗,但近年来也有报道门诊治疗的案例,目前尚存争议。

表 9-1　视网膜坏死的鉴别诊断

	急性视网膜坏死	弥漫性弓形体性视网膜脉络膜炎	梅毒性视网膜炎	内源性真菌性眼内炎	原发性眼内淋巴瘤	Behçet 病相关视网膜炎	巨细胞病毒性视网膜炎
合并全身因素	无特殊全身疾病;疱疹病毒或其他疱疹病毒感染史	老年患者;免疫缺陷者	AIDS	免疫抑制者;静脉吸毒者;糖尿病患者	老年人	青年人;丝绸之路患者	免疫功能缺陷者(例如 HIV 感染者)
临床特征	玻璃体炎;视网膜中周部黄白色坏死灶伴出血,进展迅速	色素瘢痕,重度玻璃体炎	视盘炎;视网膜血管炎;视网膜坏死	脉络膜视网膜炎;重度玻璃体炎	渗出性视网膜损伤	视网膜血管炎;视盘炎;视网膜炎;玻璃体炎	黄白色出血坏死灶,进展缓慢
诊断方法	临床表现;PCR;抗体检测	PCR;Goldmann-Witmer 系数	TPHA;VDRL;FTA-Abs	真菌培养;PCR	细胞学检测高;IL-10/IL-6 比提示 PIOL	国际 Behçet 病研究组制定的诊断标准	临床表现,PCR,血清 HIV 抗体检测

■ 首选抗病毒药抑制病毒复制，降低双眼发病的概率。当威胁黄斑或视神经时可行玻璃体腔注药。

■ 抗感染治疗主要目的是将与炎症相关的毒性反应控制到最小，在全身应用糖皮质激素前，必须用抗病毒药物控制病毒复制。

■ 抗血栓治疗可以减少血管并发症。

● 视网膜激光光凝可以减少孔源性视网膜脱离的发生，但是其有效性尚存争议。

● 视网膜新生血管或孔源性视网膜脱离继发玻璃体积血时，可行平坦部玻璃体切除术，或可联合硅油填充术。尽管不能提高视力预后，但早期玻璃体切除并玻璃体腔注射抗病毒药物以及视网膜激光光凝，可有效阻止孔源性视网膜脱离的发生。

● 表9-2列出常用的治疗药物。

预后

● 即使早期诊断并积极治疗，ARN预后通常较差。

● 孔源性视网膜脱离和缺血性视神经病变及后期视神经萎缩导致最终视力预后不佳。

参考文献

Aizman A, Johnson MW, Elner SG. Treatment of acute retinal necrosis syndrome with oral antiviral medications. *Ophthalmology.* 2007;114:307–312.

Balansard B, Bodaghi B, Cassoux N, et al. Necrotizing retinopathies simulating acute retinal necrosis syndrome. *Br J Ophthalmol.* 2005;89(1):96–101.

Ganatra JB, Chandler D, Santos C, et al. Viral causes of the acute retinal necrosis syndrome. *Am J Ophthalmol.* 2000;129(2):166–172.

Holland, GN. Standard diagnostic criteria for the acute retinal necrosis syndrome. Executive Committee of the American Uveitis Society. *Am J Ophthalmol.* 1994; 117(5):663–667.

Tibbetts MD, Shah CP, Young LH, et al. Treatment of acute retinal necrosis. *Ophthalmology.* 2010;117(4):818–824.

Wong R, Pavesio CE, Laidlaw DA, et al. Acute retinal necrosis: the effects of intravitreal foscarnet and virus type on outcome. *Ophthalmology.* 2010;117(3):556–560.

表9-2 ARN常用治疗药物

	常用药物	剂量
抗病毒药物	阿昔洛韦	$10mg/(kg \cdot 8h)$ $(1500mg/m^2)$，静脉注射；或 $800mg$，口服，每天5次
	膦甲酸	$90mg/(kg \cdot 12h)$，静脉注射和(或)玻璃体腔注射
	更昔洛韦	$5mg/(kg \cdot 12h)$，静脉注射和(或)玻璃体腔注射
	缬更昔洛韦	$900mg/d$，每天2次
抗炎药物	甲基泼尼龙	$500mg/d$，静脉注射，连用3天
	泼尼松	$0.5{\sim}1mg/(kg \cdot d)$，缓慢平稳减药
抗血栓药物	标准肝素	
	阿司匹林(乙酰水杨酸)	$100mg/d$

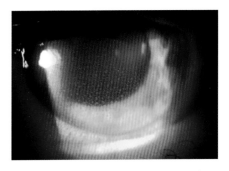

图 9-1　急性视网膜坏死综合征患者的
肉芽肿性前葡萄膜炎表现。

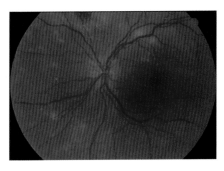

图 9-2　急性视网膜坏死综合征患者周边
视网膜大量白色或黄白色坏死灶，病灶呈
圆周样分布。

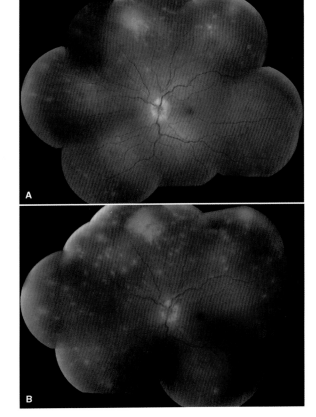

图 9-3　一名 48 岁患者，以
"突发视物模糊和飞蚊症"起
病。(A)水肿的视盘周围大量
白色的视网膜炎和血管炎区
域。(B)治疗 3 天后，视网膜
炎区域轻微增大，边界更清
晰。周围散在视网膜出血。
(待续)

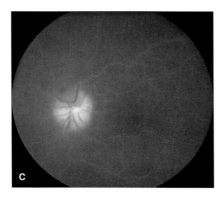

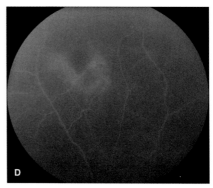

图 9-3(续) (C)眼底荧光血管造影晚期可见视盘区荧光素渗漏。(D)上方大的视网膜炎病灶表现为中央低荧光而周围高荧光渗漏。(Courtesy of Paul Baker, MD.)

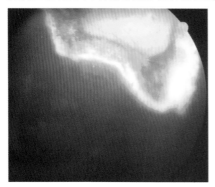

图 9-4 弥漫性弓形体性视网膜脉络膜炎患者眼底表现伪装成急性视网膜坏死综合征。

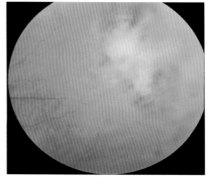

图 9-5 原发性眼内淋巴瘤伪装成急性视网膜坏死综合征,表现为致密的玻璃体炎、视网膜坏死和出血。

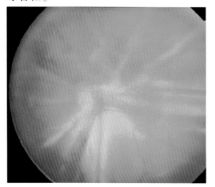

图 9-6 弥漫性急性视网膜坏死发展成为视网膜脱离。

进展性外层视网膜坏死

进展性外层视网膜坏死(progressive outer retinal necrosis, PORN) 是免疫缺陷患者坏死性疱疹病毒性视网膜炎的主要类型。早期诊断和强效的抗病毒治疗是必需的，但是视力预后通常不佳。

病因学和流行病学

- PORN 是疱疹病毒性视网膜炎最严重的临床类型。病变最初仅累及外层视网膜，但随后可累及全层视网膜。
- PORN 最常见的病因是水痘-带状疱疹病毒感染，但也有 HSV-1 感染引起 PORN 的报道。
- PORN 常见于重度免疫功能抑制的患者，大部分同时患有 AIDS，也见于骨髓移植术后或全身大剂量应用糖皮质激素患者。
- PORN 是一种眼科急症，常双眼发病且进展迅速，可累及中枢神经系统，通常预后不佳。

症状

- 无痛性视力下降。
- 早期黄斑受累导致患者中心视力突然丧失。
- 视野受损。

体征 (图 9-7 至图 9-9)

- 多个大小不一、边界模糊的深层视网膜病灶，无颗粒状边缘外观，散在分布于后极部和中周部视网膜，病灶向周边、向外蔓延，数日内迅速融合成大片混浊区。
- 少于 20% 的患者伴发视网膜血管炎和视神经炎。
- 房水和玻璃体炎症较轻或不发生。
- 数日内迅速进展为全层视网膜坏死。
- 70% 的患者双眼发病，80% 的单眼发病患者在第一个月内累及双眼。
- 75% 的患者近期或者正在感染水痘-带状疱疹病毒。

鉴别诊断

- AIDS 患者最常见的是巨细胞病毒性视网膜炎，但其临床症状和体征与 PORN 明显不同，不易造成混淆。
- ARN 与 PORN 也较易区别，ARN 多见于健康人，累及视网膜血管，多伴有玻璃体炎(表 9-3)。
- 弓形体性视网膜脉络膜炎多见于老年人或免疫抑制患者，临床表现与 PORN 相似。

诊断

- 典型的临床表现多可以提示诊断，辅助检查之前应先行经验性治疗。

表 9-3　ARN和PORN的临床特征

	ARN	PORN
患者的免疫状态	免疫功能正常或免疫功能低下	免疫功能不全,特别是AIDS
病原体	VZV、HSV-1、HSV-2	主要是VZV
视网膜血管炎	常见	罕见
眼内炎症(KP、前房细胞、玻璃体炎)	常见,且症状重	罕见
双眼累及	25%	70%
进展方向	视网膜坏死灶由周边视网膜呈环状向后极部向心性推进	离心性,且迅速融合
预后	差	极差

- 房水 PCR 检测病毒 DNA 和抗体可用于确诊病因和排除非病毒性感染。
- 由于重度免疫抑制患者感染脑炎的风险增加,应常规做头颅 MRI 和腰椎穿刺。

治疗 (表 9-4)

- PORN 患者必须住院治疗。

表 9-4　PORN常用治疗药物

常用药	剂量和给药途径	药物毒性
更昔洛韦	5mg/kg,静脉注射,每天 2 次,连用 3 周后改为 5mg/(kg·d) 玻璃体腔内注射:1~2mg/0.05mL	血液系统和肝脏毒性
膦甲酸	180mg/(kg·d) 分 2~3 次给药,静脉注射,连用 3 周后改为 90~120mg/(kg·d) 玻璃体腔内注射:1.2~2.4mg/0.05mL	肾脏毒性
缬更昔洛韦	900mg/d,口服,每天 3 次,用于静脉用药后维持治疗	血液系统和肝脏毒性
伐昔洛韦	1g,口服,每天 3 次,用于维持治疗	肾脏毒性

- 推荐静脉注射联合玻璃体腔注射更昔洛韦和膦甲酸。静脉注射阿昔洛韦效果不佳。
- 几乎所有患者都应避免静脉注射糖皮质激素。
- 阿司匹林（100mg/d）可降低疱疹病毒性视网膜炎患者血小板凝集的风险。
- 视网膜坏死区行预防性激光光凝治疗可降低孔源性视网膜脱离风险，但其疗效尚需更多研究证实。
- 一旦孔源性视网膜脱离发生，玻璃体切除并硅油填充是最好的治疗措施。部分学者提倡早期行玻璃体切除及玻璃体腔注射阿昔洛韦治疗，同时行视网膜激光光凝预防孔源性视网膜脱离的发生，但是此方法并不提高视力预后。
- 应寻找并存的其他疾病，如 AIDS。如果发现 HIV，应立即开始高效抗逆转录病毒治疗（highly active antiretroviral therapy，HAART）。

预后

- 即使积极治疗，PORN 预后仍然极差。由于全层视网膜坏死和孔源性视网膜脱离，60%患眼最终无光感。
- 缺血性视神经病变及视神经萎缩，也是视力预后差的原因之一。

参考文献

Benz MS, Glaser JS, Davis JL. Progressive outer retinal necrosis in immunocompetent patients treated initially for optic neuropathy with systemic corticosteroids. *Am J Ophthalmol.* 2003;135(4):551–553.

Chau Tran TH, et al. Successful treatment with combination of systemic antiviral drugs and intravitreal ganciclovir injections in the management of severe necrotizing herpetic retinitis. *Ocul Immunol Inflamm.* 2003;11(2):141–144.

Engstrom RE, Jr., et al. The progressive outer retinal necrosis syndrome. A variant of necrotizing herpetic retinopathy in patients with AIDS. *Ophthalmology.* 1994;101(9):1488–1502.

Forster DJ, et al. Rapidly progressive outer retinal necrosis in the acquired immunodeficiency syndrome. *Am J Ophthalmol.* 1990;110(4):341–348.

Moorthy RS, et al. Management of varicella zoster virus retinitis in AIDS. *Br J Ophthalmol.* 1997;81(3):189–194.

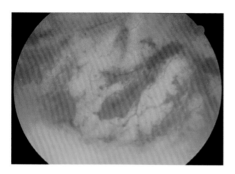 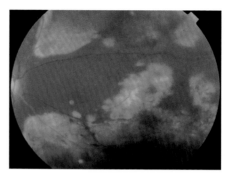

图 9-7 AIDS 患者水痘-带状疱疹病毒感染引起 PORN,眼底表现为视网膜坏死和出血。

图 9-8 PORN 患者的眼底大量外层视网膜坏死灶。

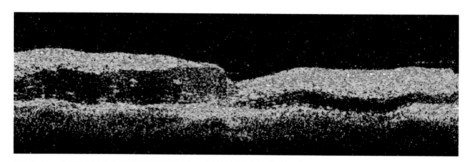

图 9-9 OCT 显示全层视网膜受累, 外层视网膜尤其严重。(Courtesy of Sunir J. Garg, MD, and Heather Shelsta, MD.)

先天性风疹综合征

P. Vijayalakshmi

　　风疹是一种轻度的全身病毒感染性疾病,风疹病毒经呼吸道飞沫传播,发病前通常有 2 周的潜伏期。如果孕妇第一次感染风疹病毒,病毒将通过血胎屏障,导致流产、死胎或畸胎。胎儿受累的严重程度与感染风疹病毒时的胎龄相关。胎龄越小,破坏越严重;孕 12 周前感染风疹病毒,通常导致心脏和眼部受累;孕 12~28 周感染,则多导致耳聋和肺动脉狭窄。宫内感染风疹病毒所导致的一系列疾病被统称为先天性风疹综合征(congenital rubella syndrome,CRS)。

病因学和流行病学

- 风疹病毒是单链 RNA 病毒,人类是其唯一宿主。据世界卫生组织估计,每年大约有超过 10 万名患有 CRS 的儿童出生,大部分在发展中国家。
- 接种疫苗可以有效降低 CRS 的发病率。

症状

- 临床症状由受累器官和受累程度决定。家长通常最先发现婴儿白瞳症。

体征 (图 9-10 至图 9-16)

- 心脏受累。
  - 动脉导管未闭。
  - 肺动脉狭窄。
  - 房间隔或室间隔缺损。
- 耳聋。
  - 最常见进展性感音性耳聋,发生率大约为 44%。
  - 前庭功能受损较少。
- 脑部损害。
  - 中到重度智力发育障碍。
  - 痉挛性双瘫。
  - 小头畸形。
  - 精神分裂样临床表现。
  - 宫内生长迟缓。
  - 发育不良。
  - 肝脾肿大。
  - 胰岛素依赖型糖尿病 (I 型糖尿病)。
  - 脑膜脑炎。
- 眼部体征。
  - 白内障,见于大部分 CRS 患者,多为双眼,偶为单眼。
  - "椒盐样"视网膜炎,约占 20%,轻者表现为点状视网膜色素上皮脱落,重者表现为多见于后极部的黑色块状色素紊乱。
  - 先天性青光眼,约占 10%。
  - 小眼球,约占 10%。
  - 无眼压升高的情况下出现角膜水肿。

- 眼球震颤。
- 斜视。
- 视神经萎缩。
- 泪道狭窄。

鉴别诊断

- 其他 TORCH 病原体感染：
  - 弓形虫。
  - 其他：如梅毒、HIV、西尼罗河病毒、水痘–带状疱疹病毒、Epstein-Barr 病毒。
  - 风疹病毒。
  - 巨细胞病毒。
  - 单纯疱疹病毒。

诊断

- 婴儿的血清学检查可检出风疹病毒特异性 IgM，较大的婴儿可能需要增加其他试验，如 IgG 活性试验，RT-PCR 能发现眼内液体和其他体液（如血清、唾液、尿液）内的病毒。

治疗

- 治疗措施主要针对受累器官和组织。对于先天性白内障患者，可行白内障摘除、后囊膜切开并前部玻璃体切除手术。小儿通常不植入人工晶状体。白内障术后可能伴有严重的炎症反应，应局部应用足量的糖皮质激素，也可同时全身应用激素。并发青光眼可先行药物治疗，必要时行抗青光眼手术。

预后

- 多系统受累时预后差，此时需要儿科医生、神经科医生、眼科医生、耳鼻喉科医生以及康复科医生等多学科共同诊治。

参考文献

Vijayalakshmi P, Rajasundari TA, Prasad NM, et al. Prevalence of eye signs in congenital rubella syndrome in South India: a role for population screening. *Br J Ophthalmol*. 2007;91(11):1467–1470.

Vijayalakshmi P, Srivastava KK, Poornima B, et al. Visual outcome of cataract surgery in children with congenital rubella syndrome. *J AAPOS*. 2003;7(2):91–95.

Vijaylakshmi P, Muthukkaruppan VR, Rajasundari A, et al. Evaluation of a commercial rubella IgM assay for use on oral fluid samples for diagnosis and surveillance of congenital rubella syndrome and postnatal rubella. *J Clin Virol*. 2006;37(4):265–268.

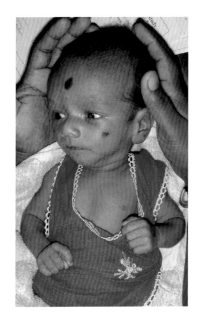

图 9-10 先天性风疹综合征患儿,足月产,发育小于胎龄,左眼先天性白内障,可见白瞳症。

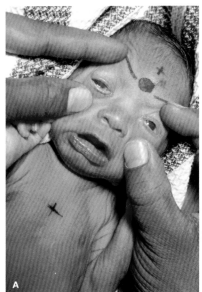

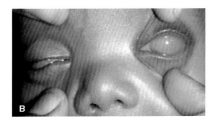

图 9-11 (A)先天性风疹综合征患儿双眼角膜混浊,发育小于胎龄。(B)另一名先天性风疹综合征患儿的角膜混浊。

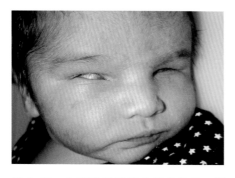

图 9-12　先天性风疹综合征患者的双眼小眼球。

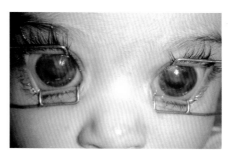

图 9-13　先天性风疹综合征患儿的角膜瘢痕以及由于先天性青光眼引起的大眼球。

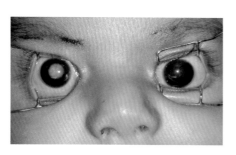

图 9-14　该患儿右眼成熟期白内障,左眼早期白内障。

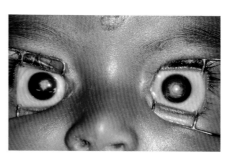

图 9-15　该患儿表现为双眼后囊下白内障。

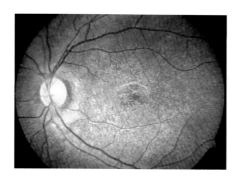

图 9-16　风疹病毒性视网膜炎患者的"椒盐样"眼底,视网膜色素上皮层可见弥漫性色素斑块。

西尼罗河病毒

Sunir J. Garg, Moncef Khairallah

西尼罗河病毒是由蚊虫传播的单链 RNA 病毒。可引起双眼葡萄膜炎,表现为多发性脉络膜视网膜炎,病灶呈靶形或线形外观。

病因学和流行病学

- 西尼罗河病毒最早发现于乌干达,现传播极广。
- 尽管禽类是西尼罗河病毒的自然宿主, 但病毒经蚊虫传播。西尼罗河病毒与引起黄热病、登革热和乙型脑炎的病毒属于同一病毒科。
- 50 岁以上的患者和糖尿病患者更易出现眼部体征。

症状

- 仅 20% 的感染者有全身表现,如发热、头痛、恶心、呕吐、心悸、肌肉疼痛、关节疼痛、眩晕、意识模糊、失语、共济失调、淋巴结肿大和皮疹。
- 少于 1% 的感染者出现严重的中枢神经系统症状,包括精神状态改变、感觉和运动神经病变和脑炎。
- 眼部表现主要有视物模糊、飞蚊症、畏光和周边视野缺损。

体征 (图 9-17 至图 9-19)

- 双眼受累。
- 最典型特征是多发的、不连续的圆形黄白色病灶弥散布于周边、中周部和后极部视网膜,随时间推移,病灶出现色素沉着和"穿凿样"改变。
  - 糖尿病患者中,其脉络膜视网膜炎病灶更多见于后极部,且病灶更大,数量更多。
- 常见的脉络膜视网膜炎病灶沿视网膜神经纤维层呈线性聚集。
- 视网膜出血。
- 双眼玻璃体炎。
- 短暂且轻微的前房炎症反应。
- 视网膜小动脉狭窄、阻塞或血管鞘形成。
- 视盘水肿和视神经萎缩。
- 病程晚期可出现脉络膜新生血管。

鉴别诊断

- 结核。
- 梅毒。
- 结节病。
- 系统性红斑狼疮。
- 疱疹病毒感染。
- Lyme 病。
- Epstein-Barr 病毒感染。
- 眼组织胞浆菌病。
- 多发性脉络膜炎。
- VKH 综合征。

- 裂谷热。
- 风疹。

诊断

- 主要依靠临床检查。
- 眼底荧光血管造影有助于发现脉络膜视网膜病变。感染早期病变表现为早期遮蔽荧光、晚期染色,慢性病灶呈"靶形",即高荧光区环绕低荧光区域。
- 眼底吲哚菁绿血管造影可以显示更详细的眼底病变。
- 视野检查显示非特异性缺损。
- MRI 可以发现脊髓炎(脊髓炎是西尼罗河病毒感染的非特异体征之一)。
- 血清和脑脊液中 IgM 和 IgG 含量升高。

治疗

- 病程呈现自限性,采用对症支持治疗。
- 伴有眼前节炎症者可局部使用糖皮质激素控制炎症。

预后

- 多数患者预后良好,保持有较好的中心视力。
- 有严重血管阻塞的患者可有明显的视力下降,可降至 20/400。

参考文献

Chan CK, Limstrom SA, Tarasewicz DG, et al. Ocular features of West Nile virus infection in North America: a study of 14 eyes. *Ophthalmology*. 2006;113:1539–1546.

Khairallah M, Ben Yahia S, Attia S, et al. Linear pattern of West Nile virus-associated chorioretinitis is related to retinal nerve fibres organization. *Eye (Lond)*. 2007; 21(7):952–955.

Khairallah M, Ben Yahia S, Ladjimi A, et al. Chorioretinal involvement in patients in patients with West Nile virus infections. *Ophthalmology*. 2004;111(11): 2065–2070.

Khairallah M, Yahia SB, Letaief M, et al. A prospective evaluation of factors associated with chorioretinitis in patients with West Nile virus infection. *Ocul Immunol Inflamm*. 2007;15(6):435–439.

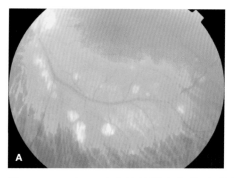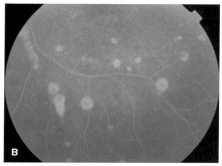

图 9-17　一名 64 岁女性糖尿病患者,血清学确诊为西尼罗河病毒感染,左眼眼底彩照
(A)和眼底荧光血管造影(B)显示后极部和中周部视网膜大量大小不一的脉络膜视网膜
萎缩灶,眼底也可见非增殖期糖尿病视网膜病变表现。

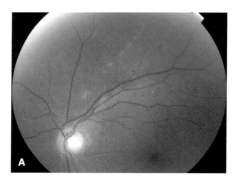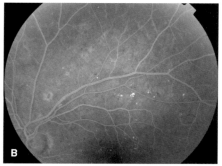

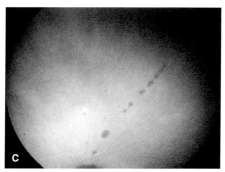

图 9-18　(A)一名血清学确诊西尼罗河病
毒感染的男性糖尿病患者,无赤光眼底照
相可见视网膜脉络膜病灶由视盘线性延伸
到颞上象限。眼底可见大量视网膜动脉鞘
和非增殖期糖尿病视网膜病变。(B)同一只
眼的眼底荧光血管造影显示中央低荧光和
周边高荧光的脉络膜视网膜病灶。(C)同一
只眼的吲哚菁绿血管造影晚期清晰显示低
荧光脉络膜病灶,其显示数量远比眼底彩
照和眼底荧光血管造影多。

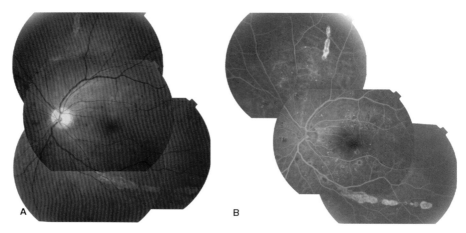

图 9-19　（B）一名血清学确诊西尼罗河病毒感染的 58 岁男性患者,左眼眼底彩照显示大量的形状各异的脉络膜视网膜陈旧性病灶。部分脉络膜病灶呈线性聚集(颞下方病灶呈曲线沿大血管分布,上方病灶射线状向外延伸)。眼底也可见非增殖期糖尿病视网膜病变表现。(B)同一只眼眼底荧光血管造影可见更多病灶,个别病灶呈现典型的"靶样"外观,即中央低荧光,周围高荧光。

基孔肯雅病

S. Lalitha Prajna,

S. R. Rathinam

基孔肯雅病是一种自限性的病毒感染性疾病，表现为发热、疲乏、皮疹、关节痛和肌肉痛。然而近期爆发的基孔肯雅病也累及眼部，甚至伴有危及生命的并发症。

病因学和流行病学

- 基孔肯雅病毒是一种由节肢动物携带的单链 RNA 甲病毒，属于披膜病毒科，经伊蚊叮咬传播。
- 多发生于非洲和亚洲，最近的一次大爆发在 2005 年。

症状

- 全身症状。
  - 急性发热、寒战、头痛、疲乏、眩晕、呕吐、肌肉痛和弥漫性斑丘疹。
  - 多发性游走性关节疼痛。
- 眼部症状。
  - 畏光、红眼、视物模糊、飞蚊症、眶后疼痛。
  - 视力下降、色觉损害、中心或者与中心相连的暗点以及周边视野缺失。

体征 (图 9-20 至图 9-22)

- 结节性表层巩膜炎。

- 轻度肉芽肿性或非肉芽肿性前葡萄膜炎。
- 色素性角膜后沉着物弥散分布于角膜中央区或者整个角膜内皮，伴角膜基质水肿。
- 基孔肯雅病性视网膜炎与疱疹病毒性视网膜炎相比，玻璃体炎症反应明显较轻，多累及后极部，而免疫功能正常个体的疱疹病毒性视网膜炎多伴有严重的玻璃体炎和周边视网膜多发病灶。
- 视神经炎、视神经视网膜炎和球后视神经炎。

鉴别诊断

- 弓形体性葡萄膜炎。
- 疱疹病毒性葡萄膜炎。
- 梅毒。
- 猫抓病。
- 登革热。
- 巨细胞病毒性葡萄膜炎。

诊断

- 病毒血症初期，病毒分离和 RT-PCR 技术有助于确诊，感染 10 天后，血清学检查(IgM 抗体)也能帮助确诊。

治疗

- 全身治疗。
  - 主要是对症支持治疗，包括休息、补充营养、非甾体抗炎药、对乙酰羟基酚(扑热息痛)和糖皮质激素可缓解难治性关节炎。氯喹也可用于治疗关节疼痛。

- 眼部治疗。

  ■ 局部糖皮质激素眼药可缓解前葡萄膜炎。

  ■ 静脉注射或口服阿昔洛韦,同时口服泼尼松可能对治疗视网膜炎有用,但是阿昔洛韦对基孔肯雅病毒的有效性并未被确定。

预后

- 基孔肯雅病毒引起的前葡萄膜炎

通常预后较好,后段受累可能预后较差。

参考文献

Lalitha P, Rathinam S, Banushree K, et al. Ocular involvement associated with an epidemic outbreak of chikungunya virus infection. *Am J Ophthalmol.* 2007;144(4):552–556.

Mahendradas P, Ranganna SK, Shetty R, et al. Ocular manifestations associated with chikungunya. *Ophthalmology.* 2008;115(2):287–291.

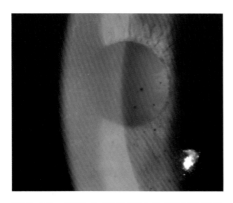

图 9-20　基孔肯雅病所致前葡萄膜炎患者角膜中有大量弥散分布的色素性角膜后沉着物。

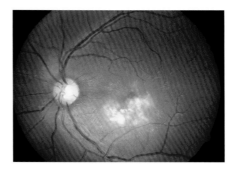

图 9-21　患者视网膜炎累及黄斑区,表现为外层视网膜变白和外丛状层硬性渗出。

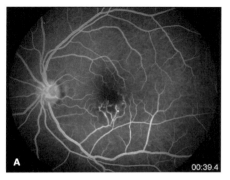

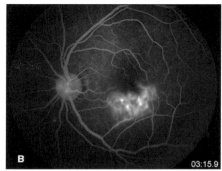

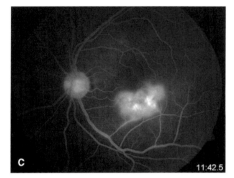

图 9-22　(A)眼底荧光血管造影静脉期末可见黄斑下方不规则的低荧光区，黄斑无血管区域增大。视网膜炎症导致毛细血管闭锁和堵塞,造成荧光素低灌注,从而表现为低荧光。(B)眼底荧光血管造影晚期观察到视网膜血管炎造成的荧光素渗漏。(C)视网膜炎和视网膜血管炎破坏血-视网膜内屏障造成荧光素渗漏。

螺旋体性后葡萄膜炎

梅毒

Julie Gueudry, *Bahram Bodaghi*,
Phuc LeHoang ▉

　　梅毒是一种性传播疾病。由于梅毒的眼部表现与多种葡萄膜炎类似，所以它被称为"伟大的伪装者"，而这种伪装能力通常在梅毒第三期最强。梅毒的眼部表现并不常见，但却是明确诊断的重要体征。若缺乏适当的治疗，可以导致发生多种并发症。

病因学和流行病学

- 梅毒是由梅毒螺旋体感染引起。
- 梅毒几乎只通过性接触传播。
- 近期爆发的梅毒疫情中，AIDS 患者居多。感染 HIV 的患者更易感染梅毒螺旋体，且病程进展更迅速。
- 几乎 84% 的梅毒患者为男性。
- 眼部表现可发生在梅毒一期、二期、潜伏期和三期。

症状

- 眼痛、眼红和畏光。
- 视力下降和飞蚊症。
- 皮肤和黏膜损伤。
- 发热和头痛。

体征（图 9-23 至图 9-29）

- 眼部表现。
  - 一期梅毒。
    - ▶ 临床表现局限在眼睑和结膜的硬下疳。
  - 二期梅毒（单眼或双眼受累）。
    - ▶ 常见眼睑或睑缘皮肤受累，类似前葡萄膜炎的表现。
    - ▶ 有报道结膜沙粒状粗糙，类似沙眼表现。
    - ▶ 泪囊炎和泪腺炎较少见。
    - ▶ 可表现为角膜炎、表层巩膜炎和巩膜炎。
    - ▶ 脉络膜视网膜炎、视神经视网膜炎、视盘炎、渗出性视网膜脱离、视网膜血管炎和急性后极部鳞状脉络膜视网膜炎等多发生在二期梅毒后期。
  - 三期梅毒（单眼或双眼受累）。
    - ▶ 除了二期梅毒的表现，还有眼睑梅毒瘤、间质性角膜炎、伪装的色素性视网膜炎、视神经萎缩和 Argyll Robertson 瞳孔。
    - ▶ Argyll Robertson 瞳孔表现为双眼瞳孔缩小，对光反射消失而调节反射存在。
  - HIV 患者的梅毒表现各异，可表现为视网膜下黄色鳞状色素上皮损伤（急性梅毒性后极部鳞状脉络膜视网膜炎），也可仅表现为玻璃体炎。
- 全身表现。

■ 一期梅毒在感染后的 2 周至2
个月发生。

▶ 硬下疳(一种无痛性溃疡)在
感染时即出现,可能与局部淋巴结受
累有关。

■ 如果一期梅毒未经治疗,1~3
个月后进展为二期梅毒。

▶ 常见于躯体、手掌、脚底出现
斑疹样或脓疱性梅毒疹。

▶ 常见黏膜损伤和广泛的淋
巴结病变。

▶ 急性梅毒性脑膜炎较少见。

■ 潜伏期梅毒。

▶ 无临床症状。

■ 二期梅毒未经治疗后数月至
数年,可发展为三期梅毒。

▶ 良性三期梅毒主要表现为
皮肤和骨骼的梅毒瘤。

▶ 心血管梅毒发病率和死亡
率较高,主要改变有:主动脉炎、主动
脉瓣功能不全、心血管动脉瘤。

▶ 神经梅毒发生率为 5%～
10%,主要表现为脑膜炎、头痛、感觉
异常、脑神经麻痹和痉挛。

● 先天性梅毒较少见,通过胎盘传
播,仅 60% 被感染的胎儿能出生。

■ 全身表现包括出生后几个月
内出现的鼻炎和梅毒性斑丘疹。晚期
表现包括楔状齿 (Hutchinson 牙)、马
鞍状鼻和神经性耳聋。

■ 眼部表现多种多样,主要包括:

▶ 双眼间质性角膜炎。

▶ 急性或慢性葡萄膜炎。

▶ 继发性白内障。

▶ "椒盐样"脉络膜视网膜炎。

鉴别诊断

● 梅毒的眼部表现可能是各种形式
的眼部炎症,所有类型的葡萄膜炎都
应进行鉴别。

诊断

● 实验室检查应该包括非密螺旋体
试验和密螺旋体试验。

■ 非密螺旋体试验主要包括性
病研究实验室试验 (venereal disease
research laboratory,VDRL) 和快速血
浆反应素试验 (rapid plasmin reagin,
RPR),是针对梅毒的非特异性试验,
有一定的假阳性率。这些试验方法也
用于治疗效果评估。

■ 主要的密螺旋体试验是荧光
素密螺旋体抗体吸附试验(fluorescent
treponema antibody-absorption, FTA-
Abs),该试验特异性测定密螺旋体抗
原,故假阳性结果少,但孕妇和免疫功
能紊乱的患者也可能出现阳性。一旦
感染密螺旋体,FTA-Abs 试验终身阳
性。

■ 可疑同时感染 HIV 的患者可
行 HIV 血清学检查。

■ 暗视野裂隙灯显微镜、电子显
微镜和免疫荧光检验法可以用来直
接观察梅毒螺旋体。

● 脑脊液的实验室检查可以用来排除无症状的神经梅毒。

  ■ 有梅毒眼部表现的患者,应对脑脊液行定量性病研究实验室试验、总蛋白测定和细胞计数。

治疗

● 虽然仍有争议,但目前认为梅毒性葡萄膜炎是神经梅毒的表现之一并据此予以相应治疗。

● 治疗神经梅毒推荐使用青霉素 G(180~240 百万单位,静脉注射,每天 1 次)或普鲁卡因青霉素 G(240 万单位,肌肉注射,每天 1 次)联合丙磺舒。口服,连用 10~14 天。

● 青霉素过敏的患者可改用头孢曲松钠(2g/d,静脉注射或肌肉注射,连用 10~14 天),但偶尔存在交叉过敏现象,且此治疗方法对神经梅毒的控制作用尚未经过测试。也有一些学者推荐先行青霉素脱敏,失败后再使用头孢菌素。

● 存在前节炎症时,可合并使用睫状肌麻痹剂和局部糖皮质激素,但只能作为抗生素治疗的辅助药物。

● 治疗过程中需检查 Jarisch-Herxheimer 反应,特别是使用青霉素治疗二期梅毒时。预防性使用糖皮质激素可减少 Jarisch-Herxheimer 反应发生。

● 需要诊断和治疗患者同时存在的其他性传播疾病,如 HIV、淋病和衣原体感染。在美国,发现性传播疾病要上报当地的卫生局。

预后

● 如果患者及时接受治疗,预后通常较好,视力也可完全恢复。

● 经过一段时间敏感抗生素治疗,视网膜炎可被完全治愈。

● 如果不接受治疗,将出现慢性进展性眼内炎症和各种并发症。

参考文献

Aldave AJ, King JA, Cunningham ET Jr. Ocular syphilis. *Curr Opin Ophthalmol.* 2001;12(6):433–441.

Chao JR, Khurana RN, Fawzi AA, et al. Syphilis: reemergence of an old adversary. *Ophthalmology.* 2006;113(11):2074–2079.

Tran TH, Cassoux N, Bodaghi B, et al. Syphilitic uveitis in patients infected with human immunodeficiency virus. *Graefes Arch Clin Exp Ophthalmol.* 2005;243(9):863–869.

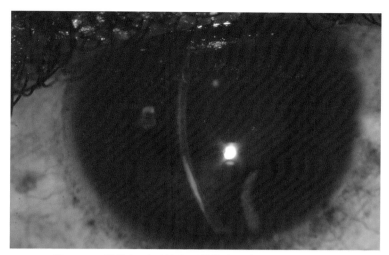

图 9-23　裂隙灯下可见先天性梅毒患者间质性角膜炎。

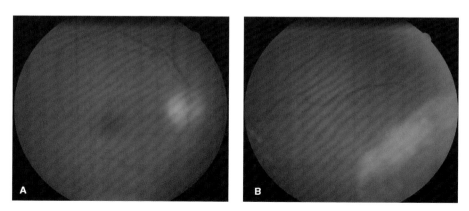

图 9-24　梅毒性葡萄膜炎患者的眼底彩照。(A)玻璃体炎导致后极部不清晰。(B)鼻侧周边视网膜渗出。

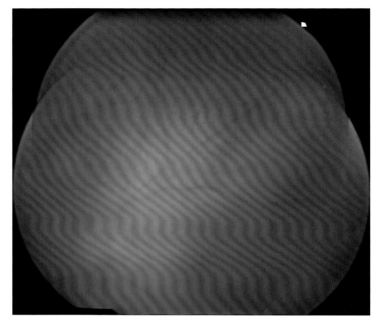

图 9-25 梅毒性葡萄膜炎治愈后眼底见"椒盐样"脉络膜视网膜改变。

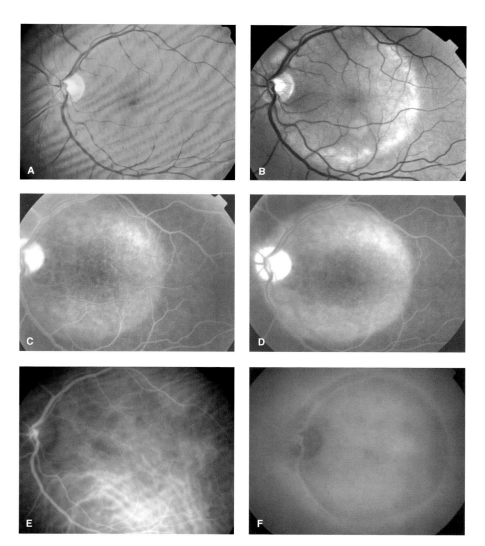

图 9-26　急性梅毒性后极部鳞状脉络膜视网膜炎,多见于 HIV 患者,眼底彩照(A)、无赤光眼底照相(B)、眼底荧光血管造影(C,D)和眼底吲哚菁绿血管造影(E,F)如图所示。

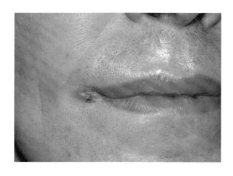

图 9-27　梅毒性葡萄膜炎患者的传染性口角炎表现。

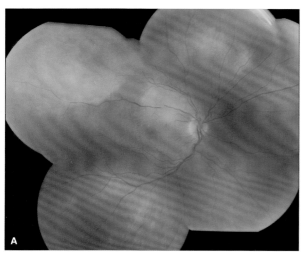

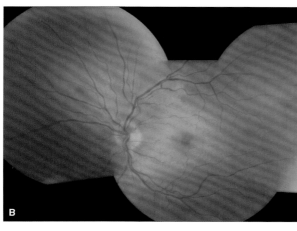

图 9-28　一名 44 岁男性患者主诉双眼视力下降，近来出现皮疹被诊断为"单核细胞增多症"。视力 OD：20/80；OS：20/80。(A) 右眼眼底彩照可见外层视网膜/脉络膜大的、斑块状、多发的黄色病灶。(B) 左眼黄斑区可见相似的鳞状脉络膜视网膜炎病灶。(待续)

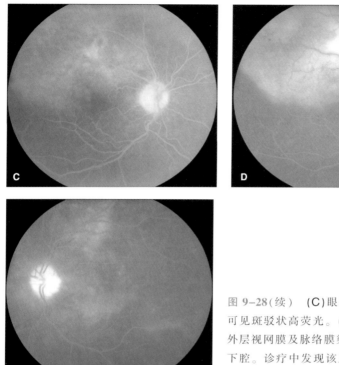

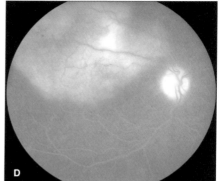

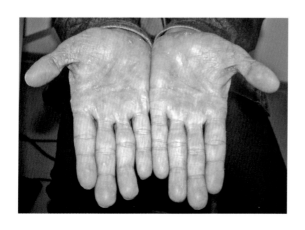

图 9-28(续)　(C)眼底荧光血管造影早期
可见斑驳状高荧光。(D,E)晚期可见视盘、
外层视网膜及脉络膜染色,并渗漏至视网膜
下腔。诊疗中发现该患者 HIV 和梅毒均阳
性。(Courtesy of Paul Baker,MD.)

图 9-29　二期梅毒患者双手
掌多发隆起的红色皮损。

Lyme 病

Sunir J. Garg ■

　　Lyme 病是一种可累及眼部、皮肤、关节、心脏和神经系统的多系统疾病。

病因学和流行病学

- Lyme 病的病原体为伯氏疏螺旋体,由蜱叮咬传播。
- 在美国,蜱活动在东北海岸、中西部以及加利福尼亚州和俄勒冈州的北部。
- 欧洲、澳大利亚、中国和日本也曾经报道过 Lyme 病。
- 大部分 Lyme 病患者都有野营或登山的经历。

症状

- 患者可以表现出各种形式的眼部炎症,轻者如早期结膜炎,重者如视网膜血管炎、视神经炎,也可以发展成脑神经炎。
- 病程早期常有流感样症状,伴严重的关节炎、心脏疾病、头痛和精神状态改变。
- 约 50% 的患者能回忆起曾被蜱叮咬。

体征 (图 9-30 至图 9-33)

- Lyme 病可分为 3 个阶段:

■ Ⅰ期:患者出现流感样症状,包括发热、肌肉疼痛、关节疼痛,常伴有区域淋巴结肿大。3/4 的患者会出现慢性游走性红斑。红斑刚出现时表现为单个红色丘疹,逐渐扩大形成环形或以叮咬处为中心的"靶形"病变。如果不接受治疗,皮损直径可增大到几厘米甚至接近 1 米。皮肤红斑通常在 3~4 周内自行消退。尽管 2/3 的人会出现皮肤红斑,但大部分患者不会注意到这一体征。早期眼部表现包括结膜炎、表层巩膜炎。在欧洲,Lyme 病多由伯氏疏螺旋体引起,常伴有耳垂或乳头淋巴瘤和慢性萎缩性肢皮炎(手背或脚背上皮肤纤维化后形成紫色萎缩灶)。

■ Ⅱ期:是指感染后的 2~3 周至数年内的一段时间。可伴有心脏传导性疾病(心脏传导阻滞),随后可出现严重的关节炎。神经系统方面可有严重的头痛、脑膜炎、外周和中枢神经病变,包括面神经麻痹。眼部体征包括结膜炎、角膜炎、虹膜睫状体炎、中间葡萄膜炎、玻璃体炎、脉络膜炎、血管炎、浆液性视网膜脱离和视神经炎。部分患者由于第Ⅲ、Ⅳ、Ⅴ、Ⅵ对脑神经麻痹而出现复视,也有患者出现眶肌炎。

■ Ⅲ期:此期患者的典型改变是慢性关节炎和脑炎。病程进展可出现长期疲倦症、共济失调、痴呆。Ⅲ期可以出现前面提到的任何眼部表现,但以双眼角膜炎最常见。

鉴别诊断

- 梅毒：伯氏疏螺旋体与梅毒螺旋体相似，Lyme 病的临床表现也与梅毒相近。
- 结节病。
- 结核。
- 中间葡萄膜炎。
- VKH 综合征。

诊断

- 实验室检查有助于 Lyme 病的诊断，尤其是在临床特征典型的情况下。

  ▪ 感染伯氏疏螺旋体数周后即可利用 ELISA 试验（联合免疫印迹技术）检测到血清中的抗体。实验室检查有假阴性和假阳性的可能。疾病早期和经过抗体治疗后出现假阴性可能性较大，在梅毒患者则易出现假阳性结果（由于梅毒和 Lyme 病均由螺旋体感染引起，存在部分交叉反应，可疑个体应该分别测定梅毒和伯氏疏螺旋体抗体）。

  ▪ 在 Lyme 病多发的地区，10%~15% 的患者抗体检测呈阳性。这种情况下，血清学阳性伴慢性游走性红斑或其他典型临床表现者可诊断为 Ly-me 病。在非多发区，需要有两项以上典型临床表现才可确诊为 Lyme 病。

  ▪ 脑脊液检查可显示细胞增多，但通常不明显。

治疗

- 抗生素：早期阶段可口服阿莫西林、多西环素或红霉素。晚期阶段可考虑静脉注射青霉素和头孢曲松钠，并需要长期治疗。青霉素过敏者可使用多西环素。

预后

- 约 1/4~1/3 伴有慢性游走性红斑且未经治疗的患者可发展为 Ⅱ 期 Ly-me 病。这部分患者中，少于 10% 的患者将发展为慢性关节炎或神经系统疾病。一旦出现严重的关节炎或神经系统疾病，抗生素治疗也无法解除症状。

参考文献

Mikkilä HO, Seppälä IJ, Viljanen MK, et al. The expanding clinical spectrum of ocular lyme borreliosis. *Ophthalmology.* 2000;107(3):581–587.

Stanek G, Strle F. Lyme borreliosis. *Lancet.* 2003;362: 1639–1647.

Stanek G, Strle F. Lyme borreliosis: a European perspective on diagnosis and clinical management. *Curr Opin Infect Dis.* 2009;22(5):450–454.

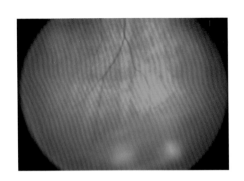

图 9-30 Lyme 病继发中间葡萄膜炎,玻璃体下方见雪球状混浊。

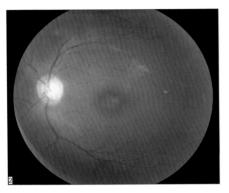

图 9-31 Lyme 病的患者眼底可见视网膜静脉周围陈旧性血管炎痕迹。

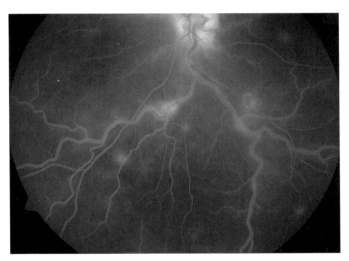

图 9-32 Lyme 病累及视网膜时,眼底荧光血管造影晚期可见视网膜血管和视盘染色。

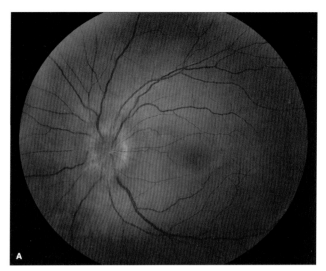

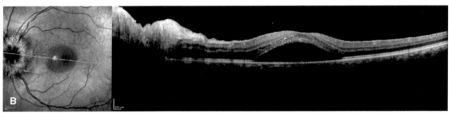

图 9-33 (A)一名 55 岁男性患者,左眼突发视力下降,眼底可见视盘水肿。(B)OCT 检查可见视盘周围水肿和视网膜下渗出。(Courtesy Robert Sergott, MD, and Brandon Johnson, MD.)

钩端螺旋体病

S. R. Rathinam

钩端螺旋体病是一种人畜共患病。大部分患者表现为无黄疸性发热，常伴有严重的头痛、恶心、呕吐和严重的肌肉疼痛。其余患者可表现为黄疸、败血症。葡萄膜炎发生于系统性疾病出现后 3~6 个月。钩端螺旋体病的临床表现多样，且无特异性，全身和眼部诊断都较困难。

病因学和流行病学

● 钩端螺旋体病的致病微生物为钩端螺旋体，该病通过污水传播，是一种全身性疾病。被感染动物的尿液中存在病原体，需要接触动物的人群（如牛场工人、屠宰场工人和兽医）更易感染钩端螺旋体病。钩端螺旋体通过完整的黏膜或破损的皮肤进入人体。

● 世界各地均有见钩端螺旋体病，热带国家尤其是降雨量大的地区更多见。这些地区的居民可通过被污染的泥土和水间接接触病原体，故疾病多在洪水发生后爆发。在过分拥挤的贫困地区也可通过啮齿类动物传播。

症状

● 眼痛、眼红、畏光、视力下降，单眼或双眼累及。

体征（图 9-34 至图 9-37）

● 钩端螺旋体感染后自然病程可分为两个阶段。初期有全身表现的阶段称为败血症期，其后数月称为免疫期。
  ■ 败血症期。
  ▶ 结膜充血、水肿、结膜下出血。
  ▶ 巩膜黄染者是 Weil 病的典型体征。
  ■ 免疫期。
  ▶ 典型的病例在全身表现 6 个月后出现葡萄膜炎表现，也有在败血症期之后迅速出现葡萄膜炎的病例。免疫期的葡萄膜炎多为症状轻微的急性非肉芽肿性炎症，或症状较重的迟发性炎症。
  ▶ 急性前葡萄膜炎或全葡萄膜炎。
  ▶ 12%的患者出现前房积脓。
  ▶ 白内障。
  ▶ 膜性玻璃体混浊、玻璃体细胞、串珠样的雪球状混浊。
  ▶ 视盘充血。
  ▶ 50%的患眼出现视网膜血管炎。

鉴别诊断

● HLA-B27 相关前葡萄膜炎。
● Behçet 病。
● 结节病。
● 弓形体病。
● 内源性眼内炎。
● 急性视网膜坏死。
● 发热性疾病：轻者如流行性感冒、

疟疾,重者如登革热、黄热病和败血症。

诊断

● 显微凝集试验是诊断的金标准。血清试验从阴性转化为阳性或者血清定量测定大于 1:400 稀释度即可诊断。慢性钩端螺旋体病患者，血清定量大于 1:100 稀释度为阳性。

● 其他方法包括暗视野显微镜、ELISA、凝集试验、LEPTO 半定量检测和侧向层析检测等。

治疗

● 钩端螺旋体对大部分抗菌药物，如青霉素、阿莫西林、多西环素和头孢曲松钠等均敏感。

● 严重的全身性钩端螺旋体病可用青霉素 G,静脉注射 150 万单位,每 6 小时一次,持续 1 周。

● 轻中度患者可用多西环素 100mg,每天 2 次,持续 1 周。根据疾病的严重程度可局部/眼周/全身应用糖皮质激素。睫状肌麻痹剂对严重的前葡萄膜炎患者有效。

预后

● 大部分患者病症较轻，钩端螺旋体性葡萄膜炎预后通常较好。

参考文献

Priya CG, Rathinam SR, Muthukkaruppan V. Evidence for endotoxin as a causative factor for leptospiral uveitis in humans. *Invest Ophthalmol Vis Sci.* 2008;49(12):5419–5424.

Shukla D, Rathinam SR, Cunningham ET Jr. Leptospiral uveitis in the developing world. *Int Ophthalmol Clin.* 2010;50(2):113–124.

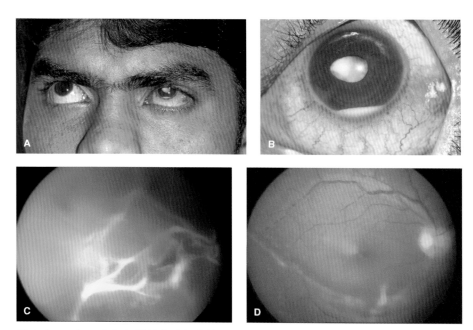

图 9-34　(A)一名年轻男性钩端螺旋体性葡萄膜炎患者单眼前房积脓和白内障。(B)左眼可见结膜睫状充血、前房积脓和白内障。(C)玻璃体混浊3+,玻璃体腔内可见漂浮着的面纱样纤维增殖,这是钩端螺旋体性葡萄膜炎的特征表现,同时可见视盘充血。(D)该患者右眼轻度玻璃体炎,可见下方纱样混浊和视盘充血,视网膜颞上静脉血管炎表现。

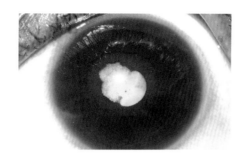

图 9-35　钩端螺旋体病患者的虹膜后粘连和白内障,可见部分皮质已吸收。

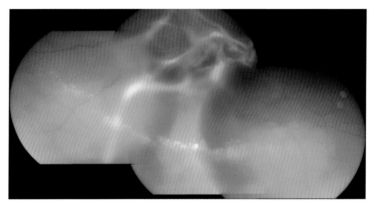

图 9-36　钩端螺旋体病引发的严重玻璃体炎眼底见串珠样雪球状混浊。

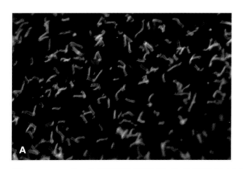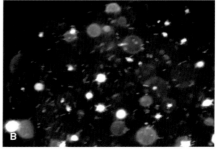

图 9-37　(A)暗视野显微镜下观察到液体培养基中自由活动的钩端螺旋体(亮点)。(B)微量凝集试验:如果将钩端螺旋体病患者的血清加到 MAT 培养基上,暗视野显微镜下观察到凝集的钩端螺旋体。图示微量凝集试验阳性的表现。

分枝杆菌

眼结核

Vishali Gupta, Amod Gupta ▓

眼结核由原发灶(通常是肺)或其他继发灶的结核分枝杆菌通过血液传播至眼组织引起。

病因学和流行病学

● 眼结核的发病率为 0.5%(美国)~9.6%(印度),在南亚、东南亚、俄罗斯、秘鲁和非洲中南部最多见。

● 肺组织肉芽肿中的结核分枝杆菌通过淋巴或血液循环播散到眼部并保持休眠状态,当这些休眠的结核杆菌被巨噬细胞吞噬时即发生眼结核。

● 休眠的结核分枝杆菌转入活跃期将导致活动性结核性葡萄膜炎。

● 部分眼结核的表现属于免疫介导的超敏反应。

● 大部分活动性眼结核患者并没有全身或肺结核病史。

症状和体征 (图 9-38 至图 9-43)

● 肉芽肿性前葡萄膜炎包括羊脂状角膜后沉着物、虹膜结节和广泛的虹膜后粘连。

● 中间葡萄膜炎。

● 后葡萄膜炎(最常见的结核性葡萄膜炎表现)。

■ 脉络膜结核是最常见的表现,也是结核分枝杆菌血源性播散的结果。

■ 视网膜下脓肿和肉芽肿。

■ 类匐行性脉络膜炎:大量分散的病灶融合,呈现波浪样进展或弥散、变大形成黄白色斑块状病灶。

■ 视网膜血管炎:闭塞性血管炎,可逐渐出现视网膜新生血管。

■ 渗出性视网膜脱离。

● 黄斑囊样水肿。

● 神经视网膜炎。

● 非典型表现:色素性前房积脓、眼内炎。

鉴别诊断

● 结节病。

● 梅毒。

● 眼内肿瘤(视网膜下脓肿伪装成眼内肿瘤)。

● Eales 病。

● 匐行性脉络膜炎(和眼结核不同,匐行性脉络膜炎患者玻璃体炎症不明显,双眼累及,视盘及后极部大片融合的病变沿视盘向外发展,但通常只局限于后极部)。

诊断

● 结核菌素皮肤试验(PPD)。

■ 皮肤硬结小于 5mm 为阴性。

■ 胸部 X 线发现结核病灶者、与

感染密切接触者、免疫抑制患者(包括HIV),皮肤硬结 5~10mm 为阳性。

　　▪ 医护人员和位于结核高发区的人群,皮肤硬结 11~15mm 为阳性。

　　▪ 任何人皮肤硬结大于 15mm 均为阳性。

● 干扰素 γ 试验包括 QFT-G 试验和 T-SPOT TB 试验。

　　▪ 由于卡介苗的接种,干扰素 γ 试验较结核素皮肤试验有更高的特异性,更小的假阳性概率。

　　▪ 结核活跃期,T-SPOT 试验较结核素皮肤试验有更高的敏感性。

● 胸部 X 线和胸部 CT,胸部 CT 比胸部 X 线有更高的敏感性。

● 眼内液体的病理学检查和结核杆菌培养。

● PCR。

● 眼底荧光血管造影用于评估血管炎症、血-视网膜屏障的破坏、黄斑囊样水肿、视网膜色素上皮紊乱、视网膜无灌注区域和新生血管。

● 吲哚菁绿血管造影用于帮助确定脉络膜病变的区域,包括活动性和萎缩性病灶。

治疗

● 四联药物治疗包括异烟肼 5mg/(kg·d),利福平 10mg/(kg·d),乙胺丁醇 15mg/(kg·d) 和吡嗪酰胺 20~25mg/(kg·d)。乙胺丁醇和吡嗪酰胺用药 2 个月后停用,其余药物持续 4~16 个月。

● 强烈推荐同时服用维生素 B6 10mg,可以减轻异烟肼相关的外周神经病变。同时需要定期检查肝功能。

● 同时使用糖皮质激素以减轻迟发型超敏反应造成的损害。

● 早期抗结核治疗不联合使用糖皮质激素可能导致疾病矛盾性恶化。

● 当有明显的无灌注区或新生血管出现时行全视网膜激光光凝术。

● 乙胺丁醇可引起视神经病变。

预后

● 早期正确诊断和及时应用结核特异性治疗,预后通常较好。

参考文献

Bansal R, Gupta A, Gupta V, et al. Role of anti-tubercular therapy in uveitis with latent/manifest tuberculosis. *Am J Ophthalmol.* 2008;146(5):772–779.

Gupta A, Bansal R, Gupta V, et al. Ocular signs predictive of tubercular uveitis. *Am J Ophthalmol.* 2010;149(4): 562–570.

Vasconcelos-Santos DV, Rao PK, Davies JB, et al. Clinical features of tuberculous serpiginouslike choroiditis in contrast to classic serpiginous choroiditis. *Arch Ophthalmol.* 2010;128(7):853–858.

Vasconcelos-Santos DV, Zierhut M, Rao NA. Strengths and weaknesses of diagnostic tools for tuberculous uveitis. *Ocul Immunol Inflamm.* 2009;17(5):351–355.

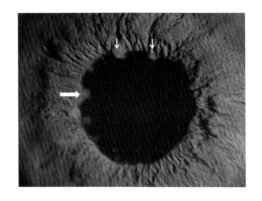

图 9-38 可疑结核性肉芽肿性前葡萄膜炎患者的 Koeppe 结节（细箭头）和虹膜后粘连（粗箭头）。

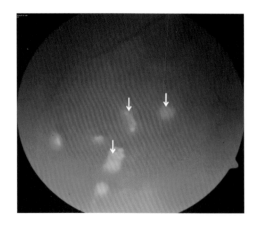

图 9-39 玻璃体炎患者的眼底彩照见下方大量雪球状混浊（箭头）。

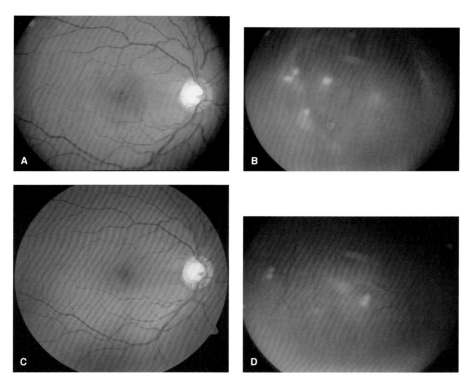

图 9-40　中间葡萄膜炎患者的黄斑囊样水肿 (A) 和玻璃体雪球状混浊 (B)。该患者结核菌素皮肤试验显示皮肤硬结大于10mm，胸部 X 线检查显示肺门淋巴结肿大。治疗后 3 个月，眼底彩照未见黄斑囊样水肿 (C) 和雪球状混浊 (D)。视力从 20/80 提高到 20/30。

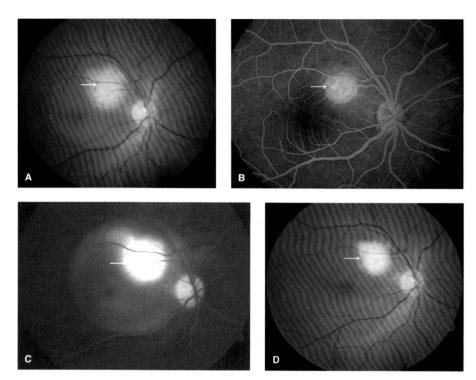

图 9–41　(A)脉络膜结节(箭头)和周围渗出性视网膜脱离。眼底荧光血管造影早期显示边界清晰的脉络膜结节(B)和晚期脉络膜结节强荧光染色且渗漏积聚在渗出性视网膜脱离的区域形成弥漫性高荧光(C)。(D)治疗后数月,脉络膜结节缩小(箭头),视网膜下渗出液吸收。患者的视力提高到 20/20。

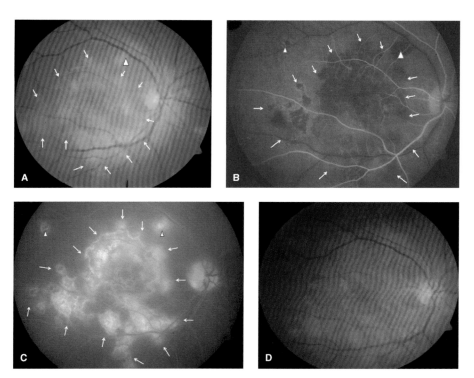

图 9-42　(A)后极部可见弥漫性的大片的脉络膜炎病灶(箭头)。此外,该患者眼底亦可见部分孤立的片状活动性脉络膜炎病灶(三角箭头)。外观类似匐行性脉络膜视网膜炎。眼底荧光血管造影早期显示低荧光(箭头;B),晚期高荧光和邻近视网膜弥漫性荧光素渗漏(箭头;C)。(D)抗结核治疗后 3 个月,活动性脉络膜炎治愈。

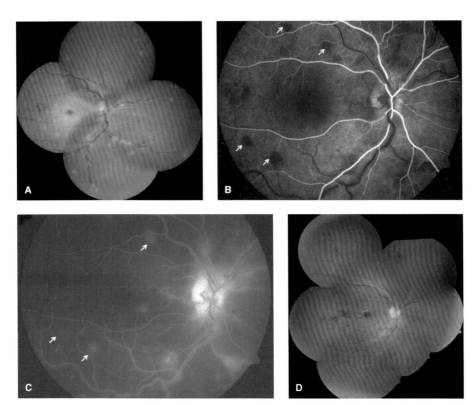

图 9–43　(A) 视网膜血管炎脉络膜炎和视盘水肿伴外丛状层硬性渗出（神经视网膜炎）。(B)右眼眼底荧光血管造影显示早期脉络膜病灶低荧光(箭头)。(C)晚期,脉络膜炎病灶表现为高荧光(箭头)。可见视盘高荧光和视网膜血管周围片状荧光素渗漏。(D)治疗后 4 个月,右眼眼底彩照显示视盘水肿消失,未见脉络膜炎病灶和血管炎体征,同时黄斑区星芒状硬性渗出部分吸收,但仍可见视网膜出血灶。

Hansen 葡萄膜炎（麻风性葡萄膜炎）

S. R. Rathinam

麻风也称为 Hansen 病，是一种热带地区和亚热带地区常见的慢性传染病。麻风是一种常累及眼部的全身性疾病。

病因学和流行病学

- 麻风的病原体麻风分枝杆菌是一种生长于细胞内的抗酸杆菌。
- 麻风通过空气传播，通常不通过皮肤接触直接传播。麻风有两个发病的年龄高峰：小于 15 岁的儿童和大于 30 岁的成年人。
- 麻风的高发地区是巴西、尼日利亚、马达加斯加岛、印度、缅甸和印尼。每年有将近 50 万人新增感染。世界上麻风患者有 1000 万~1200 万，其中 3%~7% 的患者有视力损害。麻风损坏外周神经的施万细胞，从而累及四肢、皮肤、神经和眼部。

症状

- 眼红、眼痛、视力下降。
- 皮肤感觉下降，甚至导致麻木。

体征（图 9-44 至图 9-51）

- 因被感染者免疫功能的差异，麻风的临床表现不同。临床上，麻风可分为两类。结核型麻风（少菌型）较温和，可引起手部小肌肉萎缩，皮肤病变较少，仅累及三叉神经和面神经，引起眼表损伤（角膜知觉下降、倒睫、外伤等可导致角膜瘢痕形成）。瘤型麻风（多菌型）传染性更强、病症更严重，皮肤色素沉着性或低色素性丘疹或结节，皮温下降，感觉和痛觉减退，最后深压觉障碍、神经性疼痛和麻木，伴有广泛的眼部炎症，以及：
  - 白内障（是致盲的主要原因，而引起白内障的原因主要有年龄、糖皮质激素的使用以及炎症反应）。
  - 面部红色柔软的斑疹（麻风结节）。
  - 表层巩膜炎和巩膜炎。
  - 双眼肉芽肿性葡萄膜炎。
  - 虹膜珍珠（粟粒状虹膜麻风结节）和虹膜萎缩。
  - 睫毛和眉毛脱落。

鉴别诊断

- 结核。
- 结节病。

诊断

- 皮肤裂口涂片试验：感染皮肤病灶的涂片上可见杆状细菌。

- 病灶处皮肤全层切片组织学检查观察到宿主反应(苏木精–伊红染色)和抗酸杆菌（Fite-Faraco 修正的碳基复红染色）是诊断的金标准。

- 血清学检查无效，麻风杆菌无法在培养基上生长。PCR 技术可能对诊断有帮助。

治疗

- 少菌型麻风:利福平,每月单次量600mg，监督服用；氨苯砜，每日100mg,自服;联合治疗持续半年。

- 多菌型麻风:利福平,每月单次量600mg,氯法齐明,每月单次量300mg,监督服用;氨苯砜,每日100mg,氯法齐明,每日 50mg,自服,联合治疗持续一年。这种多药联合治疗的方法较安全,目前由世界卫生组织免费提供药物。

- 根据炎症的严重程度，局部或全身使用糖皮质激素抑制炎症反应。必要时对症治疗白内障、眼睑闭合不全和屈光不正。

预后

- 早期全身治疗，及时糖皮质激素控制炎症,预后将大大改善。

参考文献

Chaudhry IA, Shamsi FA, Elzaridi E, et al. Initial diagnosis of leprosy in patients treated by an ophthalmologist and confirmation by conventional analysis and polymerase chain reaction. *Ophthalmology.* 2007;114(10): 1904–1911.

Hogewegand M, Keunen JEE. Prevention of blindness in leprosy and the role of the Vision 2020 Programme. *Eye.* 2005;19:1099–1105.

Rathinam SR. Leprosy uveitis in the developing world. *Int Ophthalmol Clin.* 2010;50(2):99–111.

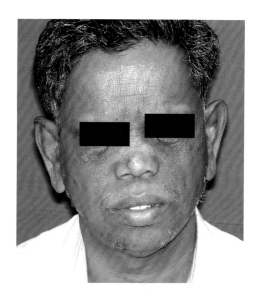

图 9-44　麻风后遗症：睫毛和眉毛脱落、鼻骨溶解和氯法齐明导致皮肤色素沉着。

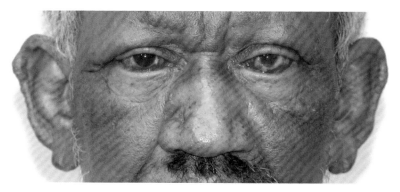

图 9-45　多菌型麻风患者的耳廓畸形、睫毛和眉毛脱落以及巩膜炎。

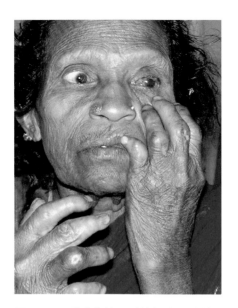

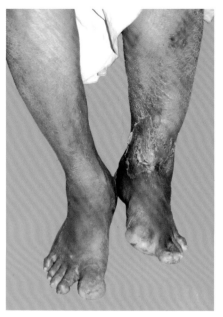

图 9-46 严重的神经系统损害导致神经营养不良性溃疡和手指畸形。

图 9-47 多菌型麻风患者严重的组织萎缩。

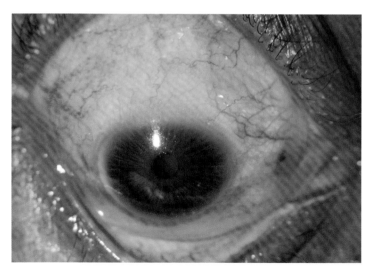

图 9-48 麻风患者的弥漫性巩膜炎。

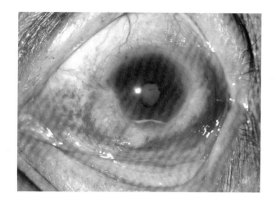

图 9-49　麻风患者角膜鼻侧的结膜麻风结节。

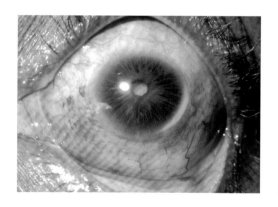

图 9-50　麻风患者的虹膜麻风结节萎缩斑、瞳孔缩小和巩膜炎。

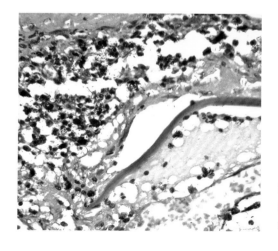

图 9-51　结膜麻风结节的组织学检查(修正的碳基复合染色)可见麻风杆菌。

寄生虫、细菌、真菌和线虫

眼弓形体病

Chloe Gottlieb, *Robert Nussenblatt*,
H. Nida Sen

眼弓形体病由刚地弓形虫感染引起，是后葡萄膜炎的最常见病因。猫科动物是弓形虫唯一的终宿主。人类作为中间宿主，通过食用未熟的肉、污染的蔬菜、饮用含有弓形虫滋养体的水而感染弓形体病，弓形体病也可通过胎盘传播。

病因学和流行病学

- 弓形体性视网膜脉络膜炎是美国最常见的传染性脉络膜视网膜炎。
- 接近 22% 的美国居民感染弓形虫。
  - 世界上其他国家的弓形体感染率更高，比如巴西。
  - 弓形体感染的人中约 2% 有眼部表现。先天性或获得性弓形虫感染均可有眼部表现。
  - 在美国，每年新有将近 2000~7500 有症状的眼弓形体病患者。
  - 弓形体性脉络膜视网膜炎治愈后的一年内，眼部症状复发的概率最大。

症状

- 视物模糊、飞蚊症。
- 视野盲点。
- 眼痛。
- 畏光。
- 部分患者无症状（散瞳眼底检查时可能无意中发现外周脉络膜视网膜炎瘢痕）。

体征（图 9-52 至图 9-55）

- 活动性脉络膜视网膜炎病灶往往出现在伴有色素沉着的陈旧性脉络膜视网膜瘢痕附近（眼弓形体病的特征表现）。
- 视力下降、视野缺损。
- 眼内压正常或升高。
- 白色或者乳白色脉络膜视网膜病灶。
- 肉芽肿性全葡萄膜炎伴显著的玻璃体炎症，典型者犹如"雾中头灯"。
- 角膜后沉着物，肉芽肿性或星型。
- 视网膜血管炎（多为邻近脉络膜视网膜炎病灶的小动脉炎）。
- 视网膜分支静脉或动脉阻塞。
- 视盘炎伴或不伴瞳孔传入阻滞。
- HIV 患者或其他免疫抑制患者可表现出非典型的、更严重的症状。免疫功能不全的患者感染弓形虫应该注意有无脑脓肿。

诊断

- 血清学检查对于诊断有很大帮助。
- 弓形体性脉络膜视网膜炎是一个有血清学阳性结果支持的临床诊断。
  - IgG 阳性并不是眼弓形体病的特异性指标。它只表明眼部或全身曾经感染过弓形虫。
  - IgM 升高表示新近感染弓形虫。
  - 对于多种病因不确定的患者，血清学检查阴性可以排除弓形虫感染的可能。
  - 房水或玻璃体中可以检测到更多的特异性抗弓形虫抗体（Goldmann-Witmer 系数）。
  - 少量的房水或玻璃体即可进行 PCR 检测，且特异性较高。
  - 房水及玻璃体的蛋白质印迹和免疫印迹法也可用于确定诊断。

治疗

- 弓形体性脉络膜视网膜炎病程多为自限性，但以下情况必须治疗：
  - 视力明显下降，低于 20/200 或视力下降多于 2 行。
  - 病灶位于视网膜颞侧血管弓以内或邻近黄斑、视神经或视网膜大血管。
  - 并发严重的视网膜或玻璃体积血或视网膜血管阻塞。

- 频繁发作，视力下降风险大的患者。
- 有可能因眼弓形体病而导致弱视的儿童。
- 免疫功能不全的患者。
- 独眼患者。
- 药物治疗或药物联合治疗有效，主要有以下方案：
  - 磺胺嘧啶（1g，每天 4 次），乙胺嘧啶（首次 50mg，之后 25mg，每天 2 次，联合亚叶酸 3mg，一周 3~4 次），口服泼尼松。
    - ▸ 乙胺嘧啶可引起血小板减少，用药前和用药后每周均需监测血小板数量。
  - 克林霉素、磺胺嘧啶和泼尼松。
    - ▸ 克林霉素可玻璃体腔注射或结膜下注射，但需注意此药可引起伪膜性结肠炎。
  - 复方新诺明［甲氧苄啶（TMP）与磺胺甲噁唑（SMZ）的复方制剂］。
  - 阿托伐醌。
- 抗生素使用 12~24 小时后开始使用泼尼松。对于磺胺类药物过敏的患者，可使用克林霉素代替磺胺类药物。孕妇可使用螺旋霉素，在美国作为罕见病用药需审批使用。

  上述所有药物均需在实验室监测下使用。

预后

- 通常预后较好，尤其是脉络膜视

网膜炎病灶在周边且无其他疾病的患者。

■ 通常症状完全消失，视力完全恢复。

● 黄斑和视神经受累，可导致视力丧失，视野缺损。

● 有复发的可能性，脉络膜视网膜炎发生后一年内复发率较高。需告知患者可能在陈旧性病灶周围出现新的活动灶。持续使用复方新诺明可降低复发的风险。

● 严重的玻璃体炎症反应可导致玻璃体机化，进而导致视网膜脱离。

● 脉络膜瘢痕和萎缩可引起脉络膜新生血管，导致视力下降。

● 免疫功能不全的患者感染后易形成眼部、肌肉和大脑内的组织包囊，应请传染病医生会诊，排除中枢神经感染的可能性。

参考文献

Holland GN. Ocular toxoplasmosis: a global reassessment. Part I: epidemiology and course of disease. *Am J Ophthalmol*. 2003;136(6):973–988. PubMed PMID:14644206.

Jones JL, Holland GN. Annual burden of ocular toxoplasmosis in the US. *Am J Trop Med Hyg*. 2010;82(3):464–465.

Nussenblatt RB, Whitcup SM. *Uveitis: Fundamentals and Clinical Practice*. 3rd ed. Philadelphia: Mosby;227.

Silveira C, Belfort R Jr, Muccioli C, et al. The effect of long-term intermittent trimethoprim/sulfamethoxazole treatment on recurrences of toxoplasmic retinochoroiditis. *Am J Ophthalmol*. 2002;134(1):41–46.

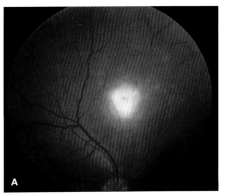

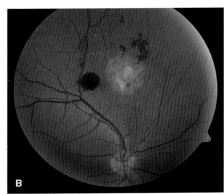

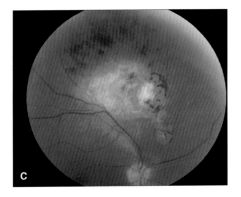

图 9-52　一名免疫功能不全的获得性弓形体感染患者(由于免疫功能受损,玻璃体混浊不明显),过去 5 年内反复发作。弓形体性脉络膜视网膜炎第一次发作时出现血管炎表现(A)。治疗过程中出现视网膜分支静脉阻塞(B)。复发时也出现视网膜分支静脉阻塞(C)。

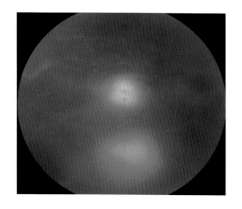

图 9-53　眼弓形体病复发。玻璃体雾状混浊，可见伴有色素沉着的脉络膜视网膜瘢痕周围两个活动性病灶。呈现"雾中头灯"表现。

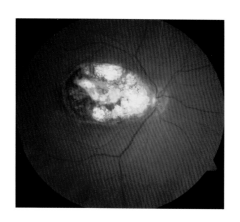

图 9-54　先天性弓形体感染患者眼底可见一个坑洼状的并伴有色素沉着的脉络膜视网膜瘢痕。

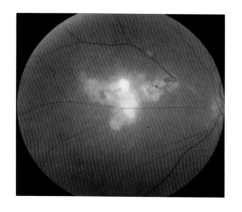

图 9-55　脉络膜视网膜炎瘢痕灶旁出现一个活动性病灶。一条血管鞘连接视盘和脉络膜视网膜炎瘢痕。病灶周围小动脉下见早期的 Kyrieleis 斑块。

眼弓蛔虫病

Uwe Pleyer ■

弓蛔虫病是由犬弓蛔虫或猫弓蛔虫引起的感染性疾病。感染弓蛔虫的动物的排泄物污染食物或土壤，人（通常是小孩）摄取之后即可能感染弓蛔虫。

病因学和流行病学

● 人类的血清抗弓蛔虫抗体阳性率为 2%~80%，随地域、社会经济水平和饮食习惯不同，发病率不同。

● 大部分患者有猫狗喂养史。

● 弓蛔虫的幼虫在农村和城市均有发现。

● 弓蛔虫的发病率最高的地区是美国南部、日本和阿根廷。

● 血清学阳性的个体发展成眼弓蛔虫病的概率较低，为 0.1%~1%。眼弓蛔虫病多见于儿童，实际发病率可能高于此数据。

● 眼弓蛔虫病的平均发病年龄为 7岁。

● 摄入被污染的食物后，第 2 期幼虫钻过肠道进入血液。幼虫在大脑、眼睛、肺、肝脏内引发局部肉芽肿性反应，将幼虫包裹，幼虫在其内可存活数月。

症状

● 典型的弓蛔虫病累及单眼，通常表现为无症状的眼内炎。

● 患者可有视物模糊、眼痛、畏光和飞蚊症等表现。

● 常见斜视或白内障。

● 儿童患者除非有严重的视力下降，否则较难发现。

体征（图 9-56 至图 9-59）

● 主要有两种形式：眼部体征和全身表现（内脏幼虫移行症，VLM），二者极少同时出现。

● 眼部表现。

■ 通常仅仅累及一侧，按照临床症状出现的概率列举如下：

▶ 累及外周视网膜或玻璃体（最常见的表现）。

— 单发或多发，白色肉芽肿性。

— 玻璃体炎伴增殖膜形成和牵拉。

— 视网膜脱离。

— 多见于 6~40 岁人群。

▶ 累及后极部（预后最好）。

— 不同大小灰白色肉芽肿性病灶。

— 黄斑受牵拉而移位。

— 视网膜前膜。

— 视网膜脱离。

— 视网膜色素上皮层继发萎缩或增生。

— 视网膜脉络膜血管吻合。

— 6~14 岁儿童多见。

▶ 慢性眼内炎。

——多由于宿主对寄生虫的免疫应答引起。

——几乎无临床症状（如无眼痛等），但玻璃体炎症反应重。

——白瞳症。

——并发症。

· 视网膜脱离。

· 新生血管性青光眼。

· 眼结核。

——多见于 2~9 岁儿童。

▸ 视神经受累。

——罕见视神经炎。

▸ 眼前节受累。

——罕见前葡萄膜炎或巩膜炎。

▸ 病程任何阶段均有可能发生黄斑囊样水肿。

● 全身表现（VLM）。

■ 多见于 3 岁以下儿童，临床表现按发生概率列举如下：

▸ 肺组织炎症。

▸ 肝大。

▸ 肺炎。

▸ 心肌炎。

鉴别诊断

● 内源性细菌性眼内炎。

● 视网膜母细胞瘤（见于更小的儿童，多可见钙化点）。

● Coat 病（渗出性视网膜脱离、原发性视网膜毛细血管扩张）。

● 早产儿视网膜病变（双眼发病，微血管疾病）。

● 永存原始玻璃体增生症（PHPV）（先天性疾病，多伴有小眼球、白内障）。

● 家族性渗出性玻璃体视网膜病（FEVR）（常染色体显性遗传，家族史，双眼发病，微血管改变）。

诊断

● 根据临床表现并联合实验室检查结果进行诊断。

● 弓蛔虫抗体的 ELISA 试验和血清嗜酸性粒细胞增多对于 VLM 的诊断价值较眼弓蛔虫病大。眼弓蛔虫病应采集房水或玻璃体进行实验室检查。粪便检查通常为阴性。

● B 超检查可见：

■ 一个高回声实质性团块。

■ 后极部可见玻璃体增殖膜。

■ 玻璃体牵拉和牵拉性视网膜脱离。

● CT 可见：眼内钙化灶可与视网膜母细胞鉴别。

治疗

● 玻璃体炎症活动期，全身或局部应用糖皮质激素。

● 推荐使用驱虫药，但目前并无大样本对照研究数据可参考，可尝试阿苯达唑 10mg/（kg·d），连用 2 周，目的是控制病情，但此药物无法根除疾病。

● 下列情况可行玻璃体切除术：

■ 解除玻璃体牵拉。

■ 剥除视网膜前膜。

■ 修复视网膜裂孔。

■ 黄斑牵拉移位的情况下解除牵拉。

预后

● 根据幼虫侵犯的部位及其所致的并发症,预后不一。

参考文献

Althcheh J, Nallar M, Conca M, et al. Toxocariasis: aspectos clinicos y de laboratorio en 54 pacientes. *Ann Pediatr.* 2003;58:425–431.

Stewart JM, Cubillan LDP, Cunningham ET. Prevalence, clinical features, and causes of vision loss among patients with ocular toxocariasis. *Retina.* 2005;25:1005–1013.

Torun N, Liekfeld A, Hartmann C, et al. Ocular toxoplasmosis antibodies in aqueous humor and serum. *Ophthalmologe.* 2002;99(2):109–112.

Yokoi K, Goto H, Sakai J, et al. Clinical features of ocular toxocariasis in Japan. *Ocul Immunol Inflamm.* 2003;11: 269–275.

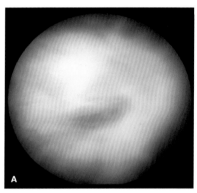
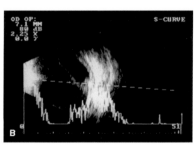

图 9–56　(A)一名 34 岁男性眼弓蛔虫病患者玻璃体混浊明显。临床体征与眼内炎极其相似。(B)联合 A 超和 B 超可见漏斗状视网膜脱离和视网膜下高回声肉芽肿性团块。

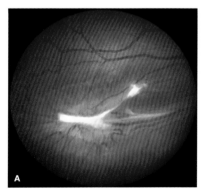
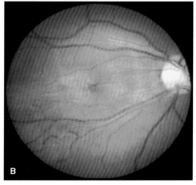

图 9–57　(A)一名 17 岁男孩的眼底彩照可见视网膜前膜。(B)该患者行玻璃体切除术剥除视网膜前膜 3 个月后进行了眼底彩照。玻璃体样本实验室检查发现抗犬弓蛔虫 IgG 抗体含量增高(GWC>80)。术后视力无提高。

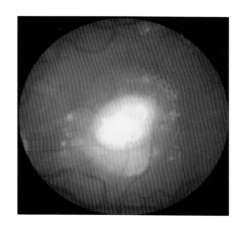

图 9-58 一名 17 岁女孩的眼底可见视网膜下肉芽肿及后极部淤痕，视力 20/400，血清抗犬弓蛔虫 IgG 抗体滴度增高。

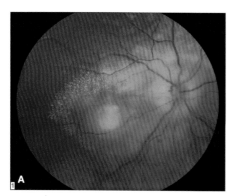

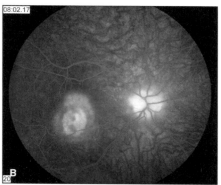

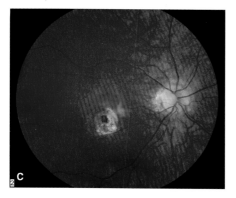

图 9-59 （A）一名 8 岁女孩因进行性视力下降至指数，自诉"世界完全黑暗"。眼底见黄斑下病灶及视神经炎。（B）眼底荧光血管造影晚期可见肉芽肿性病灶染色和视盘高荧光。（C）未接受治疗，5 个月后病灶萎缩，视力提高到 20/60。眼底可见视网膜下纤维变性和视网膜色素上皮层改变。（Courtesy of Sunir J. Garg，MD.）

猫抓病

Julie Gueudry ,
Bahram Bodaghi ▆

　　猫抓病（cat-scratch disease，CSD），即眼巴尔通体感染，由细菌感染引起，主要包括结膜炎和视神经网膜炎两种眼部表现。多见于儿童、青少年和青年。根据典型的临床表现和血清学特异性检测可以诊断。大部分病例为良性且具有自限性。猫抓病以预防为主，注重减少疾病的发生和预防潜在并发症。严重的病例需要抗生素治疗。

病因学和流行病学

- 猫抓病的病原体汉赛巴尔通体是一种世界各地广泛存在的微小的革兰阴性杆菌。
- 家猫是最重要的传染源。
- 大部分患者有近期被猫咬伤、抓伤或猫蚤叮咬的病史。也可以通过猫的唾液或猫蚤的排泄物接触结膜或暴露的伤口传播。
- 幼猫较成年猫的感染率更高。
- 猫抓病见于任何年龄的正常个体，但在儿童和青年更多见。

症状

- 单眼发病、眼红、异物感、溢泪。

- 视物模糊。
- 在眼部症状发生 2 周内，可有发热、恶心、呕吐和咽喉痛，随后可出现局部淋巴结肿大。

体征（图 9-60 至图 9-62）

- 通常单眼发病，偶累及双眼。
- 结膜炎表现为帕里诺眼-腺综合征，具体表现如下：
  - 眼睑肿胀。
  - 结膜肉芽肿性结节。
  - 眼分泌物较常见，多为浆液性。
  - 典型的病例有耳前、下颌下或颈部淋巴结肿大。
  - 全身症状较轻，包括心慌、疲劳，10%~30% 的患者有恶心。
- 视神经网膜炎。
  - 可能引起 Leber 特发性星状视神经网膜炎。
  - 可为单眼或双眼发病。
  - 可见视神经水肿伴视盘周围出血，数周后可见黄斑区典型的星芒状硬性渗出。
  - 玻璃体细胞。
  - 可见肉芽肿性前葡萄膜炎，不伴视神经炎。
  - 视神经网膜炎并非猫抓病相关结膜炎的并发症。
  - 也可见视网膜脉络膜炎白色浸润灶和视网膜坏死，常伴有玻璃体细胞、前房细胞和视盘水肿。

鉴别诊断

- 帕里诺眼–腺结膜炎。
  - 兔热病。
  - 结核。
  - 梅毒。
  - 结节病。
  - 沙眼衣原体病性淋巴肉芽肿。
  - 眼孢子丝菌病。
- 其他疾病导致的视盘水肿和黄斑星芒状硬性渗出：
  - 恶性高血压。
  - 有黄斑星状表现的假性脑瘤。
  - 结节病。
  - 梅毒。
  - 结核。
  - 弓形体病。
  - 弓蛔虫病。
  - Lyme 病。
  - 钩端螺旋体病。

诊断

- 直接免疫荧光试验或 ELISA 试验检测血清抗汉赛巴尔通体抗体，有一定的假阴性概率。
- Warthin-Starry 银浸润染色组织学检查。
- 受损皮肤细菌培养较难直接发现病原菌。
- 眼部液体的 PCR 试验检测汉赛巴尔通体的 16S-rDNA。

治疗

- 本病通常为自限性疾病，目前无理想的治疗方法。
- 帕里诺眼–腺结膜炎：阿奇霉素，口服，首次 500mg，之后 250mg/d，连用 4 天以上。
- 伴有严重的眼内感染：多西环素（100mg，口服，每天 2 次）或复方新诺明，偶尔联合使用利福平（300mg，口服，每天 2 次）。
- 多西环素和利福平可以缩短病程，加快视力恢复。
- 由于多西环素可引起幼儿的牙釉质变黄，故不用于 12 岁以下儿童。
- 免疫功能正常的患者，持续药物治疗 4 周，而免疫功能不全的患者，药物治疗持续 4 个月。
- 预防最重要。目前并无有效的疫苗，一旦被猫咬伤或抓伤应立即冲洗消毒伤口。

预后

- 大部分患者远期预后良好，1~4 周内视力可完全恢复。
- 黄斑区星芒状硬性渗出需要 6~12 个月才能完全吸收。
- 部分患者可因视神经炎或黄斑萎缩出现轻度或严重视力下降。

参考文献

Cunningham ET, JE Koehler. Ocular bartonellosis. *Am J Ophthalmol*. 2000;130:340–349.

Curi AL, Machado D, Heringer G, et al. Cat-scratch disease: ocular manifestations and visual outcome. *Int Ophthalmol*. 2010;30(5):553–558.

Drancourt M, Berger P, Terrada C, et al. High prevalence of fastidious bacteria in 1520 cases of uveitis of unknown etiology. *Medicine (Baltimore)*. 2008;87:167–176.

Jones DB. Cat-scratch disease. In: Pepose JS, Holland GN, Wilhelmus KR, editors. *Ocular infection and immunity*. St. Louis: Mosby Year Book; 1996:1389–1397.

Solley WA, Martin DF, Newman NJ, et al. Cat scratch disease: posterior segment manifestations. *Ophthalmology*. 1999;106(8):1546–1553.

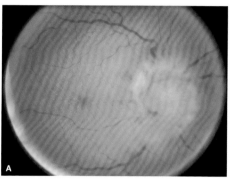
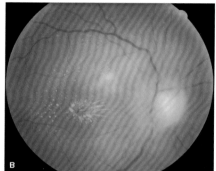
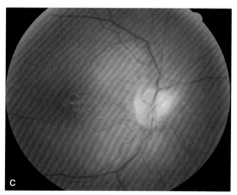

图 9-60 (A)汉赛巴尔通体感染导致星状视神经网膜炎患者的眼底彩照，此时视力为手动。(B)抗生素治疗数周后，眼底情况逐渐改善。(C)1 年后，由于视盘和黄斑萎缩，最终视力为 20/200。

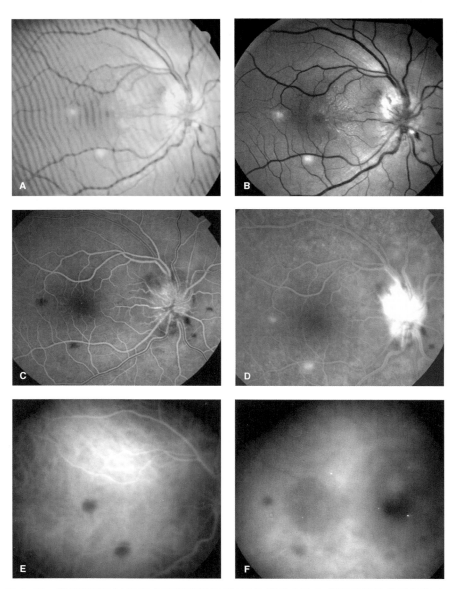

图 9-61   眼底彩照(A)和无赤光眼底照相(B)可见视盘水肿和黄斑区星芒状硬性渗出。眼底少量视网膜出血,黄斑颞侧见两片(脉络膜视网膜炎)病灶。(C,D)眼底荧光血管造影晚期见视盘和脉络膜视网膜病灶高荧光染色。(E,F)吲哚菁绿血管造影显示脉络膜视网膜炎病灶低荧光,视盘周围和黄斑下亦见大片低荧光区域。

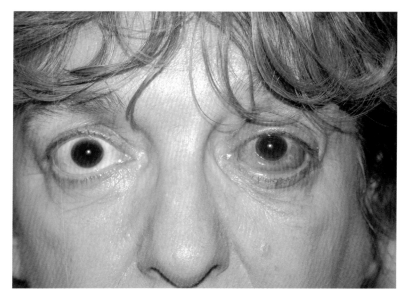

图 9-62　帕里诺眼-腺综合征患者左眼结膜充血、溢泪, 左耳前淋巴结肿大。

Whipple 病

Valérie Touitou,
Bahram Bodaghi ■

Whipple 病是由 Tropheryma whipplei 菌感染引起的全身性传染病。Whipple 病眼部表现较罕见,但对于葡萄膜炎或眼神经性疾病患者同时伴有慢性腹泻、体重下降、使用糖皮质激素病症没有改善甚至恶化的患者,应该考虑此病。

流行病学

● 发病率为 18~30/10 万。实际发病率可能高于此数据。

● 全身系统性 Wipple 病的患者中约 3% 有眼部表现。

● 平均发病年龄为 50 岁。

● 3/4 的患者为男性。

病因学

● Whipple 病的病原体为 Tropheryma whipplei 菌,人类花了将近50年时间才分离出这种菌。

■ 1952 年:第一个抗生素(氯霉素)治愈 Whipple 病的病例,提示此病由细菌感染引起。

■ 1992 年:第一次分离出病原菌。

■ 2000 年:第一次人工培养 Tropheryma whipplei 菌成功。

症状和体征 (图 9-63 和图 9-64)

● 全身表现。

■ 通常在眼部表现之前,主要有:

▶ 最常见缓慢的体重下降,部分患者有不规则的发热。

▶ 慢性腹泻、腹痛和脂肪痢。

▶ 关节痛(通常是外周关节痛,多关节受累),多表现为游走性关节疼痛。

▶ 慢性淋巴结肿大(纵隔淋巴结受累较多见)。

▶ 腹水或胸膜炎。

▶ 皮肤色素沉着、血小板减少性紫癜。

▶ 心脏杂音、心内膜炎、心肌炎、心律不齐。

▶ 中枢神经受损、痴呆、下丘脑受累、癫痫,多神经炎或单神经炎。

● 眼部表现。

■ 可不同时伴有全身表现。

▶ 角膜炎。

▶ 慢性、双眼后葡萄膜炎或全葡萄膜炎。多为肉芽肿性,伴少量角膜后沉着物,局部虹膜后粘连。

▶ 脉络膜炎。

▶ 巩膜炎。

▶ 核上性眼肌麻痹。

▶ 眼-咀嚼肌节律性运动(舌肌或下颌下肌群阵挛引起的眼球震颤)。

▶ 视盘水肿、球后视神经炎、视神经萎缩。

鉴别诊断

- 结节病。
- 结核。
- Behçet 病。
- 溃疡性结肠炎。
- 组织胞浆菌病。
- 多发性脉络膜炎。
- 眼内淋巴瘤或全身淋巴瘤。
- 淀粉样变性。
- 鸟型分枝杆菌细胞内感染。
- 强直性脊柱炎。

诊断

- 由于症状和体征的非特异性,大部分患者在病程晚期才明确诊断。组织学检查是诊断的金标准。最常用的检查手段有:
  - 免疫组织化学检查:组织(十二指肠、玻璃体、淋巴结)活检见 PAS 阳性的泡沫状巨噬细胞。
  - PCR:唾液或粪便 PCR 检查可用于筛查。十二指肠活组织、淋巴结活组织、房水、玻璃体或脑脊液均可用于检测 Tropheryma whipplei 菌的 16S-rDNA。

治疗

- 选用的抗生素必须能通过血-脑屏障,临床治愈后应延长使用抗生素的时间以降低复发的概率。
- 脑 Whipple 病。
  - 起始治疗(2 周)。
    - 青霉素(120 万单位)或头孢曲松钠(静脉注射 2g ,每天 2 次)联合链霉素(1g/d,连用 2 周);或者
    - 静脉注射甲氧苄啶(800mg)-磺胺甲噁唑(160mg)(TMP-SMX)每天 2 次或 3 次,连用 1~2 周。
  - 维持治疗(1 年)。
    - TMP (800mg)-SMX(160mg)每天 2 次;或者
    - 头孢克肟(400mg ,口服,每天 1 次);通常使用 TMP-SMX 长期治疗。
  - 由于 Whipple 病影响胃肠道的吸收功能,治疗过程中应配合补充叶酸。
- 眼 Whipple 病:目前暂无公认的有效治疗方法。至少维持抗生素使用一年,以降低复发的概率。

预后

- 大部分患者诊断较迟, 甚至已出现中枢神经或心脏病变,预后不一。

参考文献

Chan RY, Yannuzzi LA, Foster CS. Ocular Whipple's disease: earlier definitive diagnosis. *Ophthalmology.* 2001;108(12):2225–2231.

Drancourt M, Raoult D, Lépidi H, et al. Culture of Tropheryma whipplei from the vitreous fluid of a patient presenting with unilateral uveitis. *Ann Intern Med.* 2003;16;139(12):1046–1047.

Lagier JC, Lepidi H, Raoult D, et al. Systemic Tropheryma whipplei: clinical presentation of 142 patients with infections diagnosed or confirmed in a reference center. *Medicine (Baltimore).* 2010;89(5):337–345.

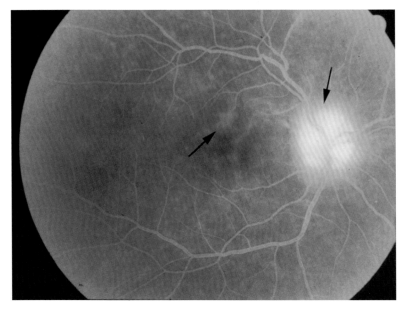

图 9-63　Whipple 病患者的慢性后葡萄膜炎，后极部见视盘水肿和血管渗漏。

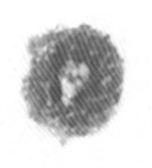

图 9-64　Whipple 病慢性葡萄膜炎患者玻璃体活检见 PAS 阳性的巨噬细胞肉芽肿。

单侧弥漫性亚急性视神经网膜炎

Carlos Alexandre de Amorim Garcia

单侧弥漫性亚急性视神经网膜炎（diffuse unilateral subacute neuroretinitis，DUSN）是一种由线虫侵入到视网膜下腔引起的单眼感染性疾病。DUSN 可引起弥漫性脉络膜视网膜炎或视网膜色素上皮层完全丢失。

病因学和流行病学

- DUSN 多见于无眼部疾病病史的健康儿童和青少年。
- DUSN 在热带气候地区多见，是巴西东北部地区致单眼盲的第二大疾病。在美国、印度以及部分亚洲和非洲国家也有发生。
- 多种线虫可引起 DUSN，包括犬线虫、粪类圆线虫、似蚓蛔线虫、浣熊拜林蛔线虫。
- 病原的鉴别需要一系列细致的寄生虫学检查、血清学实验（作用有限）和流行病学研究。

症状

- 临床病程分为活动期和缓解期。
- 临床症状差异大，患者可有眼痛、畏光和眼红等症状。
- 晚期可出现严重的视力下降和中央或旁中央视野暗点。

体征（图 9-65 至图 9-68）

- 早期阶段。
  - 轻中度玻璃体炎、轻度视盘水肿以及外层视网膜、视网膜色素上皮层和脉络膜局限性大量黄白色病灶，易消散也易复发。
  - 也可见以下症状，但较少见：虹膜睫状体炎、静脉周围渗出、视网膜下出血和浆液性视网膜脱离。
  - 病程的任意阶段均可见寄生虫。典型的病例在活动性黄白色病灶周围可见寄生虫。线虫活体呈白色，有闪光感，两头尖，长度在 400~2000μm。
- 晚期阶段。
  - 多数患者在病程晚期才诊断 DUSN，此时视力下降明显，大部分患者视力低于 20/200。
  - 大部分患眼存在视网膜色素上皮层弥漫性脱色素改变，多见于视盘周围和周边视网膜。
  - 视网膜色素上皮层弥漫性色素丢失导致视神经萎缩和严重的视网膜小动脉狭窄。
  - 视网膜内界膜反光增强。
  - 外层视网膜和脉络膜偶见大量黄白色病灶，易消散也易复发。
  - 幼虫在视网膜下腔移动可留下明显的黄白色痕迹。

鉴别诊断

- 早期。
  - 多灶性脉络膜炎。
  - 急性后极部多灶性鳞状色素上皮病变。
  - 多发性易消散性白点综合征。
  - 鸟枪弹样视网膜脉络膜病变。
  - 交感性眼炎。
  - 非特异性视神经炎。
- 晚期。
  - 外伤后脉络膜视网膜炎。
  - 色素性视网膜炎。
  - 闭塞性血管炎。
  - 结节病。
  - 毒性视网膜炎。

诊断

- 主要的检查方法是三面镜或前置镜下眼底检查。
- 血清学、血涂片和粪便检查均对诊断无帮助,偶见嗜酸性粒细胞增多。
- 病程早期眼底荧光血管造影可见低荧光的黄白色活动性视网膜炎病灶,随后病灶渗漏呈现高荧光。病程进展期可见背景脉络膜荧光无规则充盈。
- 吲哚菁绿血管造影显示低荧光暗点。
- 视网膜电图:DUSN 表现为弥漫性视网膜炎症,ERG 检查 a 波和 b 波有明显的改变。
- 治疗前后可进行视野检查以评估疗效。

治疗

- 病程的任何阶段发现活的线虫,均应行激光杀虫。成功的治疗可提高视力预后,减少眼部炎症。
- 全身治疗:眼部未找到活线虫时,可使用阿苯达唑 400mg/d,连用 30 天。

预后

- 病程早期发现并除去幼虫,预后良好。
- 如果诊断和治疗不及时,预后较差。

参考文献

Cortez R, Denny JP, Mendoza RM, et al. Diffuse unilateral subacute neuroretinitis in Venezuela. *Ophthalmology.* 2005;112:2110–2114.

Garcia CA, Gomes AH, Garcia Filho CA, et al. Early-stage diffuse unilateral subacute neuroretinitis: improvement of vision after photocoagulation of the worm. *Eye.* 2004;18:624–627.

Garcia CA, Gomes AH, Vianna RN, et al. Late-stage diffuse unilateral subacute neuroretinitis: photocoagulation of the worm does not improve the visual acuity of affected patients. *Int Ophthalmol.* 2005;26:39–42.

Gass JD, Braunstein RA. Further observations concerning the diffuse unilateral subacute neuroretinitis syndrome. *Arch Ophthalmol.* 1983;101:1689–1697.

Gass JDM. Diffuse unilateral subacute neuroretinitis. In: Gass JDM, ed. *Stereoscopic Atlas of Macular Disease: Diagnosis and Treatment.* 4th ed. St. Louis: Mosby-Year Book Inc.; 1997:622–628.

Souza EC, Casella AMB, Nakashima Y, et al. Clinical features and outcomes of patients with diffuse unilateral subacute neuroretinitis treated with oral albendazole. *Am J Ophthalmol.* 2005;140:437.

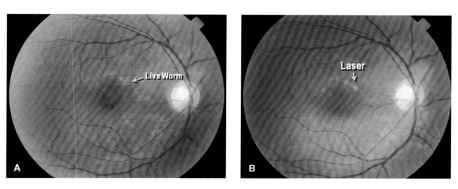

图 9-65   DUSN 早期眼底见活动性黄白色易消散性病灶, 以及小的线虫活体 (A), 激光光凝杀虫后如 (B) 所示。

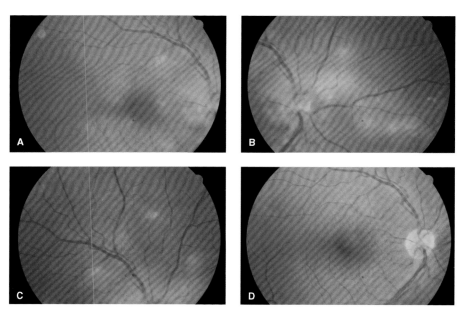

图 9-66   (A~C) 该患者病程早期并未见活体线虫, 仅见活动性黄白色易消散性病灶。(D) 该患者阿苯达唑治疗后 60 天, 眼底情况好转。

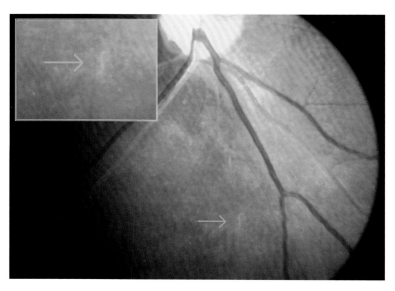

图 9-67   眼底见视盘萎缩，视网膜小动脉狭窄，视网膜色素上皮层广泛斑驳样色素丢失。视网膜下可见活体线虫(插图放大显示)。

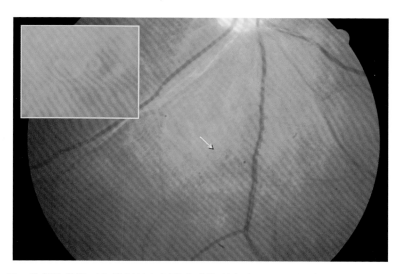

图 9-68   单侧弥漫性亚急性视神经网膜炎晚期眼底彩照,可见视神经萎缩、视网膜小动脉狭窄以及线虫活体(插图放大显示)。

盘尾丝虫病

Jason F. Okulicz ■

盘尾丝虫病(河盲)是由盘尾丝虫引起的慢性感染性疾病,最先损坏皮肤和眼部。

病因学和流行病学

- 盘尾丝虫病在非洲流行,大约95%的患者在非洲,在拉丁美洲和也门也有发现盘尾丝虫病。感染者平均寿命减少10年。
- 盘尾丝虫病是一种主要的致盲性疾病,已导致近200万人眼盲或严重视力损害。
- 盘尾丝虫通过黑蝇(蚋属)叮咬在人群中传播,其病原体在流动的水流中极易繁殖,故也称为"河盲"。
- 微丝蚴进入皮肤并在此发育成熟,常形成与骨性突出相连接的皮下结节。
- 微丝蚴离开盘尾丝虫成虫迁移到身体不同的部位,最常侵犯皮下淋巴结和眼部。
- 微丝蚴通过角巩膜缘处球结膜进入眼球,侵犯角膜、前房和虹膜。
- 微丝蚴通过血行传播或通过睫状神经进入眼后段。
- 当微丝蚴死亡时,激发了宿主免疫反应,大部分眼部和皮肤并发症均由该免疫反应引起。

症状

- 早期症状包括发热、关节痛和一过性的脸部和躯干荨麻疹。
- 常见皮肤瘙痒,部分患者可无瘙痒症状,部分患者瘙痒持续且严重。
- 早期可有结膜炎或畏光症状,大部分患者伴视力进行性下降。

体征 (图 9-69 至图 9-75)

- 全身见广泛的盘尾丝虫病结节(一种皮下硬结)。
- 常见斑丘疹,也可见皮肤苔藓样变、色素脱失或色素沉着,病情严重者可有皮肤溃疡、表皮萎缩、悬垂性腹股沟(腹股沟皮肤萎缩引起)、股骨沟和腹股沟淋巴结肿大以及广泛的全身皮肤萎缩。
- 可见角膜内微丝蚴,或前房和玻璃体内自由移动的微丝蚴。
- 微丝蚴侵犯角膜可引起点状角膜炎,甚至进展成硬化性角膜炎。
- 微丝蚴死亡后淋巴细胞和嗜酸性粒细胞浸润周边角膜,发生炎症反应,继发角膜混浊、角膜新生血管和硬化性角膜炎。
- 前葡萄膜炎。
  - 微丝蚴或者微丝蚴死亡引起免疫反应,浸润虹膜睫状体,导致早期肉芽肿性或非肉芽肿性炎症反应。
  - 眼部受累的患者中 10%~20% 有虹膜炎。

- 微丝蚴积聚于前房可表现为假性前房积脓。

- 虹膜后粘连可导致下方瞳孔变形,表现为典型的梨形瞳孔,继而导致瞳孔闭锁、虹膜膨隆、虹膜萎缩、炎症相关性青光眼或闭角型青光眼、白内障。

● 眼部受累的患者中 10%~25% 有脉络膜视网膜炎表现,可出现弥漫性视网膜色素上皮层萎缩伴视网膜下纤维化。

● 黄斑通常不受累,直到疾病晚期才影响中心视力。

● 25% 的眼部受累患者出现视神经萎缩。

鉴别诊断

● 梅毒。
● 雅司病。
● 硬皮病。
● 葡萄膜炎继发青光眼或慢性闭角型青光眼。
● 单纯疱疹病毒感染。
● 前部缺血性视神经病变。
● 结节病。
● 沙眼。
● 结核。
● 间质性角膜炎。
● 特应性角结膜炎。
● 神经源性角膜炎。

诊断

● 传统诊断依据临床表现,感染部位皮肤见 3~5mm 皮肤结节,眼部检查见微丝蚴。

- 大部分患者对试验检查敏感性和特异性高。

- 早期和轻微感染患者敏感性较差。

- 由于本病具有较强的侵袭性,在流行地区越来越受重视。

● PCR 技术可用于扩增取自皮肤结节的寄生虫的 DNA 序列,以增加敏感性。

● 裂隙灯显微镜下见角膜或前房存在微丝蚴。

● 其他试验。

- 快速抗体检测试验。

▶ 利用血清样本直接检测抗体,如 IgG4 抗重组盘尾丝虫抗原 Ov16 抗体。

- 试纸试验。

▶ 尿液或泪液中直接 oncho-C27 抗原检测试验具有较高的敏感性和特异性。

治疗

● 伊维菌素对本病具有较高的有效性和较低的毒性。

- 阻止眼部疾病进展,消除皮肤症状。

- 伊维菌素单方剂量 150mcg/kg,连用数月,可驱除皮肤微丝蚴。

- 伊维菌素对成虫无作用。

- 药物副作用与微丝蚴死亡引起的全身反应相似。

▶ 发热、水肿、瘙痒、淋巴结炎和疼痛。

■ 用药频率尚存在争议。

▶ 约 33% 的非流行地区患者通过单纯使用伊维菌素可治愈。

▶ 考虑到盘尾丝虫成虫的预期寿命为 12~15 年，大部分患者需要同时接受其他治疗。

▶ 伊维菌素一年服用一次可减轻眼内炎症反应。

● 多西环素。

■ 用于抑制盘尾丝虫繁殖必不可少的共生菌沃尔巴克氏菌。

■ 常用剂量为多西环素 100mg，口服，每天 2 次，连用 6 周，此外联合应用伊维菌素。

■ 联合应用伊维菌素和多西环素可以减少微丝蚴数量，可能可以影响疾病传播，减少或阻止盲症出现。

预后

● 在发生不可逆的眼部损害之前接受正规治疗，预后通常较好。

● 伊维菌素治疗皮肤病变从而减轻病症，提高生活质量。

参考文献

CDI Study Group. Community-directed interventions for priority health problems in Africa: results of a multi-country study. *Bull World Health Organ.* 2010;88(7): 509–518.

Enk CD. Onchocerciasis—river blindness. *Clin Dermatol.* 2006;24:176–180.

Hopkins AD. Ivermectin and onchocerciasis: is it all solved? *Eye.* 2005;19:1057–1066.

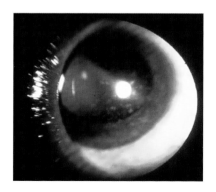

图 9-69　微丝蚴浸润后引起点状角膜炎。

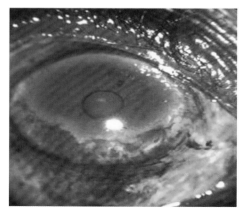

图 9-70　盘尾丝虫病患者硬化性角膜炎。

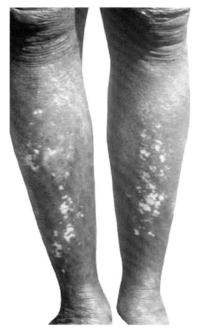

图 9–71　盘尾丝虫病患者豹纹样皮肤
脱色素。

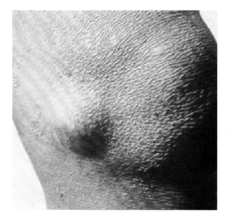

图 9–72　盘尾丝虫病患者膝盖附近的
盘尾丝虫病结节。

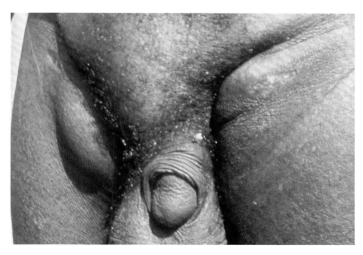

图 9–73　盘尾丝虫病患者腹股沟皮肤萎缩导致的悬垂性腹股沟。

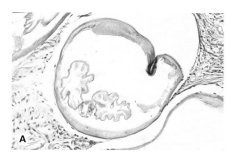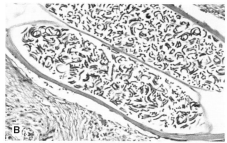

图 9-74　(A)皮肤活组织检查横切面上见盘尾丝虫成虫(苏木精-伊红染色)。(B)皮肤活组织检查见一妊娠雌虫(苏木精-伊红染色)。

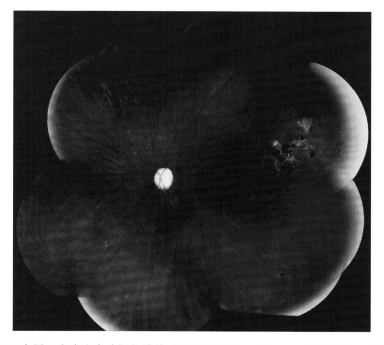

图 9-75　盘尾丝虫病患者弥漫性脉络膜视网膜瘢痕。(Courtesy of Nida Sen, MD, and Robert Nussenblatt, MD.)

罗阿丝虫病

Rajeev Jain, *Dinesh Selva* ■

罗阿丝虫病也称罗阿罗阿丝虫病、非洲丝虫病、卡拉虫肿和短时性肿胀,是一种皮下线虫(丝虫),即罗阿罗阿丝虫感染侵犯皮肤和眼部的疾病。患者可有皮肤瘙痒、皮下肿胀、迁移灶、嗜酸性粒细胞增多等临床表现。成虫长 25~70mm。

病因学和流行病学

● 罗阿丝虫病在非洲西部和中部的热带雨林地区多见。散发的病例见于这些地方的移民者或旅游者。罗阿丝虫病是一种慢性感染性疾病,已有数百万患者。

● 罗阿丝虫病由雌性斑虻叮咬传播,斑虻又称为杧果蝇、鹿虻、马蝇。斑虻叮咬将罗阿丝虫幼虫传播到皮肤,并在此长成成虫。成虫迁移到皮下或结膜下。人类是罗阿丝虫已知的唯一宿主,罗阿丝虫可在皮下组织内存活数年。

症状和体征 (图 9-76 至图 9-78)

● 大部分感染者无症状,有症状的患者中皮肤和眼部受累是最常见的临床表现。

● 全身表现。

■ 卡拉虫肿是一种局部炎症性、非红斑性皮下肿胀,大小为 15~20mm,多见于四肢邻近关节处,持续数日至数周。胀肿为继发于免疫反应的血管性水肿,表现为荨麻疹和皮肤瘙痒。

■ 游走性肌肉疼痛、关节疼痛,四肢凹陷性水肿。

■ 其他超敏反应包括肾小球肾炎、运动和感觉神经麻痹、哮喘、心内膜心肌纤维化和嗜酸性粒细胞增多。

● 眼部表现。

■ 罗阿丝虫可在结膜下移动,患者可出现眼红、眼痛伴结膜充血、水肿或结膜下出血。也有部分患者无临床症状,部分患者仅有轻微症状,部分患者可感觉到丝虫在眼表移动。

■ 肉眼可见成虫在结膜下移动或盘绕卷曲不动。部分患者可出现眼睑肿胀疼痛。前房内较少见罗阿丝虫。

诊断

● 卡拉虫肿组织或结膜下组织发现罗阿罗阿丝虫是诊断最有力的证据。

● 血液中发现微丝蚴也可确诊。血液样本采集应在微丝蚴密度最高的上午 10 点到下午 2 点之间采集。单性感染的患者血检查可能阴性,复性感染的患者中约 30% 血检查阴性。

● 嗜酸性粒细胞明显增多,IgE 含量也可能升高。

● 也可应用免疫分析方法检测血清

抗原含量，但由于各种驱虫剂间存在交叉作用，免疫检测的特异性受影响。

治疗

- 药物治疗。

■ 乙胺嗪 6mg/（kg·d），每天 3 次，最少服用 2 周。乙胺嗪对微丝蚴有效，对罗阿丝虫成虫效果较差，所以需要重复治疗以完全治愈。必须注意，若乙胺嗪快速驱除大量外周微丝蚴时，有诱发脑病的风险。

■ 当乙胺嗪过敏或诱发脑病的风险较高时，可以使用阿苯达唑 200mg，每天 2 次，连用 3 周。需要重复疗程以完全驱虫。

■ 也可使用单剂量伊维菌素 200~400μg/kg 替代治疗，但伊维菌素诱发脑病的风险更高，特别是对盘尾丝虫病高发地区的患者。

■ 当大量微丝蚴死亡诱发免疫反应时，联合使用抗组胺药和口服糖皮质激素。

- 手术治疗。

■ 药物治疗前可手术切除结膜下卡拉虫肿。结膜下或局部利多卡因麻醉下行球结膜环状切开术取出虫体。

参考文献

Barua P, Barua N, Hazarika NK, et al. Loa loa in the anterior chamber of the eye: a case report. *Indian J Med Microbiol.* 2005;23:59–60.

Boussinesq M. Loiasis. *Annals of Tropical Medicine & Parasitology.* 2006;100(8):715–731.

Jain R, Chen JY, Butcher AR, et al. Subconjunctival Loa loa worm. *Int J Infect Dis.* 2008;12(6):e133–135.

Khetan VD. Subconjunctival Loa loa with Calabar swelling. *Indian J Ophthalmol.* 2007;55:165–166.

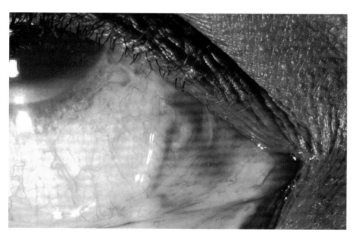

图 9-76　下方球结膜下可见白色半透明丝状可移动的虫体。(Reproduced from Jain R, Chen JY, Butcher AR, et al. Subconjunctival Loa loa worm. *Int J Infect Dis.* 2008;12(6):e133–135.)

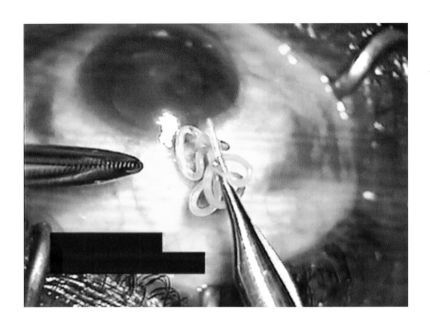

图 9-77 球结膜环状切开术后取出一条雌性罗阿丝虫。(Reproduced from Jain R, Chen JY, Butcher AR, et al. Subconjunctival Loa loa worm. *Int J Infect Dis.* 2008;12(6):e133–135.)

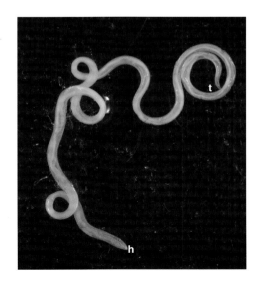

图 9-78 上图(图 9-77)中的雌性罗阿丝虫成虫,从头端(h)至尾端(t)长57.7mm, 宽约 0.5mm。(Reproduced from Jain R, Chen JY, Butcher AR, et al. Subconjunctival Loa loa worm. *Int J Infect Dis.* 2008;12(6):e133–135.)

眼囊尾蚴病

Kim Ramasamy

囊尾蚴病是一种由猪带绦虫的幼虫(囊尾蚴)感染而致的全身性疾病。当个体接触被污染的泥土、水源或含有猪带绦虫幼虫的生猪肉，即成为猪带绦虫的终宿主，并携带有肠道猪带绦虫(绦虫病)。当患者排泄含有绦虫卵或绦虫的粪便，其余个体摄入绦虫卵并在体内孵化成幼虫而感染绦虫病（与在猪体内的孵化过程相似），该患者为猪带绦虫的中间宿主。这种感染方式即可导致眼部病变。

病因学和流行病学

- 在绦虫病流行地区，个体通过接触被污染的炊饮工具、被患者排泄物污染的水果、蔬菜等摄入囊尾蚴，囊尾蚴在体内可发育产卵。虫卵附着于肠壁发育成幼虫，并随血液循环或淋巴循环进入眼、肌肉和神经。世界上约有5000万人感染囊尾蚴病，在卫生条件差的地区多见，包括拉丁美洲的墨西哥、撒哈拉以南的非洲、印度和东亚。

- 眼囊尾蚴病和眼眶囊尾蚴病最常见于儿童和青少年。

症状

- 视物模糊和飞蚊症。囊肿破裂的患者炎症反应明显，症状更重。患者可有复视和斜视。

- 脑囊尾病患者可继发癫痫。

体征（图 9-79 至图 9-83）

- 可见半透明虫体在视网膜下、玻璃体、结膜、前房、眼外肌、眼睑或眼眶内移动，运动形态可为典型的波浪形，也可无特征。如果蠕虫侵犯黄斑区将引起严重视力下降。如果囊肿破裂，将引起严重的玻璃体炎、增殖性玻璃体视网膜病变、葡萄膜炎、孔源性或渗出性视网膜脱离、视网膜出血、视盘水肿、睫状体炎性假膜以及眼球痨等等。眼眶囊尾蚴病常有眼球突出、眼球移位、斜视和眼球运动受限等典型体征。

鉴别诊断

- 眼弓蛔虫病。
- 伪装综合征。
- 眼内炎。
- 严重的眼弓形体病。

诊断

- 裂隙灯和间接眼底镜检查通常可发现猪带绦虫。
- 屈光介质不清的患者，可行 B 超检查发现囊肿。
- 脑部 CT 可诊断脑囊尾蚴病，全身 CT 可用于诊断全身各系统囊尾蚴病。
- 患者粪便中可发现猪带绦虫及虫卵，血液和粪便中可发现猪带绦虫抗体。

治疗

- 药物治疗：氯硝柳胺和吡喹酮用于治疗绦虫病，吡喹酮和美曲膦酯用于治疗囊尾蚴病，猪带绦虫死亡可诱发严重的眼内炎症反应，故上述驱虫药应该与糖皮质激素联合应用。

- 手术治疗：手术除去寄生虫是直接有效的方法。如果囊肿在前房，可行前房穿刺术。如果囊尾蚴囊肿在眼内，可行玻璃体切除术。

预后

若囊尾蚴囊肿破裂引发严重的炎症反应，则预后差。

参考文献

Madigubba S, Vishwanath K, Reddy G, et al. Changing trends in ocular cysticercosis over two decades: an analysis of 118 surgically excised cysts. *Indian J Med Microbiol.* 2007;25(3):214–219.

Rath S, Honavar SG, Naik M, et al. Orbital cysticercosis: clinical manifestations, diagnosis, management, and outcome. *Ophthalmology.* 2010;117(3):600–605, 605.e1. Epub 2010 Jan 8.

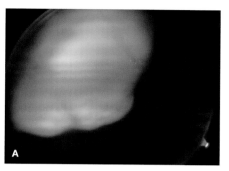

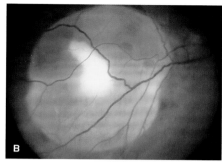

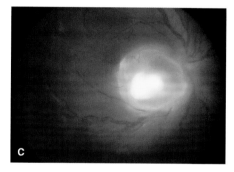

图 9-79 (A)半透明的囊尾蚴囊肿波浪形移动,仿若移动的珍珠。(B)猪带绦虫的头部突出囊肿。(C)囊肿位于视网膜下腔。

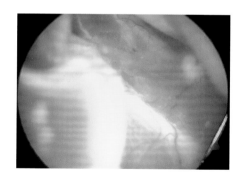

图 9-80 视网膜下囊尾蚴病导致的渗出性视网膜脱离。

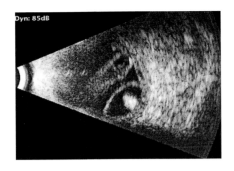

图 9-81　B超可见视网膜下囊尾蚴及其头节。

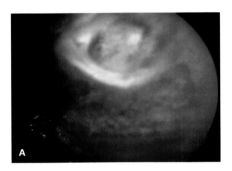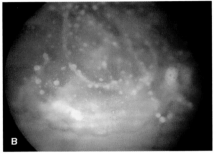

图 9-82　(A)猪带绦虫从视网膜下腔穿过视网膜进入玻璃体腔,引起炎症反应,眼底可见脉络膜视网膜瘢痕。(B)囊尾蚴囊肿破裂引起强烈的玻璃体炎症反应。

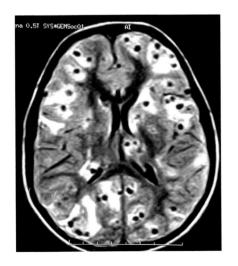

图 9-83　脑囊尾蚴病患者头颅磁共振(FLAIR 相)显示颅腔内有许多与脑脊液一样呈现低信号的病灶,即囊尾蚴囊肿。病灶周围高信号的脑实质水肿。该患者病情严重,皮质、皮质下和深部脑组织均可见病灶。(Interpretation courtesy of Michael Dutka, MD.)

鼻孢子菌病

S. R. Rathinam

　　鼻孢子菌病是一种影响鼻黏膜、结膜、泪囊以及尿道口的慢性肉芽肿性疾病。病灶表现为散在的、易破裂的、无痛的、生长缓慢的、息肉状有蒂或无蒂肿块。

病因学和流行病学

- 病原体希伯鼻孢子菌是一种通过内生孢子繁殖的微生物。孢子通过灰尘、污染的水源传播，空气不流通的潮湿环境是主要的致病危险因素之一。目前推测是通过空气或水中的鼻孢子菌接触黏膜或损伤的上皮组织从而感染人体。鼻孢子菌病在印度、斯里兰卡、南美、马拉维、肯尼亚、乌干达和刚果等地区多发。

症状

- 鼻炎、鼻出血和鼻阻塞。
- 异物感。
- 眼红。
- 眼部存在暗色隆起病灶。

体征 (图 9-84 至图 9-87)

- 最常累及鼻和鼻咽部黏膜，其次为眼。
- 结膜见红色、丰满的息肉，其表面

黄白色小点为孢子囊。

- 当病灶在球结膜上时，由于没有生长成息肉的空间，病灶被眼睑压成扁平状，此类病灶多无蒂，贴附于球结膜向巩膜面生长。推测鼻孢子可产生某种生物酶破坏巩膜，使巩膜变薄继而发生葡萄肿。也有患者出现泪囊炎。

鉴别诊断

- 表层巩膜炎。
- 巩膜炎。
- 葡萄肿。
- 巨乳头性结膜炎。

诊断

- 鼻孢子菌很难培养，病灶的组织活检是诊断的金标准。结膜刮片的苏木精-伊红显微镜下可见不同大小的孢子囊。

治疗

- 单纯息肉切除同时冷冻处理基底部对于小的局限性的病灶有效。
- 鼻孢子病累及泪囊者需完全切除泪囊。
- 若发生巩膜葡萄肿，烧灼葡萄肿基底部并行巩膜移植术。
- 氨苯砜 100mg，口服，每天 1 次或每天 2 次，连用 3~6 个月，可能有效。

预后

　　本病易复发，病程长，易浸润周围

组织和继发细菌感染。

（王毓琴 戴玛莉 译 孙腾洋 校）

参考文献

Arseculeratne SN. Recent advances in rhinosporidiosis and *Rhinosporidium seeberi*. *Indian J Med Microbiol*. 2002;20(3):119–131.

Capoor M, Khanna G, Rajni, et al. Rhinosporidiosis in Delhi, North India: Case Series from a Non-endemic Area and Mini-review. *Mycopathologia*. 2009;168: 89–94.

Fredricks DN, Jolley JA, Lepp PW, et al. *Rhinosporidium seeberi*: a human pathogen from a novel group of aquatic protistan parasites. *Emerg Infect Dis*. 2000;6(3):273–282.

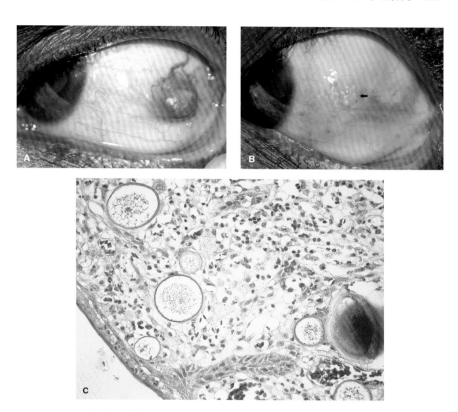

图 9-84　(A)鼻孢子菌病患者结膜见直径接近 5mm 的息肉,其表面可见特征性的黄白色斑点。(B)该患者手术切除息肉后露出完整的巩膜组织(箭头)。(C)组织学切片(苏木精-伊红染色)可见不同阶段的孢子囊,孢子囊周围见许多慢性炎症细胞(H,E,×400),越成熟的孢子囊越靠近息肉表面。

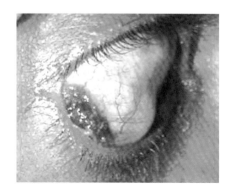

图 9-85　鼻孢子菌病患者的结膜息肉表面特征性的黄白色斑点以及早期巩膜葡萄肿。

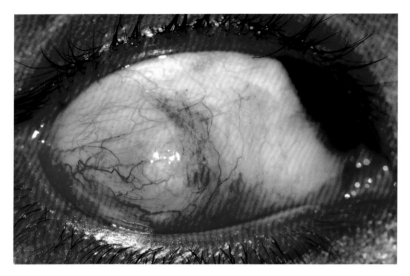

图 9-86 鼻孢子菌病患者明显的巩膜葡萄肿,透过巩膜可见深蓝色脉络膜。

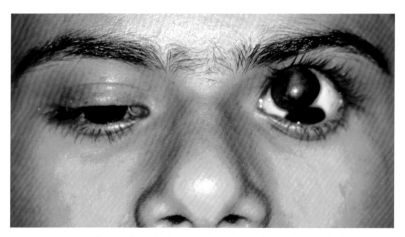

图 9-87 鼻孢子菌病患者左眼角膜上方巩膜变薄、脉络膜脱垂。

第10章

眼内炎

术后眼内炎

Stephen G. Schwartz,
Harry W. Flynn, *Jr*,
Roy D. Brod ■

术后急性眼内炎

眼内炎以眼内组织和液体显著的炎症反应为特点。不同的临床环境，患者眼内炎的病因以及病原体不同。以内眼手术后6周之内出现的术后急性眼内炎最常见。

病因学和流行病学

● 出现在内眼手术后6周内。

● 目前报道的发病率差异较大。最新的单中心大样本研究报道的整体发病率为0.025%，白内障术后的发病率为0.028%，二期人工晶状体植入术后的发病率为0.2%，穿透性角膜移植术后的发病率为0.108%，通过睫状体平坦的20G玻璃体切除术后的发病率为0.011%。

● 眼内炎玻璃体切除术研究组(The Endophthalmitis Vitrectomy Study, EVS)调查白内障术后或二期人工晶状体植入术后的急性眼内炎患者，其中69%玻璃体细菌培养阳性，这部分患者中，最常见的病原体是凝固酶阴性葡萄球菌。

● 术前的危险因素有免疫功能不全(包括糖尿病)、活动性全身感染、活动性眼睑炎、结膜炎以及泪器炎症。

● 术中危险因素有手术时间长或手术过程复杂、二期人工晶状体植入、晶体后囊膜破裂、玻璃体脱出、虹膜脱出、灌洗液污染或人工晶状体以及颞下方透明角膜切开。部分学者认为，白内障手术中无缝线的透明角膜切口是眼内炎的危险因素之一。

- 术后危险因素包括切口渗漏、玻璃体嵌顿和被眼药水污染。

症状

- 突发性视力下降、眼红和眼痛。

体征 (图 10-1 和图 10-2)

- 显著的眼内(前房和玻璃体)炎症反应伴前房纤维素渗出和前房积脓。
- 不同程度的眼睑水肿、结膜充血、角膜水肿和视网膜静脉周围炎。

鉴别诊断

- 眼前节毒性反应综合征(TASS)通常发生于术后早期(1~2 天),无痛或疼痛不明显,眼后段无炎症反应或少量炎症反应。
- 残留晶状体相关性葡萄膜炎。
- 预先存在的葡萄膜炎复发。
- 曲安奈德颗粒积聚。
- 陈旧性玻璃体积血。

诊断

- 术后急性眼内炎的临床诊断需要实验室确诊。
- 若裂隙灯下眼后段窥视不清,可用 B 超排除视网膜脱离、脉络膜下出血以及残存晶状体碎片等。
- 房水和玻璃体细菌培养。玻璃体细菌培养较房水细菌培养的阳性率更高,可以通过穿刺针头或玻璃体切除器械获取玻璃体样本。

- 常用的培养基包括 5% 血琼脂(常见病原体)、巧克力琼脂(需要复杂营养的微生物,如淋球菌和流感嗜血杆菌培养)、萨布罗琼脂(真菌)、硫羟乙酸盐液体培养基(厌氧菌)和厌氧血琼脂(厌氧菌)。
- 术后几小时内发生眼内炎的患者也可用血培养瓶进行细菌培养。

治疗

- EVS 针对白内障术后或二期人工晶状体植入术后发生急性眼内炎的患者进行研究,发现对于视力仅光感的患者,玻璃体切除术较玻璃体腔内注药术效果更好;视力在手动及以上的患者,玻璃体内注射抗生素和玻璃体切除术效果相当;视力在手动及以上的糖尿病患者,玻璃体切除术的治疗效果更好,但差别无统计学意义。
- EVS 对所有患者使用万古霉素(1mg/0.1mL) 和阿米卡星(0.4mg/0.1mL)进行玻璃体腔内注药。为减低氨基糖苷类药物毒性,可使用头孢他啶(2.25mg/0.1mL)或头孢曲松(2mg/0.1mL)代替。
- EVS 未发现额外全身使用阿米卡星和头孢他啶视力提高更明显。第四代喹诺酮类抗生素,如莫西沙星,有更高的眼内渗透能力,可考虑额外全身应用,但是目前对其有效性缺乏支持证据。
- 术后急性眼内炎怀疑细菌感染时,可以联合使用地塞米松(0.4mg/

0.1mL)玻璃体腔内注射。

- EVS 对所有患者使用万古霉素（25mg/0.5mL）、头孢他啶（100mg/0.5mL）和地塞米松（6mg/0.25mL）结膜下注射,但是随后的临床研究显示,结膜下注射抗生素患者可能并无额外获益。

- EVS 对所有患者全身使用泼尼松（30mg,每天 2 次,连用 5~10 天）,然而,对于特定的危险人群,如糖尿病患者及老年人,应慎重全身使用糖皮质激素。

- EVS 对所有患者局部使用万古霉素（50mg/mL）和阿米卡星（20mg/mL）,次数最频繁的为一小时一次。也可以用市面上销售的局部抗生素眼药水（如第四代喹诺酮类抗生素）代替。此外,每名患者均应用局部糖皮质激素和睫状肌麻痹剂。

- 若治疗后 48~72 小时病情恶化,可根据已有的细菌培养结果再次做玻璃体细菌培养和玻璃体腔内注射抗生素。若原先仅采用穿刺针抽取玻璃体样本,此时可考虑行玻璃体切除术并做细菌培养。

预后

- EVS 的研究结果发现,患者发病时的视力对最终预后有很强的预测性,提示早期及时有效治疗较其他因素（如玻璃体内注药、玻璃体切除）更重要。

- EVS 的研究结果发现,老年、糖尿病、累及角膜、异常眼压、眼前段新生血管、眼底红光反射消失和后囊膜破裂,均提示预后不佳。

参考文献

Endophthalmitis Vitrectomy Study Group. Results of the Endophthalmitis Vitrectomy Study: a randomized trial of immediate vitrectomy and of intravenous antibiotics for the treatment of postoperative bacterial endophthalmitis. *Arch Ophthalmol.* 1995;113:1479–1496.

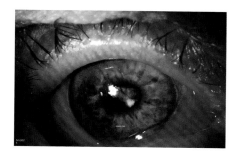

图 10-1　该患者眼前节见结膜水肿、充血、前房积脓和纤维素性渗出,均提示术后急性眼内炎。

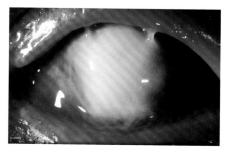

图 10-2　术后急性眼内炎患者见大量的脓性物质黏附于不透明的角膜前,提示病原体为铜绿假单胞菌。

Lalwani GA, Flynn HW Jr, Scott IU, et al. Acute-onset endophthalmitis after clear corneal cataract surgery (1996–2005). Clinical features, causative organisms, and visual acuity outcomes. *Ophthalmology.* 2008;115: 473–476.

Schwartz SG, Flynn HW Jr, Scott IU. Endophthalmitis: classification and current management. *Exp Rev Ophthalmol.* 2007;2:385–396.

Wykoff CC, Parrott MB, Flynn HW Jr., et al. Nosocomial acute-onset postoperative endophthalmitis at a university teaching hospital (2002–2009). *Am J Ophthalmol.* 2010 Jul 7 [Epub ahead of print].

术后迟发性眼内炎

　　眼内炎是眼内组织和液体显著的炎症反应。内眼手术 6 周之后出现的眼内炎称为术后迟发性(慢性)眼内炎。

病因学和流行病学

- 内眼手术 6 周之后出现。
- 一项单中心研究报道发现,白内障术后迟发性眼内炎的发病率为 0.017%。
- 术后迟发性眼内炎常见的病原体有:痤疮丙酸杆菌、真菌和各种各样低毒力的革兰阳性菌和革兰阴性菌。

症状

- 缓慢的视力下降、眼红、眼痛和畏光。症状较术后急性眼内炎患者轻。

体征 (图 10-3)

- 眼内炎进展缓慢,伴不同程度的前房积脓和角膜后沉着物。晶状体囊内出现奶油色斑块,提示痤疮丙酸杆菌感染。体征较术后急性眼内炎患者轻。

- 眼睑水肿、结膜充血、角膜水肿以及房水和玻璃体炎症反应,上述体征均较术后急性眼内炎患者轻。

鉴别诊断

- 非感染性葡萄膜炎。
- 残留晶状体相关性葡萄膜炎。
- 曲安奈德颗粒积聚。
- 陈旧性玻璃体积血。

诊断

- 术后迟发性(慢性)眼内炎的临床诊断需要实验室支持。
- 若裂隙灯下眼后段窥视不清,可利用 B 超帮助排除视网膜脱离、脉络膜下出血和残留晶状体碎片。
- 细菌培养:玻璃体细菌培养的阳性率较房水细菌培养的阳性率高。
- 可以使用穿刺针头或玻璃体切除术器械获取玻璃体样本。
- 常用的培养基有 5%血琼脂(常见病原体)、巧克力琼脂(需要复杂营养的微生物,如淋球菌和流感嗜血杆菌)、萨布罗琼脂(真菌)、硫羟乙酸盐液体培养基 (厌氧菌) 和厌氧血琼脂 (厌氧菌)。当怀疑术后迟发性(慢性)眼内炎时,细菌培养时间应超过 2 周,以使需要复杂营养的微生物充分生长。
- 也可使用血培养瓶进行细菌培养。

治疗

- 许多学者推荐术后迟发性眼内炎

患者早期行玻璃体切除和晶状体囊切除。或者,可先行玻璃体腔内注药术,若病情无好转,再行玻璃体切除术。眼内炎玻璃体切除研究组(EVS)并未将术后迟发性眼内炎患者纳入研究,故其有关玻璃体腔内注药术和玻璃体切除术疗效对比的结论对于迟发性眼内炎不一定适用。若玻璃体切除术联合晶状体囊切开术或晶状体囊切除术效果不佳, 需取出人工晶状体同时摘除囊袋。

- 与术后急性眼内炎相似, 早期有效的治疗包括玻璃体内注射万古霉素(1mg/0.1mL)和阿米卡星(0.4mg/0.1mL), 选用头孢他啶(2.25mg/0.1mL)或头孢曲松(2mg/0.1mL)替代治疗可减少氨基糖苷类抗生素的毒性副作用。

- 若怀疑真菌性眼内炎, 可玻璃体内注射两性霉素 B(0.005mg/0.1mL)或伏立康唑(0.1mg/0.1mL)。也可在内科医生或感染科医生配合下额外全身应用抗真菌药物。

- 怀疑细菌性眼内炎时, 可联合玻璃体内注射地塞米松(0.4mg/0.1mL)。然而真菌感染诱发的术后迟发性眼内炎较细菌性感染诱发的迟发性眼内炎更常见,故应谨慎给予玻璃体内注射地塞米松。

- 与术后急性眼内炎相似, 可结膜下注射万古霉素(25mg/0.5mL)、头孢他啶(100mg/0.5mL)和地塞米松(6mg/0.25mL)。

- 与术后急性眼内炎相似, 对于特殊患者,如糖尿病患者、老年人,全身使用糖皮质激素应谨慎。此外, 这类患者更易出现真菌感染,故全身使用糖皮质激素应更加谨慎。

- 局部使用万古霉素(50mg/mL)和阿米卡星(20mg/mL)可能对治疗有帮助。然而局部应用抗生素点眼要求使用复方制剂,但并非所有地区都可以获得此类复方制剂,也可使用市面上销售的抗生素眼药水(如第四代喹诺酮类抗生素)替代。此外,建议局部使用糖皮质激素和睫状肌麻痹剂点

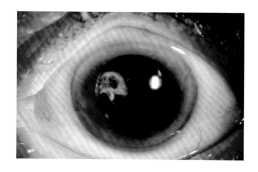

图 10-3　术后迟发性眼内炎患者眼前节并未见结膜充血、角膜后沉着物或前房积脓。晶状体囊内奶油色斑提示痤疮丙酸杆菌感染,最终细菌培养也证实了该患者病原微生物为痤疮丙酸杆菌。

眼。

预后

• 术后迟发性(慢性)眼内炎多由低毒力的病原体感染引起，其预后较由高毒力病原体感染引起的急性眼内炎好。

参考文献

Al-Mezaine HS, Al-Assiri A, Al-Rajhi AA. Incidence, clinical features, causative organisms, and visual outcomes of delayed-onset pseudophakic endophthalmitis. *Eur J Ophthalmol.* 2009;19:804–811.

Clark WL, Kaiser PK, Flynn HW Jr, et al. Treatment strategies and visual acuity outcomes in chronic postoperative *Propionibacterium acnes* endophthalmitis. *Ophthalmology.* 1999;106:1665–1670.

Doshi RR, Arevalo JF, Flynn HW Jr, et al. Evaluating exaggerated, prolonged, or delayed postoperative intraocular inflammation. *Am J Ophthalmol.* 2010 July 12 [Epub ahead of print].

Schwartz SG, Flynn HW Jr, Scott IU. Endophthalmitis: classification and current management. *Exp Rev Ophthalmol.* 2007;2:385–396.

滤过泡合并的眼内炎

眼内炎是眼内组织和液体显著的炎症反应。不同的临床环境，眼内炎的病因以及病原体不同。滤过泡合并的眼内炎有其特定且重要的临床特征。

病因学和流行病学

• 通常在小梁切除术后数月至数年内发生。

• 目前已报道的发生率差别较大，一个单中心大样本研究报道其发生率为 0.2%。

• 术前危险因素包括活动性睑炎或结膜炎、使用被污染的眼药水、佩戴接触镜或泪道异常。

• 术中危险因素包括位于下方的滤过泡及使用抗代谢药物。

• 术后危险因素包括滤过泡渗漏、薄壁滤过泡、滤过泡按压和滤泡炎。

症状

• 视力下降、眼红、眼痛。初发症状之后，病程进展可迅速或缓慢。

体征 (图 10-4 和图 10-5)

• 滤过泡化脓。

• 显著的眼内炎症反应，可见前房纤维素性渗出或前房积脓。

• 眼睑水肿、结膜充血、角膜水肿、玻璃体炎和视网膜静脉周围炎。

鉴别诊断

• 滤泡炎：通常炎症反应和疼痛较轻，无或者有轻微的玻璃体炎。

• 非感染性葡萄膜炎。

• 曲安奈德颗粒积聚。

• 陈旧性玻璃体积血。

诊断

• 滤过泡合并的眼内炎的临床诊断需要实验室支持。

• 如果裂隙灯下眼后段窥视不清，可利用 B 超排除视网膜脱离或脉络膜下出血。

● 细菌培养：玻璃体细菌培养的阳性率比房水细菌培养高。

● 可使用穿刺针头或者玻璃体切除术器械获取玻璃体样本。

● 常用的培养基有：5% 血琼脂（常见病原体）、巧克力琼脂（需要复杂营养的微生物，如淋球菌和流感嗜血杆菌）、萨布罗琼脂（真菌）、硫羟乙酸盐液体培养基（厌氧菌）和厌氧血琼脂（厌氧菌）。

● 术后几小时内发生眼内炎的患者也可用血培养瓶进行细菌培养。

治疗

● 部分学者推荐滤过泡合并的眼内炎早期行玻璃体切除术。或者，可先行玻璃体腔内注药术，若病情无好转，再行玻璃体切除术。眼内炎玻璃体切除研究组（EVS）并未将滤过泡合并眼内炎患者纳入研究，故其有关玻璃体内注药术和玻璃体切除术疗效对比的结论对于滤过泡合并眼内炎患者不一定适用。

● 与术后急性眼内炎相似，早期有效的治疗包括玻璃体内注射万古霉素（1mg/0.1mL）和阿米卡星（0.4mg/0.1mL），选用头孢他啶（2.25mg/0.1mL）或头孢曲松（2mg/0.1mL）替代治疗可减少氨基糖苷类抗生素的毒性副作用。

● 滤过泡合并眼内炎患者可玻璃体内注射地塞米松（0.4mg/0.1mL）。

● 与术后急性眼内炎相似，可结膜下注射万古霉素（25mg/0.5mL）、头孢他啶（100mg/0.5mL）和地塞米松（6mg/0.25mL）。

● 与术后急性眼内炎相似，对于特殊患者，如糖尿病患者、老年人，应谨慎全身使用糖皮质激素。

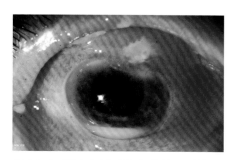

图 10-4 颞上方滤过泡中央缺血，周围环绕着充血的滤过泡组织和结膜，同时可见角膜水肿、前房积脓和纤维素性渗出。

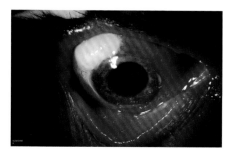

图 10-5 被感染的颞上方滤过泡颜色苍白，周围环绕着红色充血的结膜组织，这些都是滤过泡合并的眼内炎的典型表现。同时，该患者有中等程度的结膜水肿和少量前房积脓。

● 局部使用万古霉素 (50mg/mL)和阿米卡星(20mg/mL)可能对治疗有帮助。然而局部应用抗生素点眼要求使用复方制剂,但并非所有地区都可以获得此类复方制剂。也可使用市面上销售的抗生素眼药水(如第四代喹诺酮类抗生素)替代。此外,建议局部使用糖皮质激素和睫状肌麻痹剂点眼。

预后

● 原有的视力损害(如青光眼晚期)可能影响该类患者的最终预后。

● 链球菌和革兰阴性菌是滤过泡合并眼内炎的常见致病菌,故其视力预后可能较术后急性眼内炎差。

● 与术后急性眼内炎相似,患者发病时的视力对最终预后有较强的预测性,提示早期及时有效的治疗较其他因素(如玻璃体内注药、玻璃体切除)更重要。

参考文献

Busbee BG, Recchia FM, Kaiser R, et al. Bleb-associated endophthalmitis: clinical characteristics and visual outcomes. *Ophthalmology.* 2004;111:1495–1503.

Endophthalmitis Vitrectomy Study Group. Results of the Endophthalmitis Vitrectomy Study: a randomized trial of immediate vitrectomy and of intravenous antibiotics for the treatment of postoperative bacterial endophthalmitis. *Arch Ophthalmol.* 1995;113:1479–1496.

Schwartz SG, Flynn HW Jr, Scott IU. Endophthalmitis: classification and current management. *Expert Review Ophthalmol.* 2007;2:385–396.

Sharan S, Trope GE, Chipman M, et al. Late-onset bleb infections: prevalence and risk factors. *Can J Ophthalmol.* 2009;44:279–283.

Smiddy WE, Smiddy RJ, Ba-Arth B, et al. Subconjunctival antibiotics in the treatment of endophthalmitis managed without vitrectomy. *Retina.* 2005;25:751–758.

内源性眼内炎

Manohar Babu Balasundaram,
S. R. Rathinam ▪

　　内源性眼内炎（endogenous en-
dophthalmitis，EE）由细菌或真菌血行
播散至眼部而引起。大部分患者同时有
其他全身性感染，如心内膜炎、尿路感
染、肺炎、皮肤感染或者脑膜炎，也有部
分患者可能无全身感染性疾病。详细
的病史询问和值得高度怀疑的临床表
现对于内源性眼内炎诊治非常重要。

病因学和流行病学

- 机体抵抗力下降同时伴败血症。
- 静脉注射药物滥用、留置导尿管、
糖尿病、肝胆等脏器感染、酗酒、免疫
系统紊乱和有腹部手术史的患者为
疾病的高发人群。
- 内源性眼内炎的病原菌多种多
样，包括革兰阳性菌，如链球菌、金黄色
葡萄球菌、蜡样芽孢杆菌；革兰阴性菌，
如肺炎克雷白杆菌、大肠杆菌、铜绿假
单胞菌；真菌，如白色念珠菌和曲霉菌。
在西方国家，革兰阳性菌是内源性眼
内炎主要的病原菌；而在东方国家，革
兰阴性菌和真菌是主要的病原菌。

症状

- 全身症状无特异性，由原有的全

身性疾病决定，主要有发热、寒战、肌
痛和受累器官疼痛。
- 眼部症状包括眼痛、视物模糊、畏
光、飞蚊症。本病多为单眼发病，但约
25%的患者双眼发病。

体征（图 10-6 至图 10-11）

- 前部局灶性眼内炎：多个分散的
病灶，外观似虹膜结节或微小脓肿，伴
充血和前房细胞。
- 前部弥漫性眼内炎：严重的炎症
反应，伴眼睑水肿、结膜水肿、角膜水
肿、前房积脓。
- 后部局灶性眼内炎：白色结节或
斑块最初出现在脉络膜，之后迅速扩
散到视网膜，伴或不伴有 Roth 斑、棉
绒斑、视网膜血管炎、玻璃体炎、玻璃
体雪球样浑浊。
- 后部弥漫性眼内炎：表现为严重
的玻璃体炎症反应。

鉴别诊断

- 严重的全葡萄膜炎。
- 弓形体性葡萄膜炎。
- 钩端螺旋体性葡萄膜炎。
- 伪装综合征。
- 术后眼内炎。

诊断

- 细菌培养：痰液、鼻腔分泌物、血
液、尿液、留置导尿管、脑脊液以及其
他感染的组织均应在抗生素治疗之

前做细菌培养。通常多种样本同时做细菌培养。

- 腹部超声检查有助于发现腹部脓肿,特别是肝胆系统的脓肿。
- 胸片可用于发现肺脓肿和肺炎。
- 无其他阳性结果的情况下,房水、玻璃体等眼内标本的细菌培养可能对诊断有帮助。
- 心内膜炎患者可行经胸廓或者经食管超声心动图检查。
- 应考虑做免疫功能检查,包括HIV 筛查。

治疗

- 治疗应针对病原菌和受累器官,主要依靠对原发感染的鉴别。
- 全身应用的第Ⅳ代广谱抗生素,如万古霉素、氨基糖苷类抗生素或第三代头孢菌素等不仅可用于全身感染,同时可通过血-眼屏障,渗透到眼内。
- 玻璃体内注射抗生素,如万古霉素（1mg/0.1mL）和阿米卡星（0.4mg/0.1mL）或头孢他啶（2.25mg/0.1mL）,必要时可行玻璃体切除术。
- 已证实或者怀疑真菌感染的患者,联合口服或静脉给药（两性霉素 B 20mg/d;氟康唑 400mg/d;伊曲康唑 200mg/d;伏立康唑,第一天共 2 次,每次 400mg,之后每天 2 次,每次 200mg;或卡泊芬净）和玻璃体内注药如两性霉素 B（5μg/0.1mL）,或伏立康唑（100μg/0.1mL）,必要时可联合玻璃体切除术。严重的玻璃体炎患者倾向于联合玻璃体切除术和抗真菌药。
- 可局部使用糖皮质激素和睫状肌麻痹剂控制前部炎症反应。

预后

- 预后差主要与病原菌的毒力强、严重的全身性疾病和诊断延误相关。治疗原发感染能提高预后。

参考文献

Arevalo JF, Jap A, Chee SP, et al. Endogenous endophthalmitis in the developing world. *Int Ophthalmol Clin.* 2010 Spring;50(2):173–187.

Jackson TL, Eykyn SJ, Graham EM, et al. Endogenous bacterial endophthalmitis: a 17-year prospective series and review of 267 reported cases. *Surv Ophthalmol.* 2003;48:403–423.

Smith SR, Kroll AJ, Lou PL, et al. Endogenous bacterial and fungal endophthalmitis. *Int Ophthalmol Clin.* 2007 Spring;47(2):173–183.

Wong JS, Chan TK, Lee HM, et al. Endogenous bacterial endophthalmitis. An East Asian experience and a reappraisal of a severe ocular affliction. *Ophthalmology.* 2000; 107:1483–1491.

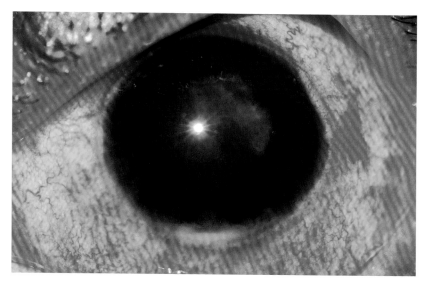

图 10-6　前部弥漫性内源性眼内炎患者结膜充血明显、角膜水肿、前房积脓，静脉脱水治疗后可见虹膜后粘连。

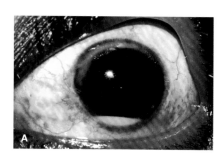

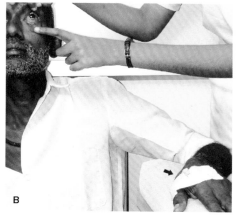

图 10-7　(A)一名 HIV 感染者静脉留置导管继发败血症引起内源性眼内炎。(B)静脉留置导管继发败血症的患者细菌培养发现铜绿假单胞菌阳性。

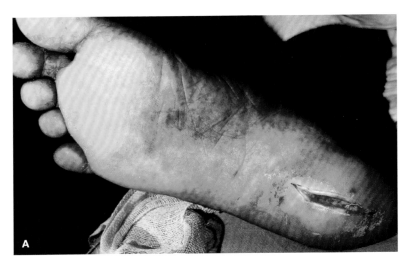

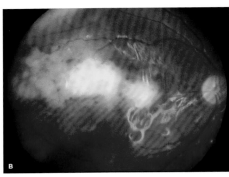

图 10-8　(A)一名糖尿病患者脚底受伤感染继发内源性眼内炎。(B)该患者眼底见后部局灶性视网膜下脓肿,周围见出血。

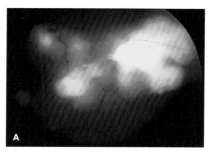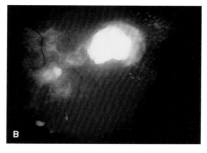

图 10-9　(A)该患者眼底见多个后部局灶性内源性眼内炎病灶,抗生素治疗前部分脉络膜脓肿破溃进入玻璃体腔。(B)抗生素治疗后病灶缩小,屈光介质清晰。

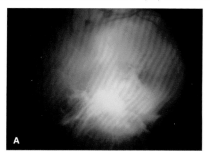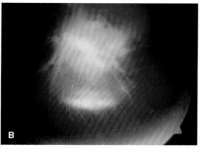

图 10-10　(A)典型的后部弥漫性内源性眼内炎见严重的玻璃体炎症反应。抗生素治疗前,该患者眼底见弥漫性玻璃体炎,视网膜下浸润和出血。(B)治疗后,玻璃体炎症反应减轻,出现玻璃体牵拉。

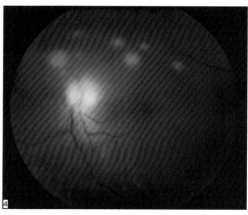

图 10-11　该患者为念珠菌血症,继发玻璃体雪球样浑浊。内源性念珠菌性眼内炎常见玻璃体雪球样浑浊。

内源性真菌性眼内炎

Bahram Bodaghi，*Phuc Le Hoang* ▉

内源性真菌性眼内炎常继发于真菌的血行传播，多见于具有特定公认危险因素的患者。早期诊断对于避免随之而来的并发症和不良预后至关重要。

流行病学

- 内源性真菌性眼内炎不常见。
- 任何年龄的人群（从新生儿到老年人）均有可能患内源性真菌性眼内炎。
- 静脉营养支持、留置导管感染、免疫抑制、长期全身使用抗生素、糖尿病、癌症手术、腹部手术、流产或静脉注射药物滥用等危险因素对于疾病的早期诊断和指导治疗至关重要。
- 约 1/3 的念珠菌血症患者继发脉络膜视网膜炎或内源性眼内炎。
- 眼部侵犯被认为是感染弥漫播散的表现。

病因学和发病机制

- 曲霉菌属、念珠菌属、新型隐球菌、组织孢浆菌属是内源性真菌性眼内炎主要致病菌。
- 内源性真菌性眼内炎较内源性细菌性眼内炎进展缓慢。

- 病变最先出现在脉络膜，随后进入玻璃体，念珠菌属感染病程进展尤为典型。
- 念珠菌属主要感染玻璃体，曲霉菌属主要累及视网膜、视网膜下腔、视网膜下色素上皮层和脉络膜。

症状

- 部分患者无症状，同时伴有严重全身性疾病的患者可能无法发现视力损害。
- 有症状的患者症状主要与脉络膜视网膜和玻璃体损害相关，包括：
    - 飞蚊症、视物模糊。
    - 视野盲点和畏光。
    - 眼红、眼痛。
    - 黄斑损害或玻璃体浑浊引起视力下降。

体征（图 10-12 至图 10-17）

- 病变最先出现在脉络膜和（或）视网膜，晚期进入玻璃体腔。
- 疾病初期，眼前段表现可正常，随后可能出现前葡萄膜炎，表现为睫状充血、非肉芽肿性角膜后沉着物、虹膜后粘连、前房闪辉和细胞，甚至前房积脓。
- 早期眼底可见乳白色病灶，病程晚期由于玻璃体受累难以窥见。
- 视网膜出血灶中央包围着小的坏死病灶，外观类似 Roth 斑。
- 玻璃体积脓常有"串珠样"外观。
- 眶周和眼睑水肿较罕见。

● 眶周脓肿、眶尖综合征和视神经病变多和曲霉菌侵犯筛窦有关。

鉴别诊断

● 病程早期可能与其他眼内炎症反应表现相似,主要与以下疾病相鉴别:

■ 白点综合征,特别是多发脉络膜病灶的白点综合征。

■ 原发性眼内淋巴瘤或者其他伪装综合征。

■ 急性视网膜坏死综合征。

■ 感染性脉络膜视网膜炎,如弓形体性脉络膜视网膜炎。

■ 梅毒性脉络膜视网膜炎。

诊断

● 为分离病原体或可能的潜在病原菌,可对血液、尿液和静脉输液装置进行真菌培养。根据病史,必要时可行胸部 X 线检查。

● 在特定环境下,可通过房水、玻璃体和视网膜标本分离致病真菌,但并非常规。

● 眼内液体 PCR 可帮助诊断,但也非常规。

● 病程早期,眼底荧光血管造影可帮助确认是否有脉络膜视网膜炎。

● 严重屈光介质混浊者可用 B 超评估视网膜和玻璃体病变。

治疗

● 对于有眼内炎症的患者,寻找能够治疗的感染最为重要。对全身情况进行评估以寻找潜在病原是关键的一步。

● 真菌性眼内炎的早期诊断才能提供更早的治疗和更好的最终预后。

● 自发缓解极罕见。

● 静脉或玻璃体内给予抗真菌药物是主要的治疗方法。

● 对于念珠菌性眼内炎:

■ 口服氟康唑和伏立康唑是一线药物。

■ 炎症反应对视力危害严重或急剧者,可玻璃体内注射两性霉素 B、伏立康唑和卡泊芬净。

● 对于曲霉菌性眼内炎:

■ 口服伏立康唑对本病有效。

■ 炎症反应对视力危害严重者,可玻璃体内注射两性霉素 B、伏立康唑或卡泊芬净。

● 严重的玻璃体受累者可行玻璃体切除术联合玻璃体内注射抗真菌药物,两者对诊断和治疗均有帮助。

● 玻璃体内注射糖皮质激素的做法仍存在争议。

预后

● 真菌性眼内炎患者的视力预后不一,取决于治疗是否及时、病程进展的阶段和致病病原体。

● 个体的免疫功能和病原菌的毒力之间的相互作用,是决定预后的主要因素。

- 尽管治疗积极，但本病多累积黄斑,视力预后通常较差。
- 全身真菌感染将威胁生命。

（王毓琴　戴玛莉 译　周庆云 校）

参考文献

Cassoux N, Bodaghi B, Lehoang P, et al. Presumed ocular candidiasis in drug misusers after intravenous use of oral high dose buprenorphine (Subutex). *Br J Ophthalmol.* 2002;86:940–941.

Khan FA, Slain D, Khakoo RA. Candida endophthalmitis: focus on current and future antifungal treatment options. *Pharmacotherapy.* 2007;27:1711–1721.

Rao NA, Hidayat AA. Endogenous mycotic endophthalmitis: variations in clinical and histopathologic changes in candidiasis compared with aspergillosis. *Am J Ophthalmol.* 2001;132:244–251.

Shen X, Xu G. Vitrectomy for endogenous fungal endophthalmitis. *Ocul Immunol Inflamm.* 2009;17: 148–152.

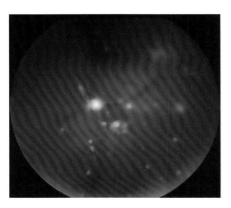

图 10-12　白色念珠菌性眼内炎患者大量小的玻璃体脓肿。(Courtesy of MidAtlantic Retina, the Retina Service of Wills Eye Institute.)

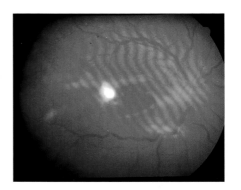

图 10-13　白色念珠菌相关的脉络膜视网膜炎患者黄斑颞侧见一明显的白色脓肿。

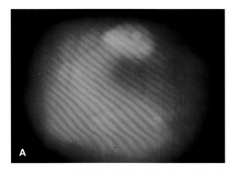

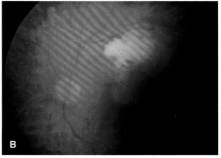

图 10-14　烟曲霉菌感染导致的内源性眼内炎玻璃体切除术前(A)和术后(B),可见颞上象限大片脉络膜视网膜炎病灶。

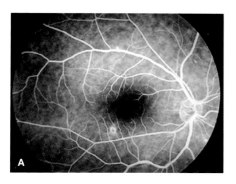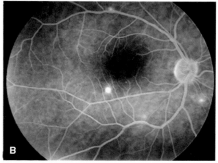

图 10-15　白色念珠菌性眼内炎患者眼底荧光血管造影,早期(A)和中期(B)可见典型的脉络膜视网膜病灶(早期低荧光,随后高荧光染色)。

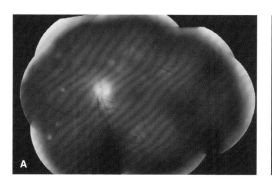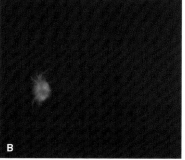

图 10-16　(A)眼底彩照见多发、圆形、白色的玻璃体脓肿提示念珠菌感染。(B)眼底荧光血管造影显示视盘和血管非特征性染色,因玻璃体炎症,部分遮挡。

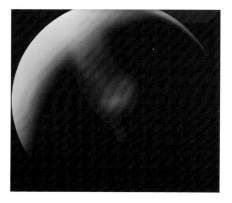

图 10-17　曲霉菌性眼内炎患者的中等程度玻璃体炎、黄白色视网膜下脓肿和视网膜下出血。(Courtesy of Arunan Sivalingam, MD, and Eliza Hoskins, MD.)

第11章

AIDS相关性眼病

Annal D. Meleth, *Allison Dublin* ■

截至 2007 年, HIV 的感染人数在美国超过 100 万, 在世界范围内超过 3300 万。感染者中男性占 75%, 在男同性恋者和少数族裔中感染率更高。HIV 病毒本身能够引起视网膜病变, 而 AIDS 的许多更严重的眼部并发症则由机会性感染引起。

人类免疫缺陷病毒性视网膜炎

人类免疫缺陷病毒 (human immunodeficiency virus, HIV) 性视网膜炎是 HIV 感染最常见的眼部表现。

病因学和流行病学

- CD4 高于 200 的患者较少发生, 但是 CD4 低于 50 的患者发生率接近 50%。

- 该病发病早期, 在组织病理学方面表现为周细胞减少、毛细血管管腔狭窄、基底膜增厚。

症状

- 一般无症状, 但可能出现色觉改变和视野改变, 也可能出现对比敏感度下降。

体征

- 棉绒斑(图 11–1)。
- 视网膜内出血。
- 毛细血管微血管瘤、无灌注和毛细血管扩张。

鉴别诊断

- 糖尿病性视网膜病。
- 高血压性视网膜病。
- 放射性视网膜病。
- 静脉闭塞性疾病。

- 胶原血管病(红斑狼疮)。

预后

- 预后一般较好。

治疗

- 随着高效抗逆转录病毒疗法(highly active antiretroviral theraphy,HAART)的应用出现好转,无需特殊治疗。

参考文献

Holland GN. AIDS and ophthalmology: the first quarter century. *Am J Ophthalmol.* 2008;145(3):397–408.

Jabs DA. Ocular manifestations of HIV infection. *Trans Am Ophthalmol Soc.* 1995;93:623–683.

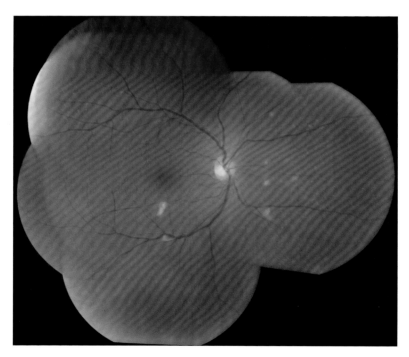

图 11-1 一名 HIV 患者可见少量散在的棉绒斑。

巨细胞病毒性视网膜炎

巨细胞病毒（cytomegalovirus，CMV）性视网膜炎是 AIDS 患者最常见的眼部机会性感染，其特征为黄白色视网膜坏死灶和血管周围性炎症。

病因学和流行病学

- 主要危险因素取决于免疫功能的缺陷程度。CD4 细胞计数低于 50 个/μL 的患者巨细胞病毒性视网膜炎的发病率是 CD4 细胞计数高于 100 个/μL 患者的 4 倍。
- 巨细胞病毒性视网膜炎是 AIDS 患者最常见的眼部机会性感染，也是一类 AIDS 定义性疾病。
- HAART 出现之前，该病在 AIDS 患者中发病率高达 40%，多数患者在确诊后 1~2 年内死亡。HAART 出现后，该病发病率急剧下降。
- 孔源性视网膜脱离（rhegmatogenous retinal detachments，RRD）也是巨细胞病毒性视网膜炎患者视力丧失的重要原因，发病率约 20%。

症状

- 无痛性视力下降。
- 飞蚊症。
- 闪光感。

体征（图 11-2 至图 11-7）

- 视网膜血管周围炎症伴形状不规则的绒毛状白色视网膜炎症和坏死斑块及放射状出血。通常由单一病灶发病，并呈颗粒状向外扩散。
- 患者的原发性周围常有多个扩散的点状病灶与其边缘相连，并出现中央消退，导致视网膜色素上皮层呈斑点状改变。
- 其他体征包括：
  - 霜样树枝状视网膜血管炎。
  - 慢性玻璃体炎。
  - 黄斑囊样水肿。
- 疾病进展的典型表现为视网膜病变区域的扩张，扩张速率可达每周 250μm。
  - 向前进展的速度通常比向后快。
- 导致视力下降的原因有原发性的视网膜炎累及黄斑或视神经、继发性黄斑水肿及旁黄斑区域受累和视网膜脱离。

鉴别诊断

- 急性视网膜坏死开始于中周边部的多病灶迅速进展，并伴有严重的玻璃体炎。
- 进展性外层视网膜坏死。
- 梅毒。
- 弓形体病。

诊断

- 眼底照片可用于观察疾病进展。
- 眼底荧光血管造影表现为斑块状边界扩大的高荧光。病灶附近可见视网膜血管晚期荧光染色。
- 自身荧光：病灶进展边界通常表现为高自身荧光。
- 可以考虑前房穿刺或玻璃体穿刺取样进行聚合酶链式反应（polymerase chain reaction，PCR）。

治疗

- HAART 合并自身免疫恢复可抑制巨细胞病毒性视网膜炎进展。
  - 不同时接受 HAART 的患者中，有 50% 将在抗巨细胞病毒治疗的维持期复发。
- 临床医生必须考虑巨细胞病毒在其他器官系统中的并发症。
- 全身治疗。
  - 更昔洛韦（5mg/kg，静脉注射，每天 2 次）进行 2 周的诱导，之后长期维持（5mg/kg，静脉注射，每天 1 次）。
  - 膦甲酸钠（90mg/kg，静脉注射，每天 2 次；或 60mg/kg，静脉注射，每天 3 次）进行 2 周的诱导，之后维持（90mg/kg，静脉注射，每天 1 次）。
  - 西多福韦（5mg/kg，每周 1 次）进行 2 周的诱导，之后长期维持（3~5 mg/kg，静脉注射）。
  - 缬更昔洛韦（900mg，口服，每天 2 次）是更昔洛韦的一种口服前体药物，进行 2 周的诱导，之后维持以（900mg，口服，每天 1 次）。
- 由于全身治疗可引起骨髓抑制（更昔洛韦和缬更昔洛韦）和肾毒性（膦甲酸钠和西多福韦），因此可考虑玻璃体内注射治疗。但是玻璃体内注射治疗需要频繁进行。如果患者需要长期治疗且不能采用全身治疗，可考虑更昔洛韦植入剂（见下文）。
  - 更昔洛韦（2mg/0.05 mL）。
  - 膦甲酸钠（1.2mg/0.05 mL）。
  - 福米韦生（330g，每周玻璃体内注射）；已撤出市场。
  - 联合用药。
- 手术治疗。
  - 通过外科手术将更昔洛韦植入剂（Vitrasert，博士伦）置于睫状体扁平部，在 6~8 个月内，玻腔内药物浓度是静脉注射法所提供的 4 倍。
  - 耐药和单眼发病的患者可能更合适使用此法。
  - 这些情况下发生的视网膜脱离常常合并多个视网膜裂孔，且常需行玻璃体切除联合硅油填充手术。
- 耐药性。
  - 对更昔洛韦、膦甲酸钠和西多福韦可产生表型和基因型耐药。
  - 对更昔洛韦的耐药性常继发于 UL97 基因的变异。
  - 耐药性发生率在 HAART 应用后由 28% 下降至约 9%。

■ 有报道称部分患者血清中巨细胞病毒对更昔洛韦耐药,而房水及玻璃体中巨细胞病毒对更昔洛韦敏感。

预后

● 取决于视网膜受累程度,但是在HAART应用后显著改善。

参考文献

Jabs DA, van Natta ML, Thorne JE, et al. Course of cyto-megalovirus retinitis in the era of highly active antiret-roviral therapy: Second eye involvement and retinal detachment. *Ophthalmology.* 2004;111:2232–2239.

Musch DC, Martin DF, Gordon JF, et al. Treatment of cytomegalovirus retinitis with a sustained-release gan-ciclovir implant. The Ganciclovir Implant Study Group. *N Engl J Med.* 1997;337(2):83–90.

Studies of Ocular Complications of AIDS Research Group, in collaboration with the AIDS Clinical Trials Group. Mortality in patients with the acquired immu-nodeficiency syndrome treated with either foscarnet or ganciclovir for cytomegalovirus retinitis. *N Engl J Med.* 1992;326(4):213–220.

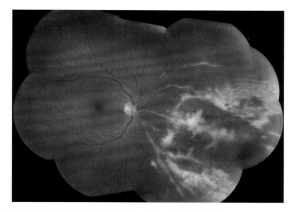

图 11-2　骨髓移植术后患者的活动性巨细胞病毒性视网膜炎。

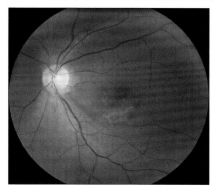

图 11-3　这个病例中，巨细胞病毒性视网膜炎局限于黄斑周边区域，伴有下方弓形的视网膜坏死、视网膜内出血及中心凹周围的颗粒。

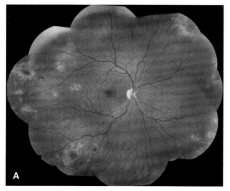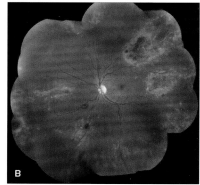

图 11-4　该患者双眼巨细胞病毒性视网膜炎已由 PCR 确诊。双眼中周边部存在大片白色的视网膜炎区域并有散在的出血灶。

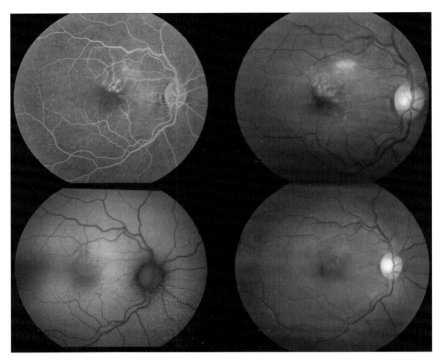

图 11-5　巨细胞病毒性视网膜炎病灶位于中心凹上方(右上),眼底荧光血管造影出现血管染色及渗漏(左上)。眼底自身荧光表现为相应区域的高自身荧光(左下)。右下图为视网膜炎更昔洛韦植入术后。

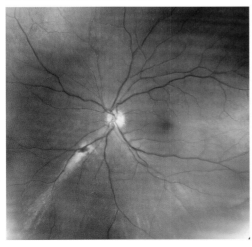

图 11-6　巨细胞病毒性视网膜炎伴HIV 感染的患者,鼻下象限见"细刷样火焰状"外观。

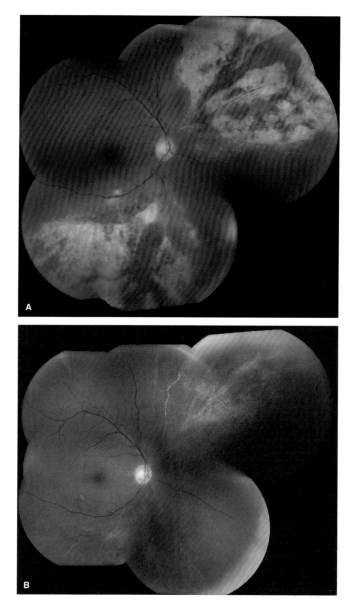

图 11-7　(A)该巨细胞病毒性视网膜炎患者出现典型的"披萨样"眼底表现(视网膜发白,并有散在的视网膜出血)。(B)开始 HAART 治疗并口服缬更昔洛韦后 1 个月,上述症状明显改善。(Courtesy of Paul Baker, MD.)

免疫恢复性葡萄膜炎

免疫恢复性葡萄膜炎 (immune recovery uveitis,IRU)是对抗原的应答反应,常发生于罹患视网膜炎后正在进行免疫重建的患者。最常见于巨细胞病毒性视网膜炎患者，也可发生在结核病或弓形体病之后。

病因学和流行病学

- 免疫恢复性葡萄膜炎通常见于巨细胞病毒性视网膜炎患者。
- 发病风险随着视网膜受累程度的增加而增加。
- 发病率估计值范围很大，但在免疫恢复的患者中发病率约为10%。

症状

- 视力下降。
- 飞蚊症。
- 闪光感。

体征

- 虹膜后粘连。
- 白内障。
- 玻璃体炎。
- 视盘水肿。
- 黄斑囊样水肿。
- 视网膜前膜。
- 增殖性玻璃体视网膜病变。
- 玻璃体积血。

鉴别诊断

- 巨细胞病毒性视网膜炎。
- 急性视网膜坏死。
- 弓形体病。

诊断

- 玻璃体内IL-12通常升高（相对于巨细胞病毒性视网膜炎）。
- 前房穿刺或玻璃体穿刺取样行巨细胞病毒的PCR检测可能得到阴性结果。

治疗

- 根据免疫状态选择球旁或玻璃体腔内注射曲安奈德或口服低剂量糖皮质激素。治疗效果不一。
- 总体而言，糖皮质激素治疗后巨细胞病毒不会再活化,但需要对患者进行随访。

预后

- 预后变化较大且取决于炎症的程度和眼后段的并发症。免疫恢复性葡萄膜炎可能导致永久性视力丧失。

参考文献

Kempen JH, Min YI, Freeman WR, et al. Risk of immune recovery uveitis in patients with AIDS and cytomegalovirus retinitis. *Ophthalmology*. 2006;113:684–694.

Morrison VL, Kozak I, LaBree LD, et al. Intravitreal triamcinolone acetonide for the treatment of immune recovery uveitis macular edema. *Ophthalmology*. 2007;114:334–339.

急性视网膜坏死

　　急性视网膜坏死（acute retinal necrosis，ARN）较少见，表现为全层视网膜坏死伴玻璃体炎和闭塞性血管病。该病由单纯疱疹病毒（HSV）引起，且常发生于免疫功能正常者。

病因学和流行病学

- 疱疹病毒包括水痘-带状疱疹病毒（VZV）、1-型单纯疱疹病毒（HSV-1）、2-型单纯疱疹病毒（HSV-2）、EB病毒（EBV）、巨细胞病毒（CMV）均可引起急性视网膜坏死。
- 平均发病年龄为 50 岁，但任何年龄均可发病。
- 急性视网膜坏死通常单眼发病。双眼发病者占 10%~36%，且第二只眼常在第一只眼发病后 6 周内受累，但也可能数年后发病。

症状

- 轻中度眼痛。
- 视力下降。
- 飞蚊症。
- 闪光感。

体征（图 11-8）

- 美国葡萄膜炎学会诊断标准：
  - 散在分布于周边视网膜的单个或多个视网膜坏死灶。
  - 未治疗的情况下，视网膜周边坏死灶迅速向中央进展。
  - 小动脉受累为主的闭塞性血管炎。
  - 前房和后房明显的炎症反应。
- 其余体征：
  - 视神经炎。
  - 巩膜炎、表层巩膜炎。
  - 血管闭塞性疾病继发的新生血管和玻璃体积血。

鉴别诊断

- 进展性外层视网膜坏死。
- 巨细胞病毒性视网膜炎。
- 弓形体病。
- 梅毒。
- 结节病。
- 结核。

诊断

- 房水或玻璃体样本 PCR 检测发现病毒。
- 眼底彩照可用于记录疾病的进展。
- 眼底荧光血管造影在闭塞性血管病变区表现为低荧光；活动性病灶区表现为晚期高荧光；若能观察到新生血管，亦表现为高荧光。

治疗

- 静脉注射阿昔洛韦及糖皮质激素治疗或合并玻璃体腔注射抗病毒药物

治疗是本病的标准疗法。

■ 不但可治疗患眼,同样减少了双侧受累的风险,也可减缓疾病的进展。

● 治疗不会降低孔源性视网膜脱离的风险。

● 近期报道认为,口服阿昔洛韦的前体药物伐昔洛韦,可达到类似的生物利用度和治疗成功率,还可避免住院治疗。

● 孔源性视网膜脱离通常需通过玻璃体切除术及长效气体/硅油填充治疗。

● 有研究者建议预防性行激光视网膜光凝以减少视网膜脱离的风险;但其有效性仍不明确。

预后

● 视力预后通常较差。开始治疗后3个月,50%的患者视力为 20/200 或更差,开始治疗 3 年后该比例增加到 75%。预后与初始视力相关。孔源性视网膜脱离在急性视网膜坏死患者中发生率为 50%,发生孔源性视网膜脱离者预后较差。

● 新型抗病毒药物的应用不提高预后。

参考文献

Aizman A, Johnson MW, Elner SG. Treatment of acute retinal necrosis syndrome with oral antiviral medications. *Ophthalmology.* 2007;114(2):307-312. Epub 2006 Nov 21.

Tibbetts MD, Shah CP, Young LH, et al. Treatment of acute retinal necrosis. *Ophthalmology.* 2010;117(4):818-824. Epub 2010 Jan 15.

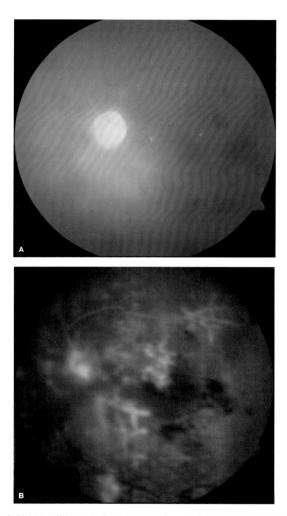

图 11-8　(A) 急性视网膜坏死患者可见视网膜上有大片白色坏死区域被玻璃体覆盖。(B)眼底荧光血管造影表现为明显的闭塞性血管病和新生血管。

进展性外层视网膜坏死综合征

进展性外层视网膜坏死(progressive outer retinal necrosis,PORN)的特征是外层视网膜坏死。它和急性视网膜坏死的共同点在于都与疱疹病毒相关，但是进展性外层视网膜坏死发生于免疫缺陷的患者。视力预后较差。

病因学和流行病学

- 发生于严重免疫缺陷的患者,最常见的是 AIDS 患者。
  - 在 HAART 出现之前，发病率达到 2%,但现在已经降低。
- 通常由水痘-带状疱疹病毒或单纯疱疹病毒引起。
- 超过 2/3 的患者为双眼发病。
- 2/3 的患者有皮肤带状疱疹病史。

症状

- 无痛性视力下降。
- "幕帘状"视野缺损。

体征 (图 11-9)

- 视力表现多变，从接近正常到无光感都可能出现。
- 斑块状的多点外层视网膜发白,常为后极部外层,1/3 的患者黄斑受累。

- 很快(数小时到数天)进展为全层视网膜坏死。
- 无或有轻微的玻璃体炎。
- 无血管炎。
- 传入性瞳孔阻滞。

鉴别诊断

- 急性视网膜坏死累及全层视网膜，进展性外层视网膜坏死累及外层视网膜。前者出现中到重度玻璃体炎和血管炎,较少累及后极部。
- 巨细胞病毒性视网膜炎。
- 梅毒。
- 结核。

诊断

- 诊断不确切者应进行 HIV 检测。
- 应用 PCR 检查玻璃体内的病毒。
- 眼底荧光血管造影:表现为外层视网膜早期荧光遮蔽,晚期荧光染色。与急性视网膜坏死不同,不伴有血管炎。
- 眼底自发荧光：早期低荧光后出现斑点状自发荧光表现。

治疗

- 对持续免疫缺陷患者应考虑长期维持抗病毒治疗，玻璃体腔和静脉给药联合应用,但视力预后仍然较差。
- 对引起免疫抑制的病因进行治疗。
- 出现孔源性视网膜脱离，应积极

进行玻璃体切除术和硅油填充治疗。

预后

● 即使积极治疗,视力预后仍较差,67%的患者最终进展到无光感。
● 2/3 的患者可能并发视网膜脱离。

参考文献

Engstrom RE Jr, Holland GN, Margolis TP, et al. The progressive outer retinal necrosis syndrome. A variant of necrotizing herpetic retinopathy in patients with AIDS. *Ophthalmology.* 1994;101(9):1488–1502.

Kim SJ, Equi R, Belair ML, et al. Long-term preservation of vision in progressive outer retinal necrosis treated with combination antiviral drugs and highly active antiretroviral therapy. *Ocul Immunol Inflamm.* 2007; 15(6):425–427.

Spaide RF, Martin DF, Teich SA, et al. Successful treatment of progressive outer retinal necrosis syndrome. *Retina.* 1996;16(6):479–487.

Yin PD, Kurup SK, Fischer SH, et al. Progressive outer retinal necrosis in the era of highly active antiretroviral therapy: successful management with intravitreal injections and monitoring with quantitative PCR. *J Clin Virol.* 2007;38(3):254–259. Epub 2007 Feb 5.

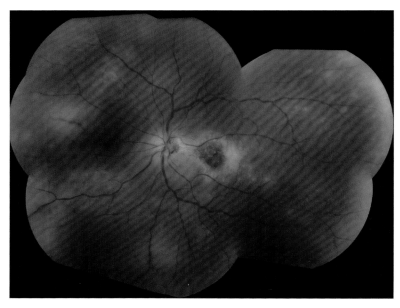

图 11-9　进展性外层视网膜坏死伴有大片外层视网膜发白并累及黄斑。注意未发生视网膜炎和血管炎。

真菌性视网膜炎

AIDS 患者较少因真菌性视网膜炎造成视觉损害,通常与全身真菌血症有关(图 11-10)。

新型隐球菌

- 新型隐球菌是一种通过呼吸道感染的酵母菌。
- 曾经是 AIDS 患者脑膜炎的常见原因。
- 可通过血行传播或从视神经扩散感染眼部。
  - ▪ 最常见眼部表现为视神经病变和脉络膜炎,但同样可引起视神经萎缩、眼内炎、玻璃体视网膜脓肿和眼外肌麻痹(常累及展神经)。
- 治疗应考虑静脉注射联合玻璃体腔注射两性霉素 B,可联合玻璃体切除术。

类球孢子菌病

- 这类真菌感染多见于中美洲和南美洲。在巴西,该病是系统性真菌感染的最常见原因。类球孢子菌病在 AIDS 患者很少见。
- 典型表现为帕里诺眼-腺综合征。
  - ▪ 该病同样可引起脉络膜肉芽肿、玻璃体炎和眼内炎。
- 治疗应考虑静脉注射联合玻璃体腔注射两性霉素 B,也可考虑合并玻璃体切除术。

念珠菌

- 念珠菌性眼内炎在 AIDS 患者中少见。

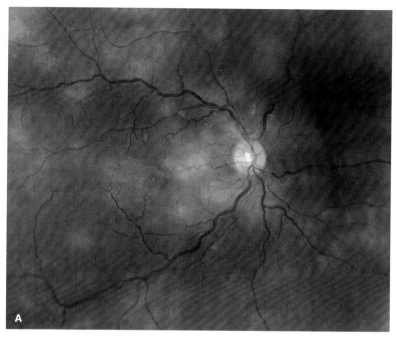

图 11-10　AIDS 患者有发热和头痛症状。(A)散瞳检查眼底发现多个深层散在的黄色斑块分布于整个后极部,是新型隐球菌感染的典型表现。(待续)

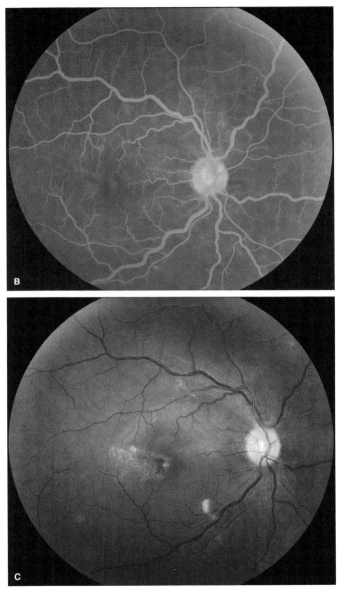

图 11-10(续) (B)眼底荧光血管造影表现为非特异性的脉络膜病灶晚期染色。(C)开
始两性霉素治疗后 1 个月,黄色病灶逐渐消退。视网膜色素上皮层存在弥漫性的斑点,黄
斑区明显。(Courtesy of Paul Baker,MD.)

卡氏肺囊虫性脉络膜炎

卡氏肺囊虫(pneumocystis carinii,PC) 性脉络膜炎导致的 AIDS 患者的脉络膜病变较少见,常作为播散性全身性疾病的标志。

病因学和流行病学

● 该病少见。

● 卡氏肺囊虫可引起肺炎。曾长期应用雾化喷他脒预防卡氏肺囊虫肺炎,然而该药物不能预防眼部病变。随着全身性预防措施的应用,卡氏肺囊虫的眼部病变发生率明显下降。

● 大部分患者(3/4)双侧发病。

症状

● 由于病变引起脉络膜炎且通常没有其他相关炎症,患者一般无症状。

体征

● 患者通常表现为多个深层的橙色奶油状斑块,大小在 $300\mu m \sim 3000\mu m$,通常位于中周部和后极部脉络膜。

鉴别诊断

● 结核。

● 眼内淋巴瘤。

● 结节病。

● 转移性疾病。

● 梅毒。

● 隐球菌感染。

诊断

● 眼底荧光血管造影表现为病灶早期低荧光及晚期荧光染色。

治疗

● 复方新诺明静脉注射或口服,持续 21 天,之后注意长期预防,治疗效果较好。

预后

● 卡氏肺囊虫通常可以治愈。

参考文献

Gupta A, Hustler A, Herieka E, et al. Pneumocystis choroiditis. *Eye (Lond)*. 2010;24(1):178.

Morinelli EN, Dugel PU, Riffenburg R, et al. Infectious multifocal choroiditis in patients with acquired immune deficiency syndrome. *Ophthalmology*. 1993;100:1014–1021.

Kaposi 肉瘤

Kaposi 肉瘤（Kaposi's sarcoma，KS）是一种常见的与人类疱疹病毒 8 型感染相关的肿瘤。Kaposi 肉瘤通常发生于 AIDS 患者，累及眼睑和眼附属器皮肤。

病因学和流行病学

- 眼部皮肤 Kaposi 肉瘤可发生于全身性疾病之前或之后，也可与全身性疾病同时发生。
- 与人类疱疹病毒 8 型相关。
- 最常见于 AIDS 患者，但也见于地中海或非洲裔人士及器官移植术后的患者。

症状

- 继发于泪膜异常的眼部刺激症状。

体征 (图 11-11 和图 11-12)

- 常为一个累及结膜、睑缘及眼睑皮肤的紫红色的肿瘤。
  - 结膜病灶通常表现为结膜下发红隆起的团块，且更常见于下方结膜穹隆及睑结膜。
  - 眼睑病灶常为一个皮下固定的紫色结节。
- Kaposi 肉瘤可根据以下分期系统进行划分：
  - 一期：高度小于 3mm，出现时间短于 4 个月的单个肿块。
  - 二期：平坦的，高度小于 3mm，出现时间短于 4 个月的较大扁平斑块。
  - 三期：结节状病灶，高度大于 3mm，出现时间超过 4 个月的结节状病灶。

鉴别诊断

- 结膜下出血。
- 结膜黑素沉着病。
- 脓性肉芽肿。
- 鳞状细胞癌。
- 结膜淋巴瘤。
- 淋巴管瘤。

诊断

- 组织病理学检查可见梭形细胞、炎症细胞和外渗的红细胞。
  - 一期：扁平扩张的血管腔。
  - 二期：扩张的血管内梭形内皮细胞膨胀，伴有多个未成熟的梭形细胞。
  - 三期：梭形细胞密集排列，核深染且呈有丝分裂相。
- 需要进行全身性检查以排除眼外肿瘤。

治疗

- 免疫重建是最有效的治疗手段。
- 可病灶内注射 α-干扰素、长春碱和曲安西龙等进行治疗。

- 放射治疗可获得较好的疗效。

预后

　　多数情况下治疗进展缓慢，肿瘤常有复发。

（王毓琴　冯贤财 译　周庆云 校）

参考文献

Chang Y, Cesarman E, Pessin MS, et al. Identification of herpesvirus-like DNA sequences in AIDS-associated Kaposi's sarcoma. *Science.* 1994;266:1865–1869.

Dugel PU, Gill PS, Frangieh GT, et al. Treatment of ocular adnexal Kaposi's sarcoma in acquired immune deficiency syndrome. *Ophthalmology.* 1992;99:1127–1132.

International Collaboration on HIV and Cancer. Highly active antiretroviral therapy and incidence of cancer in human immunodeficiency virus-infected adults. *J Natl Cancer Inst.* 2000;92:1823–1830.

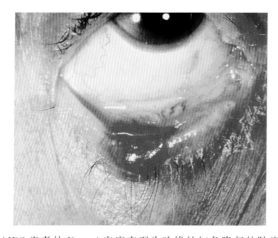

图 11-11　AIDS 患者的 Kaposi 肉瘤表现为睑缘处红色隆起的肿瘤。(Courtesy of Robert Penne, MD.)

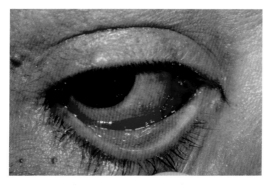

图 11-12　Kaposi 肉瘤常伪装成结膜下出血，如图中的 AIDS 患者。(Courtesy of Ajay Manchandia, MD.)

第12章

药物引起的葡萄膜炎

Nehali V. Saraiya，*Debra A. Goldstein* ▊

　　葡萄膜炎通常由免疫或感染因素引起，然而某些全身或局部用药也可能诱发眼内炎症。总体而言，药物引起炎症反应的发病机制尚不明确。现有的假说主要有直接机制或(和)间接机制。局部或前房用药常通过直接机制引起炎症反应，且用药后炎症反应发生较快。间接机制包括葡萄膜组织中免疫复合物沉着、微生物在抗生素作用下死亡后释放抗原引起免疫反应，以及黑色素清除自由基的能力在药物作用下发生改变等。这些机制可能在首次用药后数周到数月内引起眼后炎症。

　　本章列举了一些常见的能够引起葡萄膜炎的药物。

利福布汀

　　利福布汀主要用于预防和治疗

HIV 阳性患者的分枝杆菌复合体感染。可在首次用药后 2 周至 7 个月后出现急性葡萄膜炎症状。有报道认为，利福布汀单独使用或联合其他抗生素药物如阿奇霉素、红霉素、克拉霉素、乙胺丁醇及氟康唑均可诱发葡萄膜炎。低剂量(低至 300mg/d)的利福布汀诱发葡萄膜炎也有报道。再次接触利福布汀仍可引起葡萄膜炎，且剂量越大病情越重。

症状

- 单眼或双眼发病。
- 眼痛。
- 眼红。
- 畏光。
- 视物模糊。

体征

- 结膜充血。

- 角膜后沉着物。
- 前房细胞或前房闪辉，可伴有前房积脓。
- 玻璃体细胞。
- 视网膜血管周围炎。

治疗

- 停用利福布汀。
- 针对炎症局部应用糖皮质激素及睫状肌麻痹剂。

预后

- 大多数情况下，停用利福布汀并局部应用糖皮质激素后 1~2 个月内葡萄膜炎可消退，预后较好（多数病例症状完全消失，视力可恢复正常）。

参考文献

Jacobs DS, Piliero PJ, Kuperwaser MG, et al. Acute uveitis associated with rifabutin use in patients with human immunodeficiency virus infection. *Am J Ophthalmol.* 1994;118(6):716–722.

Moorthy RS, Valluri S, Jampol LM. Drug induced uveitis. *Surv Ophthalmol.* 1998;42(6):557–570.

西多福韦

西多福韦可经静脉注射或玻璃体腔注射，用于治疗巨细胞病毒性视网膜炎。据报道，静脉注射西多福韦 4~11 次，26%~59% 的患者发生前葡萄膜炎。另有报道，一例无眼部受累、眼底检查正常的巨细胞病毒感染的患者（巨细胞病毒性脑炎患者），静脉注射西多福韦后出现低眼压和葡萄膜炎，提示西多福韦对睫状体有直接的影响。玻璃体腔注射西多福韦治疗巨细胞病毒性视网膜炎后，患者也可发生前葡萄膜炎。报道显示单次玻璃体腔注射西多福韦后，前葡萄膜炎发生率为 26%。联合全身应用丙磺舒可降低炎症发生的频率。由于西多福韦与免疫恢复性葡萄膜炎相关，因此免疫功能重建者不应使用西多福韦。

症状和体征

- 眼痛、眼红、畏光、流泪和视力下降
- 单眼或双眼的非肉芽肿性前葡萄膜炎，伴或不伴有角膜后沉着物、虹膜后粘连、前房积脓和前部玻璃体细胞。
- 葡萄膜炎可重至伴有前房纤维素性渗出和低眼压。

治疗和预后

- 积极使用局部糖皮质激素和睫状肌麻痹剂。
- 停用西多福韦。
- 由于可能出现虹膜后粘连和低眼压等永久的器质性损害，预后不一。

参考文献

Ambati JK, Wynne KB, Angerame MC, et al. Anterior uveitis associated with intravenous cidofovir use in patients with cytomegalovirus retinitis. *Br J Ophthalmol*. 1999;83(10):1153–1158.

Kempen JH, Min YI, Freeman WR, et al. Studies of Ocular Complications of AIDS Research Group. Risk of immune recovery uveitis in patients with AIDS and cytomegalovirus retinitis. *Ophthalmol*. 2006;113(4):684–694.

Moorthy RS, Valluri S, Jampol LM. Drug induced uveitis. *Surv Ophthalmol*. 1998;42(6):557–570.

二膦酸盐

　　二膦酸盐用于骨质疏松症患者，可抑制骨的吸收，也可用于控制继发于溶骨性骨癌、骨转移性病和 Paget 骨病的高钙血症。已报道最常见的引起眼部炎症的二膦酸盐是帕米膦酸二钠，但也见于其他此类药物，包括唑来膦酸、阿仑膦酸钠、利塞膦酸钠、依替膦酸二钠。初次使用二膦酸盐后 24 小时到数周内均有报道发病。

症状

- 单眼或双眼发病。
- 眼红。
- 眼痛。
- 畏光。
- 视物模糊。

体征

- 结膜炎。
- 表层巩膜炎。
- 巩膜炎（图 12-1）。

- 虹膜炎：前房反应如前房细胞或前房闪辉。

治疗

- 非特异性结膜炎一般无需治疗；局部应用非甾体抗炎药可缓解症状。对此类病例可继续使用二膦酸盐。
- 表层巩膜炎可局部应用糖皮质激素或非甾体抗炎药治疗。
- 前葡萄膜炎严重程度可能存在很大差异，可根据病情局部或全身应用糖皮质激素治疗。多数患者为使葡萄膜炎消退需停用二膦酸盐，对于巩膜炎患者也必须停用二膦酸盐。

预后

- 预后较好，所有患者症状均可消失，巩膜炎在药物治疗和停用二膦酸盐后也可消退。

参考文献

Fraunfelder FW, Fraunfelder FT, Jensvold B. Scleritis and other ocular side effects associated with pamidronate disodium. *Am J Ophthal.* 2003;135(2):219–222.

Moorthy RS, Valluri S, Jampol LM. Drug induced uveitis. *Surv Ophthalmol.* 1998;42(6):557–570.

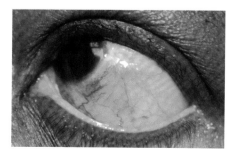

图 12-1　服用二膦酸盐后患者出现轻度弥散的巩膜炎。

磺胺类药物

磺胺类药物是大部分 G+和 G-细菌感染如尿路感染、中耳炎、支气管炎、鼻窦炎和肺炎等治疗的一线用药。目前已报道的用药后的眼部不良反应有视觉障碍、角膜炎、结膜炎和眶周水肿等。

症状和体征

● 初次用药或激发试验后 24 小时内出现单侧或双侧急性虹膜炎。

● 其他自身免疫功能异常如轻型多形红斑、弥漫性黄斑囊疱疹、口腔炎、舌炎、结膜或巩膜充血及肉芽肿性肝炎可能同时发生。最严重的并发症是 Stevens-Johnson 综合征 (SJS)/中毒性表皮坏死松解症 (TEN)。

■ SJS/TEN 是一种通常由药物引起的皮肤急性过敏性反应 (图 12-2 至图 12-6)。患者大多为青壮年。

■ 患者有不适感、乏力、头痛等流感样前驱症状，数天内出现弥漫性红斑，可融合形成水泡伴全层表皮坏死。还可能继发细菌感染。

■ 几乎所有患者都会出现包括结膜在内的黏膜受累。

治疗和预后

● 若葡萄膜炎严重，需停药并局部应用糖皮质激素和睫状肌麻痹剂治疗虹膜炎。

● Stevens-Johnson 综合征患者可能需要在重症监护或烧伤病房进行住院治疗。患者可能出现低血压、肾衰竭、呼吸衰竭和角膜瘢痕形成等。

参考文献

Moorthy RS, Valluri S, Jampol LM. Drug induced uveitis. *Surv Ophthalmol.* 1998;42(6):557–570.

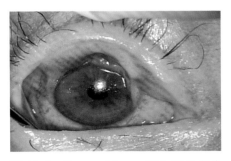

图 12-2　Stevens-Johnson 综合征患者合并干眼及广泛的睑球粘连。(Courtesy of Charles Bouchard, MD, Loyola University.)

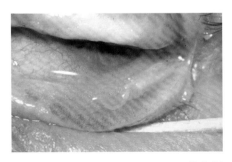

图 12-3　另一名 Stevens-Johnson 综合征患者，出现结膜炎和结膜上皮脱落。(Courtesy of Charles Bouchard, MD, Loyola University.)

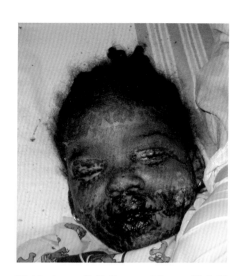

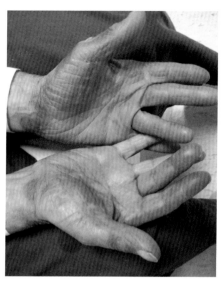

图 12-4　一名患 Stevens-Johnson 综合征的 3 岁女孩,伴有广泛性脱皮。注意广泛的黏膜炎症(结膜炎和口腔炎),是 Stevens-Johnson 综合征的特征表现。改变用药并静脉注射免疫球蛋白(IVIG)后成功治愈。(Courtesy of Vanessa A. London, MD.)

图 12-5　一名确诊为 Stevens-Johnson 综合征的 59 岁男性患者的手掌。注意手掌边缘边界清晰的红斑,手腕上典型的中心发暗的靶样病变。停药并给予 60mg 泼尼松治疗 3 天后症状消失。(Courtesy of Vanessa A. London, MD.)

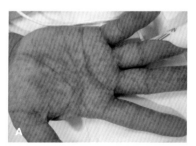

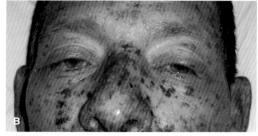

图 12-6　(A)一名患 AIDS 的 48 岁男性患者,出现弥漫性麻疹样皮疹并进展为手掌和足底突起的水泡。(B)此患者同时患有结膜炎、口腔炎并累及龟头。皮肤活检确诊为 Stevens-Johnson 综合征。停用甲氧苄啶和磺胺甲噁唑后, 皮疹和结膜炎最终治愈。(Courtesy of Vanessa A. London, MD.)

美替洛尔

美替洛尔是一种非选择性 $\beta1$ 和 $\beta2$ 受体阻滞剂，可抑制房水生成，局部应用治疗青光眼。它是最常见的引起葡萄膜炎的 β 受体阻滞剂，但发病率很低。

症状和体征

- 单侧或双侧肉芽肿性前葡萄膜炎伴羊脂状角膜后沉着物、前房细胞和闪辉，无虹膜结节，伴或不伴眼内压升高。

治疗和预后

- 局部应用糖皮质激素和睫状肌麻痹剂治疗虹膜炎。
- 停用美替洛尔并用改用其他药物控制眼压。使用另一种 β 受体阻滞剂通常比较安全。
- 症状通常在 3~5 周内消失。

参考文献

Akingbehin T, Villada JR. Metipranolol-associated granulomatous anterior uveitis. *Br J Ophthalmol.* 75(9): 519–523.

Moorthy RS, Valluri S, Jampol LM. Drug induced uveitis. *Surv Ophthalmol.* 1998;42(6):557–570.

溴莫尼定

　　酒石酸溴莫尼定是一种高选择性 α_2 肾上腺素受体激动剂,通过减少房水生成和增加葡萄膜巩膜途径的房水排出以降低眼内压。一般情况下耐受性较好。最常见的眼部不良反应是过敏反应,7%~15%的患者症状严重需要停药,8%的患者出现结膜滤泡。继发于溴莫尼定的前葡萄膜炎较少见,发生于首次治疗后的 11~15 个月。大部分患者有过敏性皮肤结膜炎或滤泡性结膜炎病史。

症状和体征

- 肉芽肿性虹膜炎伴羊脂状角膜后沉着物,伴或不伴虹膜结节及虹膜后粘连,轻度的前房细胞和闪辉,症状表现为急性眼红、畏光、视物模糊（图 12-7）。

治疗和预后

- 停用溴莫尼定。
- 局部应用糖皮质激素和睫状肌麻痹剂控制炎症后常可缓解症状;可能遗留虹膜后粘连等永久的器质性改变。

参考文献

Katz LJ. Brimonidine tartrate 0.2% twice-daily vs timolol 0.5% twice daily: 1-year results in glaucoma patients. Brimonidine Study Group. *Am J Ophthalmol.* 1999; 127(1):20–26.

Moorthy RS, Valluri S, Jampol LM. Drug induced uveitis. *Surv Ophthalmol.* 1998;42(6):557–570.

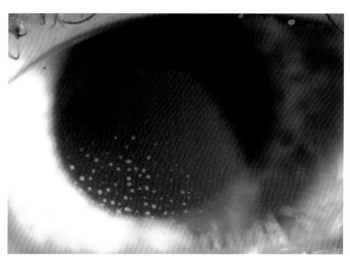

图 12-7　局部应用溴莫尼定的患者出现中小肉芽肿性角膜后沉着物。

前列腺素衍生物

前列腺素衍生物通过增加房水葡萄膜巩膜流出途径治疗开角型青光眼和高眼压症。该药物是最新一类降眼压药，且常作为治疗青光眼和高眼压症的一线药物。在一项回顾性病例分析中，在使用拉坦前列素后的 6 个月内有 4.9% 的患者出现前葡萄膜炎（虹膜炎）的症状。该研究发现拉坦前列素引起的黄斑囊样水肿发生率为 2.1%。黄斑囊样水肿、虹膜炎、术中玻璃体溢出或前房型人工晶状体植入病史均为危险因素。贝美前列素和曲伏前列素也可导致前葡萄膜炎。

症状和体征

• 眼痛、眼红伴轻度前房反应。

治疗和预后

• 预后良好，停药后 1~2 周内虹膜炎完全消退。

（王毓琴　冯贤财 译　吴素兰 校）

参考文献

Moorthy RS, Valluri S, Jampol LM. Drug induced uveitis. *Surv Ophthalmol.* 42(6):557–570.

Warwar RE, Bullock JD, Ballal D. Cystoid macular edema and anterior uveitis associated with latanoprost use. Experience and incidence in a retrospective review of 94 patients. *Ophthalmology.* 1998;105(2):263–268.

第13章

伪装综合征

原发性眼内淋巴瘤

H. Nida Sen, Bahram Bodaghi

原发性眼内淋巴瘤（primary intraocular lymphoma，PIOL），也被称作原发性视网膜淋巴瘤（primary retinal lymphoma，PRL）或网状细胞肉瘤，是原发性中枢神经系统淋巴瘤（primary CNS lymphoma，PCNSL）中累及视网膜、玻璃体及视盘，伴或不伴有中枢神经系统病变的一种亚型。它是一种结外、非霍奇金、弥漫性大 B 细胞淋巴瘤。

病因学和流行病学

- 常见于免疫功能低下人群。
- 在美国，过去的 20 年中，该病的发病率在免疫功能低下和免疫功能正常人群中，增长超过了 3 倍。

- 每年新增约 100 例新病例。
- AIDS 患者中，原发性中枢神经系统淋巴瘤的年发病率为 4‰~5‰，免疫功能正常人群的年发病率为 0.3/10 万。
- 有 25% 的原发性中枢神经系统淋巴瘤患者发病时累及眼部，然而高达 85% 的原发性眼内淋巴瘤发展为原发性中枢神经系统淋巴瘤。
- 该病在老年人群中多发，尤其在 50~60 岁人群中更为多见。
- 男性略多于女性。
- 大约 80% 的患者双侧受累，但是双侧可能为非对称性改变。
- 免疫抑制（继发于 AIDS 或者移植术后）是一个危险因素。原发性感染与眼内淋巴瘤有关，如 EB 病毒、人类疱疹病毒 8 型、弓形虫等。但是，目前还没有明确的遗传或感染标记物可以提示易患该病。

症状

- 视物模糊、飞蚊症。
- 畏光、眼痛(罕见)。

体征 (图 13-1 至图 13-5)

- 玻璃体内含有大量片状的炎性细胞,玻璃体混浊。
- 视网膜深层或视网膜色素上皮层下多处奶油状、黄色病灶浸润。
- 前房细胞和角膜后沉着物。
- 视力下降程度与眼部炎症程度不相符,眼内炎症反应重,而视力相对较好。

鉴别诊断

- 结节病。
- 病毒性视网膜炎(巨细胞病毒、水痘-带状疱疹病毒、单纯疱疹病毒)、急性视网膜坏死。
- 弓形体病。
- 梅毒。
- 结核。
- 眼内炎。
- 转移性恶性肿瘤。

诊断

- 该病的诊断十分困难,需要有细胞或组织恶性病变作为证据才能明确诊断。
- 眼底荧光血管造影结果显示弥漫性视网膜色素上皮紊乱,视网膜色素上皮层晚期颗粒状或斑驳状染色,视网膜或视网膜下病灶早期荧光遮蔽晚期荧光染色,视盘染色或渗漏,色素上皮脱离。无黄斑囊样水肿及视网膜血管渗漏是 PIOL 一个有趣的特征。

- 吲哚菁绿血管造影中出现小的圆形低荧光点,后期消失。
- OCT:眼底视网膜色素上皮层可见高反射团块。
- 组织诊断学:细胞学检查(见大的非典型淋巴细胞)、流式细胞仪、细胞因子分析、眼内液体的细胞学分析(房水或玻璃体)。
- 头颅/脊柱 MRI 以及腰椎穿刺取样(用于流式细胞分析和细胞学检查)判断是否有中枢神经系统受累。

治疗

- 目前尚没有可治愈该疾病的治疗方法。
- 即使没有并发原发性中枢神经系统淋巴瘤,全身性化疗仍然是原发性眼内淋巴瘤的主要治疗方法。可以辅以局部化疗。
- 全身治疗:大剂量甲氨蝶呤、环磷酰胺、多柔比星、长春新碱、泼尼松、阿糖胞苷,放射疗法以及利妥昔单抗均可用于全身治疗,且获得不同程度的成功。
- 局部治疗:玻璃体腔内注射甲氨蝶呤(400mcg/0.1mL),玻璃体腔注射利妥昔单抗(1mg/0.1mL),以及放射治疗。

- 放射治疗的复发率及并发症出现率较高。

预后

- 预后差。
- 平均的无进展生存期不足 3 年，整体存活率约为 5 年，且与治疗方式无明显相关。
- 中枢神经系统外的转移很罕见（尸检中发生率小于 10%）。
- 眼部并发症包括青光眼、白内障（均与炎症或自身免疫相关）、视网膜和（或）视神经萎缩、玻璃体积血、视网膜脱离。

参考文献

Chan CC, Gonzalez JA. *Primary Intraocular Lymphoma*. Hackensack, NJ: World Scientific Publishing Co Pte Ltd; 2007.

Coupland SE, Damato B. Understanding intraocular lymphoma. *Clin Exp. Ophthalmol.* 2008; 36(6): 564–578.

Fardeau C, Lee CP, Merle-Béral H, et al. Retinal fluorescein, indocyanine green angiography, and optic coherence tomography in non-Hodgkin primary intraocular lymphoma. *Am J Ophthalmol.* 2009;147(5):886–894.

Grimm SA, McCannel CA, Omuro AMO, et al. Primary CNS lymphoma with intraocular involvement: International PCNSL Collaborative Group Report. *Neurology.* 2008;71:1355–1360.

Nussenblatt RB, Chan CC, Wilson WH, et al. International Central Nervous System and Ocular Lymphoma Workshop: recommendations for the future. *Ocul Immunol Inflamm.* 2006;14(3):139–144.

Sen HN, Bodaghi B, Hoang PL, et al. Primary intraocular lymphoma: diagnosis and differential diagnosis. *Ocul Immunol Inflamm.* 2009;17(3):133–141.

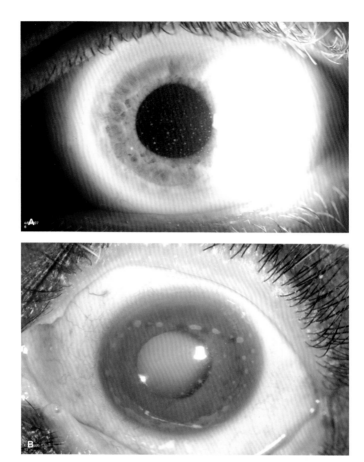

图 13-1　(A)原发性眼内淋巴瘤患者的弥漫性中小型角膜后沉着物。(B)可见大的肉芽肿样外观的色素性角膜后沉着物,星状角膜后沉着物相对更集中地混杂其中。

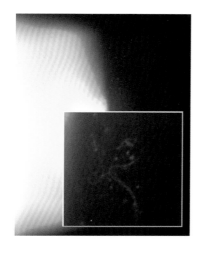

图 13-2　65 岁原发性眼内淋巴瘤及原发性中枢神经系统淋巴瘤的白人患者。可见玻璃体内片状炎症细胞。

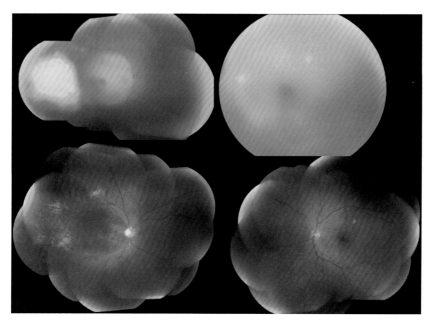

图 13-3　上图：67 岁原发性中枢神经系统淋巴瘤和原发性眼内淋巴瘤的亚洲男性患者，可见右眼视网膜下巨大包块及左眼视网膜下弥漫性浸润和典型的玻璃体雾状混浊。下图：同一患者经过治疗后可见肿瘤浸润减小。

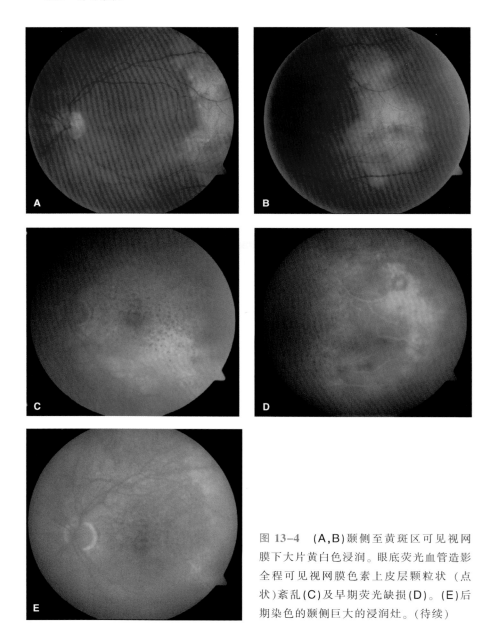

图 13-4 (A,B)颞侧至黄斑区可见视网膜下大片黄白色浸润。眼底荧光血管造影全程可见视网膜色素上皮层颗粒状（点状）紊乱(C)及早期荧光缺损(D)。(E)后期染色的颞侧巨大的浸润灶。(待续)

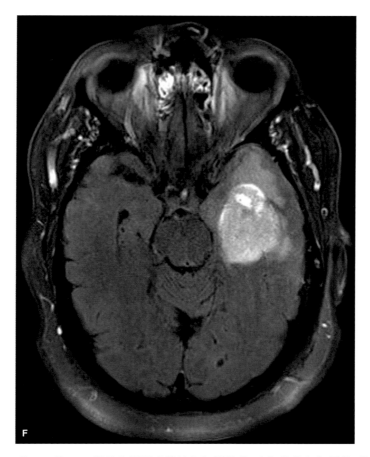

图 13-4(续) (F)MRI 提示左侧颞叶明显均匀增强的，多细胞样组织团块，伴周围组织水肿。大脑活检证实为原发性中枢神经系统淋巴瘤。

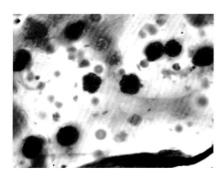

图 13-5 玻璃体细胞学检查可见大淋巴细胞，胞浆少而核大且异型。

视网膜母细胞瘤

Carol L. Shields ▓

视网膜母细胞瘤的典型表现为单发或多发、边界清楚、血供丰富的视网膜肿块。最初，这个肿瘤表现为隐约可见的半透明的视网膜内肿块。随着肿瘤的增长，它开始呈现出外生型、内生型或者组合型生长方式。外生型表现为表面覆盖有视网膜下液体的肿瘤，而内生型则表现为向玻璃体腔内生长的肿瘤。一种罕见的生长方式为弥漫性浸润性生长，肿瘤沿着视网膜组织呈无规则的扁平式生长，类似玻璃体炎或葡萄膜炎。扩散的视网膜母细胞瘤向眼前节生长，形成肿瘤性假性前房积脓并引起眼内出血，进一步混淆诊断。扩散的视网膜母细胞瘤往往被误诊为葡萄膜炎。

病因学和流行病学

- 视网膜母细胞瘤是儿童眼肿瘤中最常见的一种类型。据估计，全世界该病每年的发病数超过 7000 例，其中非洲约 1800 例、亚洲约 4000 例、欧洲约 400 例，美国 300 例及南美洲 600 例。
- 该病死亡率与地域相关，非洲死亡率约 70%，亚洲 40%，南美洲 20%，美国及欧洲小于 5%。扩散的视网膜母细胞瘤发病率小于 3%。
- 在一篇较大样本量的关于此病的文献报道中(34 例)，经过正规的治疗后，无转移病例发生。

症状

- 无痛性视力下降。
- 飞蚊症。
- 结膜充血性眼红。
- 幼儿常因忽略视觉损害而通常没有视觉下降的主诉。

体征 (图 13-6 和图 13-7)

- 眼前段。
  - 虹膜新生血管(50%)。
  - 肿瘤性前房积脓(32%)。
  - 角膜内皮层可见白色肿瘤细胞沉着物(24%)。
  - 虹膜表面灰白色肿瘤结节(18%)。
  - 角膜基质层水肿(9%)。
  - 前房积血(9%)。
- 眼后段。
  - 视网膜广泛的无规则的肿瘤浸润(100%)。
  - 基底平均直径约为 20mm。
  - 视网膜轻度增厚(100%)。
  - 玻璃体腔内广泛播散的肿瘤细胞(91%)。
  - 超声可见微小钙化灶(79%)。
  - CT 可见微小钙化灶(89%)。
  - 玻璃体腔积血(24%)。

鉴别诊断

- 眼内炎。
- 弓蛔虫病。
- 弓形体病。
- 结节病。
- 青少年特发性关节炎。
- 睫状体平坦部炎。

诊断

- B 超：提示视网膜肿块，病灶中可能存在营养不良性钙化灶。由于钙化斑点可能不明显，所以要求检查者仔细观察寻找钙化灶。
- 眼底荧光血管造影：可见视网膜肿块中有扩张的供血动脉及回流静脉。肿块可能轻微增厚。
- CT：可见增厚的眼内肿块，有时可见肿块内钙化灶。
- MRI：可提示眼内肿块，但不能显影钙化灶。
- 细针抽吸活检术（fine-needle aspiration biopsy，FNAB）：可用于疑难病例的诊断。如果存在视网膜母细胞瘤，针吸活检术有造成肿瘤眶内转移的风险。该方法只能用于鉴别诊断不典型的病例。通常 FNAB 样本取自平坦部，但对可疑视网膜母细胞瘤患者不可能行该项检查。可选择抽取前房液来代替 FNAB 术。整个操作过程必须谨慎以防止肿瘤细胞种植转移，且在结束后要对进针口行冷冻治疗。

如果需要玻璃体样本，应避免选择平坦部径路。理想的径路为通过周边角膜到达前房，通过周边虹膜、悬韧带（避开晶状体）到达玻璃体这一从前到后的方向。需对入口实施冷冻治疗。这是一个十分复杂的操作。将所取得的细胞立即进行防腐处理是十分重要的。

治疗

- 大部分扩散型视网膜母细胞瘤患者的肿瘤会播散至玻璃体腔及前房，因此需要行眼球摘除术。
- 可以尝试经动脉或静脉给予化学治疗，但是玻璃体肿瘤细胞并不一定对其敏感且有复发的可能。
- 可以尝试外部放射治疗，但是玻璃体内肿瘤复发的可能性大。

预后

- 如果没有侵袭视神经、脉络膜、巩膜及眼眶，则预后良好。
- 如果肿瘤侵袭上述组织，则预后较差。对于侵袭性视网膜母细胞瘤，可予以辅助化疗以阻止肿瘤转移。

参考文献

Shields CL, Ghassemi F, Tuncer S, et al. Clinical spectrum of diffuse infiltrating retinoblastoma in 34 consecutive eyes. *Ophthalmology.* 2008;115:2253–2258.

Shields CL, Shields JA. Retinoblastoma management: Advances in enucleation, intravenous chemoreduction, and intra-arterial chemotherapy. *Curr Opin Ophthalmol.* March 2010;21:203–212.

Shields JA, Shields CL. *Intraocular Tumors: An Atlas and Textbook.* 2nd ed. Philadelphia: Lippincott Williams & Wilkins; 2008.

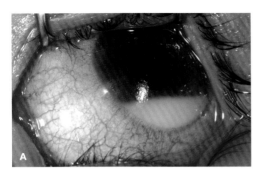
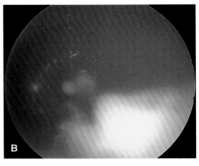

图 13-6　一名儿童患者主诉视物模糊和眼红。(A)可见积脓。瞳孔缘 9 点钟可见微小肿瘤细胞。(B)眼底检查可见弥漫性玻璃体肿瘤细胞。玻璃体细胞呈白色且表面看似同源。

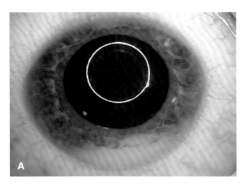
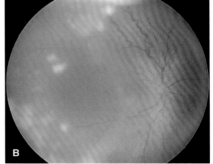

图 13-7　该儿童表现为结膜无充血和视力下降。(A)可见白色假性前房积脓。(B)眼底检查可见分散的纯白色的玻璃体细胞(不透明)。

转移癌

Henry Wiley ■

转移癌可侵袭眼睑、球结膜、眼眶以及最常侵袭的葡萄膜。有时转移癌可以伪装成葡萄膜炎的表现。

病因学和流行病学

- 眼部转移癌是最常见的眼内恶性肿瘤，但是大部分患者并没有到眼科就诊。
- 眼部转移癌主要通过血行播散。
- 女性患者中，乳腺癌最易发生眼部转移；而男性患者中，肺癌最易发生眼部转移。肾脏、消化系统、前列腺及皮肤癌也同样可以向眼部转移。
- 葡萄膜，尤其是脉络膜，是转移癌最易侵袭的部位，然而转移癌较少累及玻璃体、视网膜及视神经。
- 25%的脉络膜转移癌患者到眼科就诊之前并没有明确的癌症病史。

症状

- 视物模糊往往继发于其他病变，如渗出性视网膜脱离或出血；很多患者有轻微症状，甚至没有症状。
- 患者有时会有明显的疼痛感，尤其是从肺部转移的癌症。

体征 (图 13-8)

- 脉络膜病变。
  - 单发或多发：乳腺癌眼部转移易多发和累及双侧，而肺癌转移则倾向于单发和累及单侧。
  - 典型的转移灶为黄色奶油状，偶尔表面可呈视网膜色素上皮样变。
  - 大小和高度差异通常较大，但是厚度基本上小于 3mm。
  - 它可能继发渗出性视网膜脱离。
- 虹膜病变。
  - 单发或多发。
  - 颜色多变，通常呈白色、黄色或粉色。
  - 大小不一。
  - 可引起炎症反应。
  - 可引起前房积血或前房积脓。
- 视网膜、视神经或者玻璃体病变。
  - 通常较少见。
  - 玻璃体转移灶通常来源于受累的视网膜。
  - 视神经受累可引起视盘水肿。

鉴别诊断

- 鉴别诊断依据疾病表现不同而各异。
  - 虹膜或脉络膜痣。
  - 虹膜或脉络膜黑色素瘤。
  - 其他原发性葡萄膜肿瘤（如脉络膜骨瘤、脉络膜血管瘤等）。

- 视网膜母细胞瘤。
- 淋巴瘤或白血病。
- 虹膜囊肿。
- 组织细胞增生症(如青少年型黄色肉芽肿)。
- 浆液性或出血性脉络膜脱离。
- 涡静脉曲张。
- 良性淋巴组织增生症。
- 脉络膜渗漏。
- 脉络膜或虹膜肉芽肿。
- 后巩膜炎。
- 脉络膜炎。

诊断

- 全身检查寻找是否有隐匿性肿瘤是至关重要的。
  - 85%来源于胸部原发癌症的眼部转移癌患者有明确的胸部癌症病史,且通常伴随脑部转移。
  - 如果患者没有其他部位的癌症病史,胸部影像学检查(X线、CT、MRI)则十分重要。
- 标准化A超和B超可以提示病灶内部的高反射回声带。
- 眼底彩照可以用于肿瘤治疗期间的随访。
- 眼底荧光血管造影提示早期低荧光反射及晚期零碎的高荧光反射。

治疗

- 全身化疗是治疗本病的基础。
- 如果患者有明显的视力下降,可考虑全身或者局部放射治疗眼部疾病。

预后

- 许多患者可以在几年内都保持良好的视力,长期预后与原发癌症治疗情况有关。

参考文献

Shields CL, Shields JA, Gross NE, et al. Survey of 520 eyes with uveal metastases. *Ophthalmology.* 1997;104(8): 1265–1276.

Shields JA, Shields CL. Metastatic tumors to the intraocular structures. In: Shields JA, Shields CL. *Intraocular Tumors: An Atlas and Textbook*, 2nd ed. Philadelphia: Lippincott Williams & Wilkins; 2008:198–227.

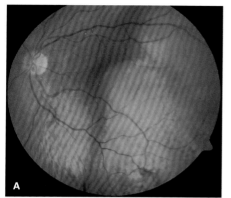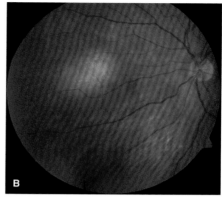

图 13-8　一名 57 岁女性乳腺癌患者,左眼脉络膜转移癌。13 年前被诊断为乳腺黏液腺癌,随后进行了乳房切除术及化疗等治疗。采集这些照片时,该患者已经明确有胸壁、皮肤、淋巴结、肺部及骨转移。除了进一步的全身化疗外,她还接受了双眼局部的放射治疗。(A)一个高大的、隆起的黄色脉络膜病变,累及黄斑区及颞侧视网膜。可见肿块下面有色素聚集。(B)可见一个较小的微隆起的黄色脉络膜病变,累及鼻侧视网膜。

视网膜色素变性

Ann O. Igbre , Sunir J. Garg

视网膜色素变性(retinitis pigmentosa, RP)是一类以光感受器退行性改变为主要特征的遗传性视网膜疾病。临床特征为进行性视野缺失、夜盲及电生理异常。

病因学和流行病学

● 视网膜色素变性大约有 85 余种不同的基因型,其中 45 余种已经明确可以导致发病。

● 视网膜色素变性可以通过多种方式遗传。其中 30%~40% 为常染色体显性遗传,50%~60% 为常染色体隐性遗传,10% 为 X 连锁遗传。大约有 40% 的视网膜色素变性患者并没有明确的家族病史,因此这部分患者表现为常染色体隐性遗传。

● 全世界视网膜色素变性的发病率约为 1:4000。大约每 100 人中就有 1 人携带有视网膜色素变性的致病基因。

● 由于视野范围的缩小,大部分患者 40 岁左右就已达到法定盲。

症状

● 视网膜色素变性患者的临床表现轻重不一。患者中心视力可以正常或者严重受损。

● 疾病早期,患者表现为夜盲或者暗适应困难。随着疾病进展,表现为周边视野异常,并最终导致管状视野,偶尔也可能导致接近或者完全盲。

● 通常可以将患者分成两组:

 ■ 原发性视网膜色素变性,病变局限于眼部。

 ■ 视网膜色素变性综合征:大约 25% 的视网膜色素变性患者伴随有全身病变,包括:

 ▶ Usher 综合征:视网膜色素变性合并听力下降及前庭性共济失调。

 ▶ Bardet-Biedl 综合征:视网膜色素变性合并认知功能障碍、肥胖、性腺机能减退、多指畸形及肾疾病。

 ▶ Bassen-Kornzweig 综合征:视网膜色素变性合并脂蛋白缺乏症。

 ▶ Refsum 病:视网膜色素变性合并植烷酸氧化酶缺乏。

体征 (图 13-9)

● 视网膜色素变性的典型眼底表现包括:小动脉狭窄、视盘苍白、视网膜中央及周边部大量的骨细胞样色素改变。

● 在无色素性视网膜色素变性中,没有骨细胞样色素改变,周边视网膜及视网膜色素上皮层萎缩。

● 50% 以上的患者出现后囊下白内障。

- 黄斑中心凹反光消失及玻璃体视网膜界限模糊。
- 偶有黄斑囊样水肿。
- 玻璃体细胞很常见,且当伴随后囊下白内障及黄斑囊样水肿时,有可能被误诊为中间或后葡萄膜炎。

鉴别诊断

- 先天性感染:弓形虫感染、风疹病毒感染、巨细胞病毒感染、单纯疱疹病毒感染,其他病毒感染(Torch 筛查)及梅毒感染。
- 遗传性疾病:脉络膜缺损、脉络膜视网膜回旋状萎缩、Stargard 病/眼底黄色斑点症、North Carolina 黄斑营养不良、Bietti 综合征、视网膜图形营养不良、眼白化病、胱氨酸病。
- 其他:肿瘤引起的视网膜变性及中间葡萄膜炎表现类似视网膜色素变性。也要考虑眼动脉闭塞史、视网膜的药物毒性作用。

诊断

- ERG 对于视网膜色素变性的诊断以及随访十分必要。
  - 临床精要:ERG 的异常往往先于眼底改变以及视觉异常。
- Goldman 视野检查可用于评估视野缺损程度。
- 色觉检查:视网膜色素变性患者往往有蓝色视锥细胞损害(蓝盲)。
- 光学相干断层扫描:可以评价有

无黄斑囊样水肿、视网膜厚度以及有无外层视网膜萎缩。

治疗

- 视网膜色素变性患者需要定期(1~2 年)进行眼科检查,包括 Goldman 视野检查、ERG 等。
- 对于视野严重受损及夜视力明显下降的患者可予以验配助视器。
- 维生素 A 棕榈酸酯(15 000 IU/d)可以每年 20% 的速度减缓视网膜色素变性的进展。大剂量的维生素 A 有肝毒性,所以需要注意检查肝功能,肝功能正常者需要每 6 个月复查一次。女性患者服用维生素 A 期间不可怀孕。7 年内有吸烟史的患者禁止补充维生素 A。
- 补充维生素 E 可能产生毒副作用,因此应避免服用。
- 富含 omega-3 脂肪酸 (二十二碳六烯酸)的饮食有助于减慢疾病进展。
- 每日补充 12mg 叶黄素也是有益的。
- 伴有黄斑囊样水肿的患者可以考虑局部应用或者口服碳酸酐酶抑制剂。

预后

- 视网膜色素变性是一类进展十分缓慢的疾病,患者可以几十年内无任何表现。全盲患者十分罕见,患者眼部表现不同,其预后存在差异。

参考文献

Berson EL, Rosner B, Sandberg MA, et al. Clinical trial of lutein in patients with retinitis pigmentosa receiving vitamin A. *Arch Ophthalmol*. 2010;128(4):403–411.

Berson EL, Rosner B, Sandberg MA, et al. A randomized trial of vitamin A and vitamin E supplementation for retinitis pigmentosa. *Arch Ophthalmol*. 1993; 111:761–772.

Berson EL, Rosner B, Sandberg MA, et al. Further evaluation of docosahexaenoic acid in patients with retinitis pigmentosa receiving vitamin A treatment: subgroup analyses. *Arch Ophthalmol*. 2004;122:1306–1314.

Genead MA, Fishman GA. Efficacy of sustained topical dorzolamide therapy for cystic macular lesions in patients with retinitis pigmentosa and usher syndrome. *Arch Ophthalmol*. 2010;128(9):1146–1150.

Hartong DT, Berson EL, Dryja TP. Retinitis pigmentosa. *Lancet*. 2006;368(9549):1795–1809.

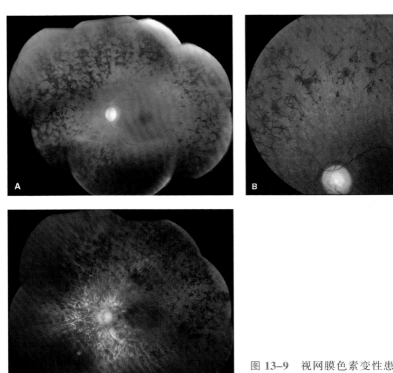

图 13-9　视网膜色素变性患者眼底可见骨细胞样色素变性、视盘苍白、血管变细。

眼部缺血综合征

Ann O. Igbre , Sunir J. Garg ■

　　眼部缺血综合征(ocular ischemic syndrome , OIS), 也被称为静脉淤滞型视网膜病变, 是由眼部慢性缺血灌注不足引起的, 具有一系列典型临床表现的疾病。因为临床表现多样, 所以有时诊断十分困难。因为它可以引起慢性眼内炎症, 所以有时会被误诊为眼部炎症性疾病。

病因学和流行病学

　　● 眼部缺血综合征通常是由于严重的颈动脉闭塞引起, 有时其他病因导致眼部及眶尖供血减少也可致病, 如系统性血管炎等。血管灌注减少可以引起眼部缺氧缺血, 从而促使视网膜和(或)眼前段新生血管的形成。

　　● 眼部缺血综合征通常伴有心脑血管意外的风险。65 岁左右的男性患者较多发。20%的患者双侧发病。

症状

　　● 视力在数周或数月内进行性下降, 而不是突然下降。

　　● 临床表现上, 1/3 的患者视力在 20/40 以上, 1/3 的患者视力只有指数或者更差。

　　● 患者经常主诉短暂的视力下降或者视野缺失。

　　● 眼部缺血或者眼前节新生血管可引起眼部疼痛。

　　● 在明亮的光线下视力恢复时间延长。

体征 (图 13-10 和图 13-11)

　　● 眼前段。
　　　　■ 结膜及巩膜血管扩张。
　　　　■ 角膜水肿。
　　　　■ 瞳孔固定。
　　　　■ 前房细胞。
　　　　■ 并发性白内障。
　　　　■ 虹膜/房角新生血管。
　　　　■ 新生血管性青光眼(眼压波动在 25mmHg 左右)。
　　　　■ 睫状体休克引起低眼压。
　　● 眼后段。
　　　　■ 视网膜动脉狭窄。
　　　　■ 视网膜静脉扩张但不迂曲。
　　　　■ 周边视网膜点状散在出血。
　　　　■ 微动脉瘤。
　　　　■ 棉绒斑。
　　　　■ 视盘或视网膜新生血管。
　　　　■ 前部缺血性视神经病变。

鉴别诊断

　　● 视网膜中央静脉阻塞。
　　● 巨细胞性动脉炎。
　　● 糖尿病性视网膜病变。
　　● 前葡萄膜炎。
　　● 高黏滞综合征。

诊断

- 全身检查包括颈动脉多普勒检查和血管造影(常规造影)、MRA 或 CT。
- 眼底荧光血管造影提示脉络膜充盈时间延长(超过 5 秒钟)以及静脉运输时间延长。视网膜血管染色。15%的患者有黄斑水肿。
- 指式视网膜血管血压测定法：检查者的手指轻压患者眼部,感受到动脉轻微的搏动。这一现象发生的原因是眼部缺血综合征患者眼部血管灌注压偏低。
- 临床精要：视网膜内外层缺血后视网膜电图显示为 a 波及 b 波振幅降低。

治疗

- 治疗目的是防止眼部进一步损伤,预防并治疗全身并发症。
- 颈动脉支架术及颈动脉内膜切除术可以降低患者中风风险,且有助于改善轻中度视力损伤患者的视力。
- 虹膜红变的患者可行全视网膜激光光凝术治疗,但仅 1/3 的患者有明显的新生血管消退。玻璃体腔内注射贝伐珠单抗可短期控制新生血管。
- 高眼压/青光眼患者需要对症治疗。
- 及时向神经内科转诊。
- 需注意检查患者有无全身血管性疾病,如心血管缺血、脑缺血、外周血管缺血、血脂异常及高血压等,并积极治疗全身疾病。

预后

- 大部分眼部缺血综合征患者伴有心血管疾病。该病 5 年生存率约为 40%,且主要的致死原因为心血管并发症。
- 许多患者会有进行性视力下降。如果出现了虹膜红变,90%以上的患者视力会在一年内达到法定盲。

参考文献

Brown GC, Magargal LE. The ocular ischemic syndrome. Clinical fluorescein angiographic and carotid angiographic features. *Int Ophthalmol*. 1988;11(4):239–251.

Hazin R, Daoud YJ, Khan F. Ocular ischemic syndrome: recent trends in medical management. *Curr Opin Ophthalmol*. 2009;20(6):430–433.

Malhotra R, Gregory-Evans K. Management of ocular ischaemic syndrome. *Br J Ophthalmol*. 2000; 84(12):1428–1431.

Mendrinos E, Machinis TG, Pournaras CJ. Ocular ischemic syndrome. *Surv Ophthalmol*. 2010;55(1):2–34.

Sivalingam A, Brown GC, Magargal LE, et al. The ocular ischemic syndrome. II. Mortality and systemic morbidity. *Int Ophthalmol*. 1989;13(3):187–191.

Sivalingam A, Brown GC, Magargal LE. The ocular ischemic syndrome. III. Visual prognosis and the effect of treatment. *Int Ophthalmol*. 1991;15(1):15–20.

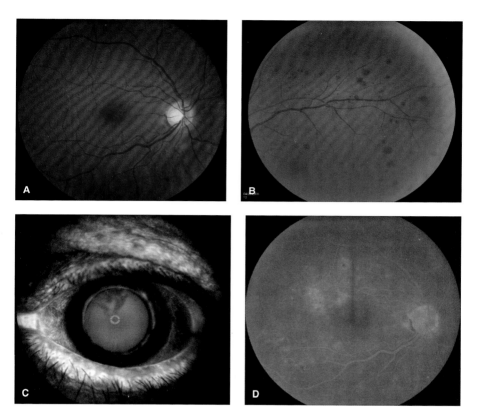

图 13-10 67 岁男性患者主诉最近几个月眼部不适及视物模糊。(A,B)眼底检查发现典型的眼部缺血综合征表现,视网膜圆形出血点。(C)眼前段荧光血管造影提示新生血管形成。(D)荧光血管造影提示非特异性渗漏。

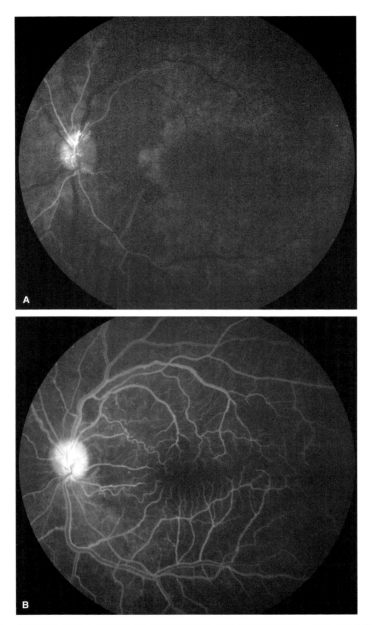

图 13-11 (A)眼底荧光血管造影 22 秒时提示臂-视网膜时间延长。(B)在 35 秒时,静脉期仍然是不完整的,提示眼部缺血综合征典型表现。

癌症相关性眼底视网膜病变

John F. Payne , Sunil K. Srivastava

　　自身免疫性视网膜病,包括癌症相关性视网膜病变(cancer-associated retinopathy, CAR)、黑色素瘤相关性视网膜病变(melanoma-associated retinopathy, MAR),是一种少见的癌症相关性的病变过程。其发病机制为在视网膜内产生能够使视网膜变性及视力下降的抗体。

病因学和流行病学

- 其发病率与年龄相关,且没有明显的性别倾向。
- 患者通常有自身免疫性疾病的家族史。
- 癌症相关自身免疫性视网膜病变是由自身免疫系统对肿瘤细胞免疫应答所产生的抗体引起。这些抗体可以与视网膜抗原产生交叉免疫反应。
- 在 CAR 中已发现的最常见的抗原为恢复蛋白 (一种在视锥细胞和视杆细胞中发现的 23-kDa 钙传导蛋白)。目前发现的与 CAR 有关的抗体有:α-烯醇化酶、碳酸酐酶、抑制蛋白、热休克蛋白(HSP)70 和 TULP1。

- 与 CAR 有关的最常见的恶性肿瘤包括:小细胞肺癌(最常见)、非小细胞肺癌、卵巢癌、子宫内膜癌、子宫癌、乳腺癌、前列腺癌。CAR 患者通常在发现潜在的癌症之前就已开始出现视力上的变化。
- 目前认为 MAR 是由于抗视网膜双极细胞抗体引起的。
- 这些抗体最终将导致光感受器的凋亡以及视网膜变性。

症状

- CAR 综合征。
  - 在数周到数月内,患者出现双侧亚急性进行性视力下降。
  - 双眼也可非对称性受累。
  - 患者经常出现闪光感。
  - 视力下降、视觉异常、眩光、光敏感度下降以及旁中心暗点。
  - 视杆细胞受损后出现暗适应能力下降或者夜盲症。
  - 眼部症状往往先于全身肿瘤症状 3~12 周出现。
- MAR 综合征。
  - 患者主诉获得性夜盲。
  - 与 CAR 患者一样有闪光感。
  - 尽管许多患者可以保持良好的视力和色觉,但有些患者会出现双侧非进展性的中心暗点。
  - 患者偶有出现皮肤和葡萄膜白化病(褪色)。
  - 基本上严重患者在出现眼部

症状时已被明确诊断为皮肤恶性肿瘤。

体征 (图 13-12 和图 13-13)

- 在疾病早期，眼底检查未见明显异常。
- 随着疾病的进展，眼底检查可见动脉变细、视网膜色素上皮斑点和视盘苍白。
- 患者可出现黄斑囊样水肿。
- 前房及玻璃体可见细胞。

鉴别诊断

- 非肿瘤性自身免疫性视网膜病变。
- 视网膜色素变性。
- 鸟枪弹样视网膜脉络膜病变。
- 急性带状隐匿性外层视网膜病变。
- 多发性一过性白点综合征。
- 中毒性或缺血性视神经病变。
- 点状内层视网膜炎。
- 眼内淋巴瘤或者转移瘤。
- 中间葡萄膜炎。

诊断

- CAR 综合征。
  ■ 视网膜电图可显示代表视锥和视杆细胞的负波振幅下降及时间延迟。
  ■ 视野检查可见中心或旁中心圆形暗点。
  ■ 光学相干断层扫描可见弥漫性视网膜萎缩。

■ Western-blot 检测法、免疫组化及酶联化学反应用于筛查抗视网膜抗体。因为假阴性率较高，所以阴性结果不能排除诊断。
  ▶ 烯醇化酶抗体在 CAR 患者中最常见，抗抑制蛋白抗体及抗 α-醇化酶抗体有助于 CAR 的诊断。
  ▶ Western-blot 检测可以发现多种抗视网膜抗体。
  ■ CAR 疑似患者需做全身检查，以寻找潜在的恶性肿瘤。
- MAR 综合征。
  ■ 视网膜电图典型表现为暗适应下 b 波升高而 a 波正常。但也可以表现为在暗适应及明适应下 a 波和 b 波均下降。
  ■ 可以用 Western-blot 检测法检测抗双极细胞抗体，但是通常难以找到。

治疗

- 在一些 CAR 患者中，免疫抑制剂有助于稳定患者视功能。由于免疫抑制剂会对原发肿瘤的免疫监视作用产生负面影响，所以药物治疗必须在肿瘤科医生的指导下进行。
- 治疗原发性恶性肿瘤对于提高视力没有明显作用。

预后

- 视力提高预后不良。
- 原发性恶性肿瘤的高死亡率限制

了对治疗效果的观察评估。

（王毓琴　李家根 译　周庆云 校）

参考文献

Ferreyra HA, Jayasundera T, Khan NW, et al. Management of autoimmune retinopathies with immunosuppression. *Arch Ophthalmol*. 2009;127(4):390–397.

Keltner JL, Thirkill CE, Yip PT. Clinical and immunologic characteristics of melanoma-associated retinopathy syndrome: eleven new cases and a review of 51 previously published cases. *J Neuro-ophthalmol*. 2001;21(3):173–187.

Khan N, Huang JJ, Foster CS. Cancer associated retinopathy (CAR): an autoimmune-mediated paraneoplastic syndrome. *Semin Ophthalmol*. 2006;21:135–141.

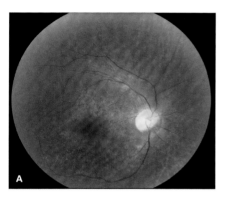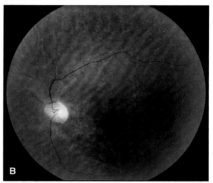

图片 **13–12**　眼底彩照显示动脉偏细，黄斑中央视网膜色素上皮层斑点化。

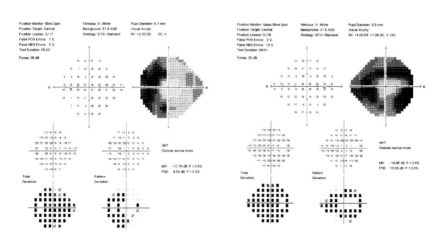

图片 **13–13**　Humphrey 24–2 点视野检查显示敏感度普遍下降，右眼完整的环形暗点及左眼的局部环形暗点。

第14章

葡萄膜炎的治疗

局部治疗

Sam S. Dahr ■

葡萄膜炎的局部治疗方法包括局部滴眼液、球周注射以及玻璃体腔注药和植入药物等。

局部药物治疗

泼尼松龙和二氟泼尼酯

● 1%醋酸泼尼松龙滴眼液（商品名为百力特、醋酸泼尼松龙、Omnipred等）是常用的糖皮质激素类滴眼液。其他不同浓度的泼尼松龙制剂亦有应用。

● 0.05%二氟泼尼酯眼膏是一种已通过 FDA 认证的用于治疗术后炎症和疼痛的新药物，且目前正在评估其治疗葡萄膜炎的有效性及安全性。

■ 目前认为 0.05%二氟泼尼酯疗效至少与 0.1%醋酸泼尼松龙滴眼液相当，也有部分研究表明 0.05%二氟泼尼酯的效果是 0.1%醋酸泼尼松滴眼液的 2 倍。

■ 二氟泼尼酯制剂不同于悬浮剂醋酸泼尼松龙，使用前无需震动摇匀，且由于它的效能较高，用药频率也无需过于频繁。

用药指征及用药方法

● 局部滴眼液用于治疗前葡萄膜炎。也可用于治疗同时累及前部葡萄膜和中间或后部葡萄膜的前部炎症。滴眼液不能作为中间葡萄膜炎、后葡萄膜炎或全葡萄膜炎的单一疗法。

● 要根据葡萄膜炎症的活动程度调整滴眼液的用量，清醒状态下最高用药频率可半小时一次。

● 百力特比一般的 1%醋酸泼尼松

龙滴眼液效果更好。

● 治疗的目标是尽可能消除前房细胞。

● 一个常见的方案是以每周一滴的速度递减用药频率，但是只有当炎症活动消失之后(最好是病情稳定一段时间)才可以减少用药频率。

药物并发症及副作用

● 局部应用糖皮质激素类滴眼液的主要副作用是眼压升高及白内障。二氟泼尼酯在这方面的副作用可能更大。

● 继发感染，如诱发单纯疱疹病毒性角膜炎、细菌性角膜炎或真菌性角膜炎。

● 患者接受局部糖皮质激素类滴眼液治疗时禁止佩戴角膜接触镜。

睫状肌麻痹剂和散瞳剂

● 睫状肌麻痹剂和散瞳剂如托吡卡胺、环戊通、东莨菪碱、后马托品、阿托品等药物可以扩大瞳孔，防止虹膜后粘连以及缓解睫状体炎症和痉挛引起的疼痛。

用药指征及用药方法

● 该类药物用于治疗所有前房有明显炎症反应或者因睫状体痉挛引起疼痛的患者。

● 像托吡卡胺这种短效散瞳剂通常只保持几个小时的散瞳效果，之后瞳孔会收缩。一日三次的给药频率可以使一天内瞳孔收缩和散大几个循环，从而保持瞳孔活动并预防虹膜后粘连的发生。

● 深色虹膜或者炎症反应比较严重的患者需要长效及强效散瞳剂，如东莨菪碱、后马托品或阿托品等，既可以维持瞳孔收缩和散开循环，也可以减轻睫状体疼痛。

● 鼓励活动瞳孔治疗。不活动的散大瞳孔仍然可以形成虹膜后粘连。

药物并发症及副作用

● 这类药物是抗胆碱能药物，因此可以引起口唇发干、面部潮红、头痛等，血管收缩或心肺功能紊乱较少见。为避免出现上述不良反应，建议患者滴药后按压鼻泪管处 1 分钟。

眼周给药治疗

曲安奈德

● 曲安奈德是一种注射用长效糖皮质激素悬浮液，目前的品牌有康宁克通或康宁克通-40。

● 康宁克通已经在尚未被批准用于治疗眼科疾病的情况下，用于球周注射已几十年。

用药指征及用药方法

● 该药可以用于各种类型的眼内炎症:前葡萄膜炎、中间葡萄膜炎、后葡萄膜炎和全葡萄膜炎，也适用于黄斑水肿。

- 给药途径包括结膜下注射、经皮给药、前 Tennon 囊下注射、后 Tennon 囊下注射。

- 常用的药物剂量为 40mg/1mL，前 Tenon 下注射也可以选择 20mg/0.5mL。

药物并发症及副作用

- 最可怕的并发症是无意的眼穿通伤。

- 注射后出现上睑下垂，即使第一次注射后也可能出现。

- 偶有出现眶隔萎缩伴眼睑突出。

- 患者在数月或数年后都有出现眼压升高或白内障的可能，所以需要常

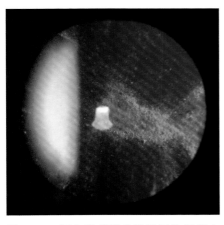

图 14-1　因为葡萄膜炎及眼周注射糖皮质激素引起的后囊下白内障。(Courtesy of Julia Monsonego，CRA.)

规监测眼压(图 14-1)。

- 注射曲安奈德可能增加继发感染的风险,应禁止佩戴角膜接触镜。

- 脉络膜视网膜瘢痕提示既往弓形虫感染，血清抗弓形虫抗体 IgG 阳性为注射曲安奈德的相对禁忌证。

玻璃体腔给药治疗

曲安奈德

- 曲安奈德是一种注射用长效糖皮质激素混悬液。

- Trivaris(Allergan 公司)及 Triesence(Alcon 公司) 是两种不含防腐剂的且已被 FDA 批准可用于治疗葡萄膜炎及眼内炎症的药物。

- 可以从一些综合药店购买到不含防腐剂的曲安奈德。

用药指征及用药方法

- 曲安奈德可以用于治疗中间葡萄膜炎、后葡萄膜炎、全葡萄膜炎及黄斑囊样水肿，也用于全身应用糖皮质激素剂量仍不足或不宜全身激素治疗的患者。

- 常规治疗剂量为 4mg。有时可以选择 1~2mg，尤其是用于治疗黄斑水肿。1mg 治疗剂量副作用较低。

药物副作用

- 患者可出现：

- 感染性眼内炎。
- 药物引起的非感染性炎症(无菌性眼内炎)。
- 由于曲安奈德颗粒沉降在前房,因此外观似前房积脓(假性前房积脓)。
- 数月或数年后出现眼压升高和白内障。
- 与 Tennon 囊下注射糖皮质激素一样,对于既往弓形虫感染和血清抗弓形虫抗体 IgG 阳性的患者禁止眼周注射曲安奈德。

雷珠单抗和贝伐珠单抗

- 雷珠单抗(Lucentis)和贝伐珠单抗(Avastin)是基因合成的可抑制血管内皮生长因子的单克隆抗体。雷珠单抗是经过 FDA 批准的眼内注射药物,可用于治疗湿性黄斑变性及视网膜静脉阻塞引起的黄斑水肿。贝伐珠单抗被 FDA 批准静脉注射治疗各种肿瘤,尚未被批准用于眼内注射,但是文献报道及临床实践均已证实其眼内注射良好的疗效。

用药指征及用药方法

- 抗血管内皮生长因子药物可以与激素类药物(Tennon 囊内或者玻璃体注射曲安奈德)联合治疗白点综合征、结节病和其他类型葡萄膜炎引起的炎症性脉络膜新生血管。它同样适用于对周边视网膜以及前节新生血

管的治疗。

- 抗血管内皮生长因子药物也可用于对激素不敏感或者激素减量后葡萄膜炎性黄斑水肿的治疗,但是效果往往是轻微和短暂的,需要经常反复注射。因此抗血管内皮生长因子药物不被列为治疗葡萄膜炎黄斑水肿的首选方案。
- 常用的注射剂量为 0.05mL,内含 0.5mg 雷珠单抗或者 1.25mg 贝伐珠单抗。

药物并发症和副作用

- 与玻璃体腔注药的并发症相同。
- 比较罕见的是在注射药物之后数天至数周内有可能出现轻微的炎症反应,前房和玻璃体出现细胞,但是不会出现玻璃体雾状混浊。

氟新诺龙植入(RETISERT)

- 氟新诺龙是一种植入玻璃体的长效激素类药物,商品名为 Retisert。需要在手术室里通过平坦部切口植入(图 14-2)。

用药指征及用药方法

- FDA 指南显示,氟新诺龙植入用于治疗累及眼后段的慢性非感染性葡萄膜炎。在 SUN 标准中,氟新诺龙植入物也可以用于治疗严重的中间葡萄膜炎、后葡萄膜炎或者全葡萄膜炎。
- 氟新诺龙植入物尤其适用于单眼

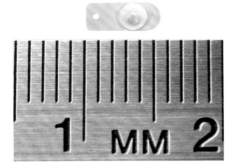

图 14-2　Retisert 植入物。Retisert 在手术中通过平坦部切口植入。固定缝线可穿过后部锚孔。药物在 30 个月内缓慢释放。植入物可以留在眼内,还可以在眼内其他位置植入第二个植入物。

受累或者不能耐受全身免疫调节治疗的患者。对于之前已接受全身激素治疗的患者,植入氟新诺龙后无需停止全身激素治疗,但可减少全身激素药物用量。

- 0.59mg 植入剂可以持续释放氟新诺龙近 30 个月的时间。第二次植入氟新诺龙时无需取出旧的植入剂。

药物副作用

- 氟新诺龙植入物的并发症与玻璃体视网膜手术可能出现的并发症相似,包括眼内炎及眼内出血。

- 在 3 期临床试验中,60%的患者需要降眼压治疗,在 2 年内 32%的患者需要青光眼滤过手术治疗。90%以上有晶体眼的患者在植入术后 2 年内需要白内障手术。

- 选择氟新诺龙植入物的葡萄膜炎患者通常需要至少 2 次手术治疗:氟新诺龙植入术及后续的白内障手术。可能还需行青光眼手术或植入物替换术。因此,在几年的时间里,患眼需要进行几次手术。由于植入物的疗效好,后续的手术基本上有很好的成功率。

地塞米松植入（OZURDEX）

- 地塞米松植入物是一种包含 0.7mg 地塞米松微粒的固体药物输送聚合物。

- 在处置室内可以用 22G 一次性注射器针头将杆状植入物注入玻璃体内。地塞米松植入物不含有防腐剂且可以在一段时间内完全生物降解。

用药指征及用药方法

- 地塞米松植入物目前已被 FDA 批准用于治疗累及眼后段的非感染性葡萄膜炎。

- 最新的 3 期临床试验表明,药物浓度达到峰值的时间为 60~90 天,且药物在玻璃体内持续发挥作用时间可以达到 6 个月。

药物副作用

- 地塞米松植入物的并发症与玻璃

体腔注射术中可能出现的并发症相似。可发生眼压升高和白内障。与玻璃体腔注射曲安奈德相比，这些并发症的发生率较低，但是仍需进一步的研究证实。

- 脉络膜视网膜瘢痕提示弓形虫感染和血清抗弓形虫抗体 IgG 阳性，这是玻璃体腔注射糖皮质激素类药物的绝对禁忌证。

甲氨蝶呤

- 不含防腐剂的甲氨蝶呤（25mg/mL）可以静脉推注或者髓鞘内注射。目前在尚未批准用于眼内注射的情况下已经应用于眼科临床。

用药指征及用药方法

- 大量文献报道眼内注射甲氨蝶呤用于治疗眼内恶性淋巴瘤，尤其是原发性眼内淋巴瘤。继发的眼内恶性淋巴瘤也可以通过玻璃体内注射甲氨蝶呤治疗。

- 玻璃体内注射甲氨蝶呤可以用于非感染性葡萄膜炎的治疗。

- 单次眼内注射剂量可在 200mcg（0.05mL 或 0.1mL）至 400mcg（0.1mL）之间。无论是恶性肿瘤还是非感染性葡萄膜炎的治疗，最近临床上通常选用 400mcg 剂量。

- 对于淋巴瘤，有些医生选择：400mcg 一周两次连续注射一个月诱导治疗；400mcg 一周一次连续注射

1~2 个月的巩固治疗；400mcg 一个月一次连续注射 6~12 个月的维持治疗。另一种不太严格的治疗方案为一个月内一周注射一次，以后每月注射一次，不过需要严格的临床定期检查（如没有没明显的细胞或浸润）等。这种治疗的效果尚可，且可以减少上皮病变（见下文）。

药物副作用

- 并发症与玻璃体腔内注射常见的并发症相似。

- 最主要的并发症为导致角膜和（或）结膜的上皮病变。患者可以在仅少量注射治疗后就出现显著的上皮病变且有累积效应。通常停止用药后上皮病变即可恢复，但恢复时间与注射累积量呈比例关系。

利妥昔单抗（美罗华）

- 美罗华是基因合成嵌合人鼠抗 CD20 抗原的单克隆抗体，已被 FDA 批准用于非霍奇金淋巴瘤、慢性淋巴细胞性白血病及类风湿关节炎的全身治疗。但尚未被批准用于眼内注射。

用药指征及用药方法

- 有文献报道少数玻璃体腔内注射美罗华治疗原发性眼内淋巴瘤的病例。美罗华玻璃体腔注射治疗原发性眼内淋巴瘤指征包括：对尚未接受过

治疗的患者，与甲氨蝶呤进行联合治疗；甲氨蝶呤玻璃体腔注药后复发、对甲氨蝶呤耐药或对甲氨蝶呤治疗后出现上皮病变无法耐受的患者进行救援疗法。

- 推荐剂量为 1mg/0.1mL。对于原发性眼内淋巴瘤，推荐的起始用法为每周一次，持续 4 周，并进行严格检查随访。

药物副作用

- 玻璃体腔注药常见并发症。
- 反复注射美罗华后可以引起人自身免疫系统对小鼠组分产生免疫应答，需要注意与淋巴瘤相关性炎症相鉴别。

更昔洛韦

- 更昔洛韦是一种合成的可以抑制单纯疱疹病毒复制的核苷类似物。更昔洛韦有两种局部治疗方式：
  - 静脉注射用更昔洛韦注射液（昔洛韦）目前尚未被批准用于眼内注射，但临床已用于玻璃体腔注射。
  - 将更昔洛韦植入剂（Vistrasert）以手术方式植入睫状体平坦部。

用药指征及用药方法

- 玻璃体腔内注射更昔洛韦可以用于治疗巨细胞病毒性视网膜炎或者其他坏死性单纯疱疹病毒性视网膜病变，如急性视网膜坏死和进展性外层视网膜病变。

- FDA 已批准更昔洛韦植入剂用于治疗艾滋病患者的巨细胞病毒性视网膜炎。更昔洛韦植入物用于治疗其他坏死性单纯疱疹病毒性视网膜病变如急性视网膜坏死和进展性外层视膜病变尚未获得批准。

- 常用注射剂量为 2mg/0.05mL。

- 更昔洛韦可以与膦甲酸钠联合玻璃体腔注药治疗。该药可在"诱导期"（2 周内）每周注射 2~3 次，然后在"维持期"按照指南每周注射 1~2 次。

- 另外，膦酸钾钠针剂可作为更昔洛韦植入剂的补充治疗。

- 在硅油填充眼中，注射剂量需减半。

- 更昔洛韦植入剂中含有更昔洛韦 4.5mg，可以持续药物浓度 5~8 个月。

药物副作用

- 玻璃体腔注药常见并发症。
- 更昔洛韦植入剂并发症与玻璃体视网膜手术并发症相似。

膦甲酸

- 膦甲酸是一种选择性抑制病毒特异性 DNA 聚合酶焦磷酸类似物，也可抑制疱疹病毒的复制。

用药指征及用药方法

- 玻璃体腔内注射膦甲酸可用于治疗巨细胞病毒性视网膜炎或其他坏死

性单纯疱疹病毒性视网膜病变，如急性视网膜坏死和进展性外层视网膜病变，但此法尚未获得批准。

- 玻璃体腔内注射膦甲酸可单独用于治疗，也可联合全身抗病毒治疗，或其他局部抗病毒治疗，如玻璃体腔内注射更昔洛韦或更昔洛韦植入剂。

- 起始药物浓度为 1.2mg 或者 2.4mg，也有应用较高浓度的趋势。

- 该药可以在"诱导期"(2 周内)每周注射 2~3 次，然后"维持期"按照指南每周注射 1~2 次。

药物副作用

- 玻璃体腔注药常见并发症。

克林霉素

- 克林霉素已被 FDA 批准用于静脉注射及肌肉注射治疗严重细菌感染。但病例报告及小样本研究显示林霉素对于弓形虫感染有效。

用药指征及用药方法

- 玻璃体腔内注射克林霉素治疗弓形虫感染尚未获得批准。该药可联合全身治疗，也可单独用于不能耐受全身治疗的患者。

- 眼部单次用量通常为 1mg/0.1mL，需要时可以重复给药。

药物副作用

- 玻璃体腔注药常见并发症。

参考文献

Callanan DG, Jaffe GJ, Martin DF, et al. Treatment of posterior uveitis with a fluocinolone acetonide implant: three-year clinical trial results. *Arch Ophthalmol*. 2008; 126(9):1191–1201.

Chan CC, Wallace DJ. Intraocular lymphoma: update on diagnosis and management. *Cancer Control*. 2004; 11285–11295.

Itty S, Pulido JS. Rituximab for intraocular lymphoma. *Retina*. 2009;29129–29132.

Lasave AF, Diaz-Llopis M, Muccioli C, et al. Intravitreal clindamycin and dexamethasone for zone 1 toxoplasmic retinochoroiditis at twenty-four months. *Ophthalmology*. 2010;1171831–1171838.

Lowder C, Belfort R, Lightman S, et al. Dexamethasone intravitreal implant for noninfectious intermediate or posterior uveitis. *Arch Ophthalmol*. epub Jan 2011.

Martin DF, Parks DJ, Mellow SD, et al. Treatment of cytomegalovirus retinitis with an intraocular sustained-release ganciclovir implant. A randomized controlled clinical trial. *Arch Ophthalmol*. 1994;1121531–1121539.

全身治疗

Theresa Larson, *H. Nida Sen* ■

糖皮质激素

● 全身糖皮质激素治疗是葡萄膜炎的一线治疗方法，尤其适用于局部药物治疗效果不佳的重度前葡萄膜炎和威胁视力的后葡萄膜炎。

● 激素治疗的起始剂量为 1mg/(kg·d)，疗程可持续一个月或者直至疾病得到控制，然后应逐渐降低激素用量。泼尼松的用量应逐渐递减，且在减少药量期间要定期门诊随访，以防炎症复发。

● 对于像 Behçet 视网膜炎这种急性发作的严重威胁视力的炎症性疾病，推荐使用大剂量甲泼尼龙静脉滴注冲击治疗。

● 不同种类的糖皮质激素效果及持续时间不同。治疗葡萄膜炎最常用的激素为泼尼松和甲泼尼龙（表 14-1）。但是，由于全身激素治疗存在库欣综合征、情绪改变、糖尿病、高血压、骨质疏松和液体潴留等不良反应及副作用，其应用常受到限制。激素在儿童中因抑制肾上腺素系统而引起发育迟缓。

● 眼部副作用包括白内障和青光眼。

● 需要长期应用激素治疗的患者，每日泼尼松用量不应超过 10mg。如果单次剂量超过 10mg 才能控制炎症者，可考虑使用其他激素节制药物。

免疫抑制剂

● 免疫抑制剂通常归为激素节制药物，也常用于缓解风湿性疾病。在大剂量泼尼松（超过 60mg/d）无法控制疾病，或者泼尼松片不能减量至 10mg 以下，或者因激素副作用而必须停药等情况下可考虑使用免疫抑制剂。

● 目前用于治疗葡萄膜炎的几种常见用药见下表。表 14-2 列出了该类药物的作用机制以及剂量。

抗代谢药物

● 抗代谢药物是一类通过抑制核酸合成从而抑制细胞增殖的药物。常用于治疗葡萄膜炎的该类药物包括：甲

表 14-1 激素类药物

激素种类	相对药效	作用持续时间
可的松	0.2	8~12 小时
氢化可的松	0.25	8~12 小时
泼尼松 *	1	12~36 小时
泼尼松龙	1	12~36 小时
甲泼尼龙	1.25	12~36 小时
曲安奈德	1.25	12~36 小时
地塞米松	6.7	36~72 小时
倍他米松	7.0	36~72 小时

*在美国，口服泼尼松是激素治疗葡萄膜炎的最常用的方法。使用不同种类激素时应保证用量的药效接近。例如，10mg 泼尼松的药效相当于 40mg 氢化可的松的药效。

表14-2　葡萄膜炎的全身治疗药物

药物	分类	作用机制	剂量	实验室检查
泼尼松	糖皮质激素类	多重作用机制	1mg/(kg·d)	血压，血糖
咪唑立滨嘌呤	抗代谢药	嘌呤核苷类似物，干扰合成 DNA 和 RNA	2~2.5mg/(kg·d)或者 150mg/d	血生化和血常规
甲氨蝶呤	抗代谢药	抑制水合叶酸还原酶	与叶酸一起每周 7.5~25mg	血生化和血常规
吗替麦考酚酯	抗代谢药	抑制肌苷酸脱氢酶	500~1500mg，每天 2 次	血生化和血常规
环孢素	T细胞抑制剂	钙调磷酸酶抑制剂	3~5mg/(kg·d)，分次给药	血生化；含肌酐
他克莫司	T细胞抑制剂	钙调磷酸酶抑制剂	0.05mg/(kg·d)	血生化；含肌酐
西罗莫司	T细胞抑制剂	抑制 mTOR 途径	给药达 6mg 后改为 2mg/d	血脂
环磷酰胺	烷化剂	DNA 交联	1~3mg/kg	血常规并有细胞分类
苯丁酸氮芥	烷化剂	DNA 交联	长期:0.1~0.2mg/kg;短期:2mg/d,一周后改为 2mg/w	血常规并有细胞分类
英夫利普单抗	生物制剂	抗肿瘤坏死因子α	0,2,6,8 周时注射 3~10mg/kg,之后改为每 4-8 周一次	乙型和丙型肝炎、潜伏性肺结核，血生化和血常规
阿达木单抗	生物制剂	抗肿瘤坏死因子α	每 1~2 周皮下注射 40mg	乙型和丙型肝炎、潜伏性肺结核，血生化和血常规
依那西普	生物制剂	抗肿瘤坏死因子α	每周 2 次，每次 25mg 皮下注射	乙型和丙型肝炎、潜伏性肺结核，血生化和血常规
达珠单抗	生物制剂	抑制IL-2受体(CD25)	每 2~4 周一次，每次 1~2mg/kg	血生化和血常规
干扰素α-2a	生物制剂	抗免疫调节	每天 1 至每周 3 次,每次 3-9 百万单位	血生化和血常规
美罗华	生物制剂	抗CD-20	间隔两周分别注射1000mg	血生化和血常规

氨蝶呤、硫唑嘌呤（咪唑硫嘌呤）和吗替麦考酚酯（CellCept）。

- 该类药物常见的副作用包括肝毒性、血小板减少症和白细胞生成抑制，所以需要定期复查肝功能及血常规。

T 细胞抑制剂

- T 细胞移植剂包括常用的钙调磷酸酶抑制剂、环孢素、他克莫司（FK506）以及雷帕霉素（西罗莫司）等。这类药物作用于哺乳动物西罗莫司靶蛋白（mTOR）通路。
- 该类药物可抑制 T 细胞增殖。
- 因为环孢素和他克莫司都具有肾毒性，所以用药期间需要常规的实验室检查检测肾功能。环孢素常引起高血压。西罗莫司可能引起肺炎、高胆固醇血症和腹泻。

烷化剂

- 烷化剂包括环磷酰胺与苯丁酸氮芥两种，作用机制为与 DNA 交联从而抑制 DNA 的转录和复制。
- 该类药物副作用较严重，包括血小板减少症、白细胞减少等，增加了感染、罹患恶性肿瘤、致畸及致不育的风险。年轻患者，可考虑精子和卵细胞银行冰冻生殖细胞。环磷酰胺也有引起出血性膀胱炎和继发性膀胱癌的可能性。因此，此类药物的适应证为严重的影响视力且对于其他免疫抑制剂治疗无效的葡萄膜炎患者。

生物制剂

- 生物制剂是目前治疗自身免疫性疾病的最新一类药物。其作用机制是调节免疫应答。目前已有药物种类包括单克隆抗体和细胞因子两类。
- 英夫利昔单抗、阿达木单抗、依那西普等是肿瘤坏死因子-α（TNF-α）抑制剂；赛尼哌是一类 CD-25 单克隆抗体（作用于 T 细胞 IL-2 受体的 α 亚基）；利妥昔单抗是一种作用于 B 细胞 CD20 的单克隆抗体；干扰素 α（INF-α）是一种在病毒感染时释放细胞因子的药物。在 TNF-α 抑制剂中，英夫利昔单抗和阿达木单抗是治疗葡萄膜炎最为有效的两种药物。
- 赛尼哌目前仍限制供应，利妥昔单抗尚未批准使用，INF-α2a 治疗 Behçet 病效果最好。

（王毓琴 李家根 译 孙腾洋 校）

参考文献

Galor A, Perez VL, Hammel JP, et al. Differential effectiveness of etanercept and infliximab in the treatment of ocular inflammation. *Ophthalmology*. 2006; 113:2317–2323.

Jabs DA, Rosenbaum JT. Guidelines for the use of immunosuppressive drugs in patients with ocular inflammatory disorders: recommendations of an expert panel. *Am J Ophthalmol*. 2001;131:492–513.

Jap A, Chee SP. Immunosuppressive therapy for ocular diseases. *Curr Opin Ophthalmol*. 2008;19:535–540.

Kempen JH, Gangaputra S, Daniel E, et al. Long-term risk of malignancy among patients treated with immunosuppressive agents for ocular inflammation: a critical assessment of the evidence. *Am J Ophthalmol*. 2008; 146:802–812.